JN279179

劇症型心筋炎の臨床

編集
和泉　徹
北里大学教授・内科学

編集協力
青山直善
北里大学講師・救命救急医学

医学書院

劇症型心筋炎の臨床		
発　　行	2002年4月15日　第1版第1刷ⓒ	
編　集	和泉　徹	
	いずみ　とおる	
発行者	株式会社　医学書院	
	代表取締役　金原　優	
	〒113-8719　東京都文京区本郷 5-24-3	
	電話 03-3817-5600（社内案内）	
印刷・製本	三報社	
用　　紙	北越製紙	

本書の複製権・翻訳権・上映権・譲渡権・公衆送信権（送信可能化権を含む）
は㈱医学書院が保有します．

ISBN4-260-10258-3　￥5500

|JCLS|〈㈱日本著作出版権管理システム委託出版物〉
本書の無断複写は著作権法上での例外を除き，禁じられています．
複写される場合は，そのつど事前に㈱日本著作出版権管理システム
（電話 03-3817-5670, FAX 03-3815-8199）の許諾を得てください．

執筆者一覧 (執筆順)

和泉　徹	北里大学教授・内科学
小玉　誠	新潟大学大学院助教授・循環器学分野
加藤　茂	藤田保健衛生大学・循環器内科
森本紳一郎	藤田保健衛生大学助教授・循環器内科
平光伸也	藤田保健衛生大学助教授・循環器内科
河合祥雄	順天堂大学医学部助教授・循環器内科
豊﨑哲也	鎗田病院・内科部長
髙田智子	山口大学大学院・医学研究科デジタル情報制御医学講座　器官病態内科学
中村浩士	山口大学・器官制御医科学講座　循環病態内科学
松﨑益德	山口大学大学院医学研究科教授・器官制御医科学講座　循環病態内科学
古川　裕	京都大学大学院医学研究科・循環病態学
松森　昭	京都大学大学院医学研究科助教授・循環病態学
塙　晴雄	新潟大学医学部附属病院・第1内科
青山直善	北里大学講師・救命救急医学
猪又孝元	北里大学講師・内科学
大内田昌直	久留米大学講師・高度救命救急センター
今泉　勉	久留米大学教授・第3内科
岸本千晴	京都大学大学院医学研究科・循環病態学
中野　敦	Division of Cardiovascular Medicine Department of Medicine Vanderbilt University Medical Center
西尾亮介	京都大学医学部附属病院・救急部
北浦　泰	大阪医科大学教授・第3内科
出口寛文	大阪医科大学助教授・第3内科
浮村　聡	大阪医科大学講師・第3内科
平沢将男	大阪医科大学・第3内科

執筆者一覧

藤岡重和	大阪医科大学・第3内科
中谷武嗣	国立循環器病センター部長・臓器移植部　実験治療開発部　心臓移植対策室
吉田圭子	横須賀市立市民病院・循環器科
木村一雄	横浜市立大学医学部附属市民総合医療センター教授・心臓血管センター
瀬川郁夫	岩手医科大学講師・内科学第2
安田　聡	国立循環器病センター・心臓内科
宮崎俊一	国立循環器病センター・心臓内科
野々木宏	国立循環器病センター緊急部長・心臓内科
子島　潤	鶴見大学教授・内科/日本医科大学講師(兼任)・第1内科　集中治療室
曽根孝仁	大垣市民病院・循環器科部長
吉田　剛	新潟大学医学部附属病院・第1内科
阿部　暁	新潟大学医学部附属病院・第1内科
林　　学	新潟大学大学院医歯学総合研究科・循環器分野
河野　健	北里大学・救命救急センター
竹端　均	北里大学・内科学

序

　個人的ではなはだ恐縮だが，私の心筋炎との出会いは極めて運命的である。循環器内科医としての修練に明け暮れていた1970年代，研修を積んだT市立病院から16歳のウイルス心筋炎患者が転送されてきた。彼は感冒が6日経過しても高熱が続き，心電図にて房室ブロックがみられた。即座に入院加療を受けたが，10日目に完全房室ブロックによるアダムス・ストークス発作のため転送されてきた。8日間ペースメーカー治療を受けたところ房室伝導が回復し，1か月後には心電図も全く正常化した。心筋炎の臨床経過をたどった第1例目である。心肺危機から柔道が好きな普通の高校生に復帰する過程を新鮮な気持ちで診た。

　その数年後に劇症型心筋炎に出会った。もっと鮮烈であった。患者は45歳男性，バリバリの働き者の課長さんであった。感冒で発症し，5日目に低心拍出状態で緊急入院してきた。心電図上QRS波は大きく開き，ST波が上昇していた。心筋炎との診断でCCU管理になったが，まもなく心停止を起こした。その後，ペーシング，IABP，カテコラミン持続点滴などを精力的に試みるもショックから脱しなかった。衆議の結果，窮余の策としてローラーポンプによる静動脈心肺補助循環の導入を決意した。万に一つの回復を願うご家族の了解のもと，心臓外科医，循環器内科医，血液内科医の不休の働きが始まった。24時間は割合順当に経過したが，ポンプは離脱できず，さらなる延長が強いられた。と同時に装着部位からの出血，それに溶血，貧血，腎不全が始まった。結局，48時間後にポンプを離脱できたが，体外循環に48時間もさらされた結果，凝血異常が顕著となり，それがその後の医療チームを悩ませた。何とか輸血と腎臓透析を繰り返し，逃げ切りを試みたが2週間後に広範な脳出血をきたし，3週間後に脳死にて撤退せざるを得なかった。脳死者を悼みながら，ほぼ正常化した心電図を恨めしく眺めたことをはっきり記憶している。

　近年の心肺補助循環，特にPCPSの発達は目覚ましいものがある。心筋虚血患者での経験を経て，劇症型心筋炎へと応用された。私も新潟大学で5例の経験後，北里大へ赴任してきた。そして瞬く間に5例を経験した。10例の経験を越える頃から，この心筋炎を全国的にまとめてみる必要性を痛感した。そこで，日本循環器学会学術委員会（松尾裕英香川医大教授）に提案したところ，1997年から3年間，「心肺補助

循環を用いた劇症型心筋炎の治療と予後に関する調査研究」として班会議組織を認めていただいた。本来の主旨に沿うように，8名の班員と15名の協力員には全国を網羅し3年間活動していただいた。その結果は，日本語版ではJapanese circulation journal, 2000；64：985-92に，英語版ではCirculation journal, 2002；66：133-44に掲載されている。全国各地から登録された52名の患者からまとめられたガイドライン，治療成績，長期予後が記されており，今後の礎になるであろうと期待している。この班会議の討論過程で噴出したのが，「このままでは貴重な経験が埋もれてしまう」との指摘であり，それを世に出そうというのが今回の出版の主旨である。このたび，医学書院医学書籍編集部の中根冬貴さんのご尽力で日の目をみることができた。喜びは一入であると同時に，心から感謝申し上げたい。また，「ぜひ，1人でも多くの患者に具体的に役立ててもらいたい」との思いで一同が編集・執筆にあたったことも併せてご理解いただきたい。

2002年3月

和泉　徹

目次

I 総論
A 劇症型心筋炎とは ─────────────── 和泉　徹　*1*

II 劇症型心筋炎を診断する
A 劇症型心筋炎の臨床像 ─────────── 小玉　誠　*7*

B 劇症型心筋炎の診断 ───── 加藤　茂・森本紳一郎・平光伸也　*12*

III 劇症型心筋炎を知る
A 劇症型心筋炎の病理 ──────────── 河合祥雄　*21*

B 劇症型心筋炎の病因 ──────────── 豊﨑哲也　*30*

C 劇症型心筋炎の病態生理 ──── 髙田智子・中村浩士・松﨑益德　*37*

D 劇症化へのメカニズム ──────── 古川　裕・松森　昭　*45*

E 劇症型心筋炎の慢性期病態と長期予後 ──────── 塙　晴雄　*52*

IV 劇症型心筋炎の治療

- A 急性期治療のプロトコール ——————— 青山直善 57
- B 慢性期治療のプロトコール ——————— 猪又孝元 65
- C ステロイドパルス療法 ——————— 大内田昌直・今泉 勉 71
- D γグロブリン大量療法 ——————— 岸本千晴 81
- E IL-10療法 ——————— 中野敦・西尾亮介・松森 昭 88
- F 抗ウイルス療法
  ——————— 北浦 泰・出口寛文・浮村 聡・平沢将男・藤村重和 93
- G 補助人工心臓使用 ——————— 中谷武嗣 100

V 私の劇症型心筋炎経験例

- A PCPSにより急性期は救命できたが
  重症心不全で死亡した1例 ——————— 吉田圭子・木村一雄 107
- B PCPSを必要とした劇症型心筋炎
  慢性期にリンパ球浸潤を認めた1例 ——————— 瀬川郁夫 112
- C 急性期をPCPSで乗り切り
  慢性心筋炎に移行して死亡した劇症型心筋炎の1例
  ——————— 平光伸也・森本紳一郎・加藤 茂 117
- D γグロブリン大量療法が有効と考えられた
  劇症型心筋炎の1例 ——————— 安田 聡・宮崎俊一・野々木宏 122
- E 劇症型心筋炎に対する機械的治療と臓器灌流 ——————— 子島 潤 128

F　長期間の補助体外循環にもかかわらず
　　　　心機能が全く回復しなかった劇症型心筋炎例 ——— 曽根孝仁　*133*

VI　特異な病態を示した劇症型心筋炎例

　　A　拡張型心筋症類似病態に移行した
　　　　劇症型心筋炎例 ——— 吉田　剛・小玉　誠　*141*

　　B　心筋細胞が消失した劇症型心筋炎例 ——— 猪又孝元　*145*

　　C　心筋が石灰化した心筋炎例 ——— 阿部　暁　*148*

　　D　巨細胞性心筋炎の劇症化症例 ——— 林　学　*151*

　　E　左室壁肥厚と心嚢液貯留により心原性ショックに陥った
　　　　好酸球性心筋炎の1例 ——— 平光伸也・森本紳一郎　*154*

　　F　ウイルス性心筋炎の劇症化例 ——— 河野　健・竹端　均　*157*

索引 ——————————————————————————— *161*

I 総論

劇症型心筋炎とは   A

和泉 徹

　劇症型心筋炎は100年余りの歴史を持っている。Fiedlerは、1899年、プロイセンのドレスデンで開かれた市政50周年記念講演会において、びまん性間質性心筋炎の四剖検例を詳説した[1]。これが後にFiedler型心筋炎と呼ばれ、今日劇症型心筋炎として広く知られている致死的心筋炎のはじめである。病理学的にはびまん性間質性心筋炎と巨細胞性心筋炎に分けられ、その後激しく論じられた一時期もある。しかしそのような学術的展開よりは、本症は致死的急性心臓疾患の代表例として長く位置付けられてきた臨床的経緯のほうが有名である。すなわち、Fiedler型心筋炎、劇症型心筋炎とは、致死的心疾患の代名詞として長く、深く浸透してきた。ようやく20世紀末になって、心肺補助循環の技術開発の進展とともにその事情が変わってきたのが歴史の大筋である。心筋梗塞の急性期治療や、心臓移植待機患者の難治性心不全管理などを通じて大動脈内バルーンパンピング (intraaortic balloon pumping；IABP) や経皮的心肺補助装置 (percutaneous cardiopulmonary support；PCPS)、それに補助人工心臓 (ventricular assistant device；VAD) が進歩・発達を遂げてきた。この医療技術を劇症型心筋炎例に応用してみたところ、今まで失っていた患者の中から救命できる患者が出始めたのである。100年の歴史の大半は陰の時代であり、後半にようやく光の地平が見えてきたのが真相である。

初発症状と主症状

　1997年から3年間の、日本循環器学会学術委員会「心肺補助循環を用いた劇症型心筋炎の治療に関する調査研究」は貴重なデータを提供してくれた[2,3]。特に、劇症型心筋炎の最新臨床像を知るうえで貴重である。班員や研究協力者の努力を結集して全国津々浦々から症例が集められ、52症例が登録された。日本における横断的な実情をほぼ把握できたと判断される。心筋炎であるとの最終診断は心内膜心筋生検か剖検による組織診断に基づいている。

　調査によれば、致死的疾患である劇症型心筋炎52症例のうち、97％の患者がNYHA Ⅲ～Ⅳ度の状態で受診してきた。81％の患者は来院時意識明瞭であり、2名の患者はForrester分類Ⅰ度、中でも来院時はNYHA Ⅰ度相当と判断された患者が1人含まれていた。軽い訴えで来院し、短時間で心肺危機に陥る劇症型心筋炎患者の存在にまず注意を喚起したい。

　劇症型心筋炎の初発症状は決して一律ではなかった。発熱61.5％、全身倦怠感23.1％、咳嗽

I 総論

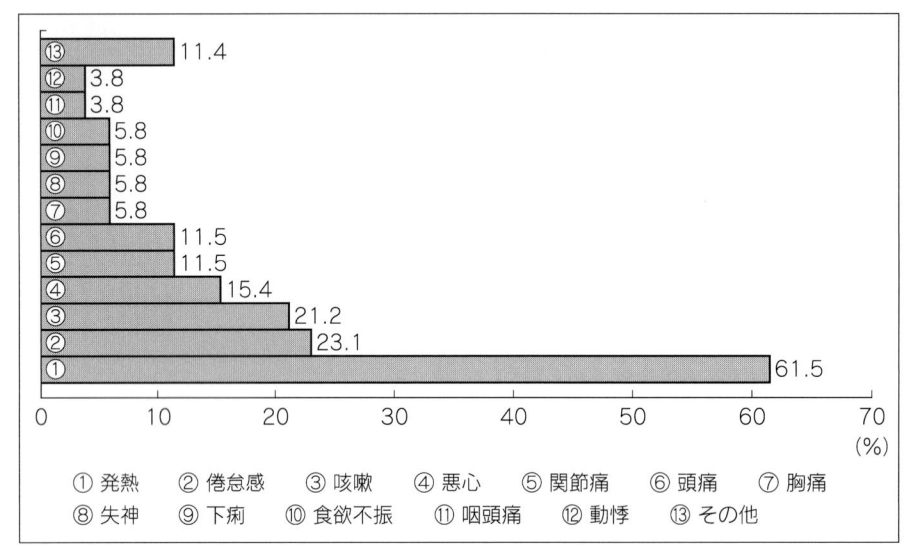

```
① 発熱    ② 倦怠感   ③ 咳嗽    ④ 悪心    ⑤ 関節痛   ⑥ 頭痛    ⑦ 胸痛
⑧ 失神    ⑨ 下痢    ⑩ 食欲不振  ⑪ 咽頭痛   ⑫ 動悸    ⑬ その他
```

① 61.5、② 23.1、③ 21.2、④ 15.4、⑤ 11.5、⑥ 11.5、⑦ 5.8、⑧ 5.8、⑨ 5.8、⑩ 5.8、⑪ 3.8、⑫ 3.8、⑬ 11.4

図1 劇症型心筋炎の初発症状

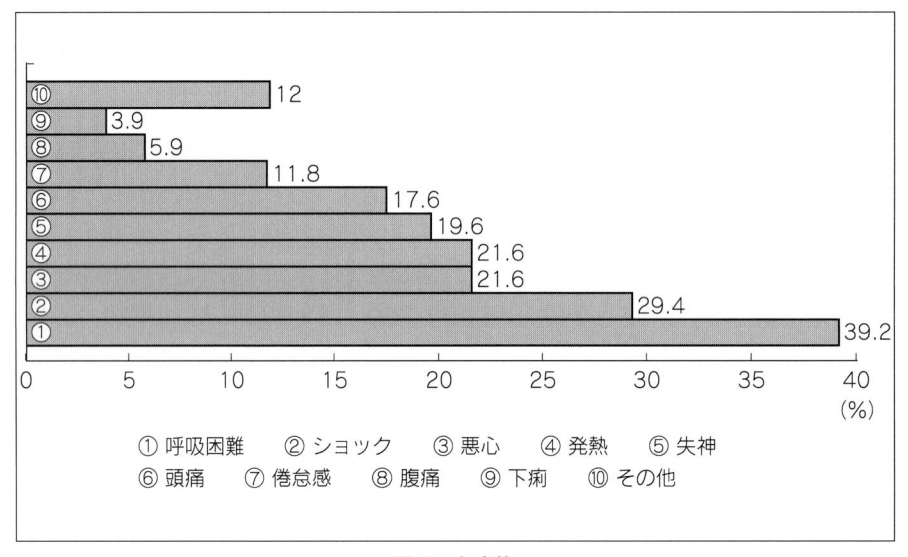

```
① 呼吸困難  ② ショック  ③ 悪心   ④ 発熱   ⑤ 失神
⑥ 頭痛    ⑦ 倦怠感   ⑧ 腹痛   ⑨ 下痢   ⑩ その他
```

① 39.2、② 29.4、③ 21.6、④ 21.6、⑤ 19.6、⑥ 17.6、⑦ 11.8、⑧ 5.9、⑨ 3.9、⑩ 12

図2 主症状

21.2%，悪心・嘔吐15.4%，関節痛・筋肉痛11.5%，頭痛11.5%，胸痛や失神，下痢，食欲不振5.8%，咽頭痛や動悸3.8%，その他11.4%であった(図1)．

心筋炎はさまざまな原因で発症する．感染症，薬物，毒素，全身疾患などがよく知られている．中でも先進諸国では，ウイルス感染が注目され病因ウイルスの特定が急がれている．しかし，今回の調査でも14例(27%)がウイルス感染症と血清学的に特定されたにすぎない．残り2例が好酸球

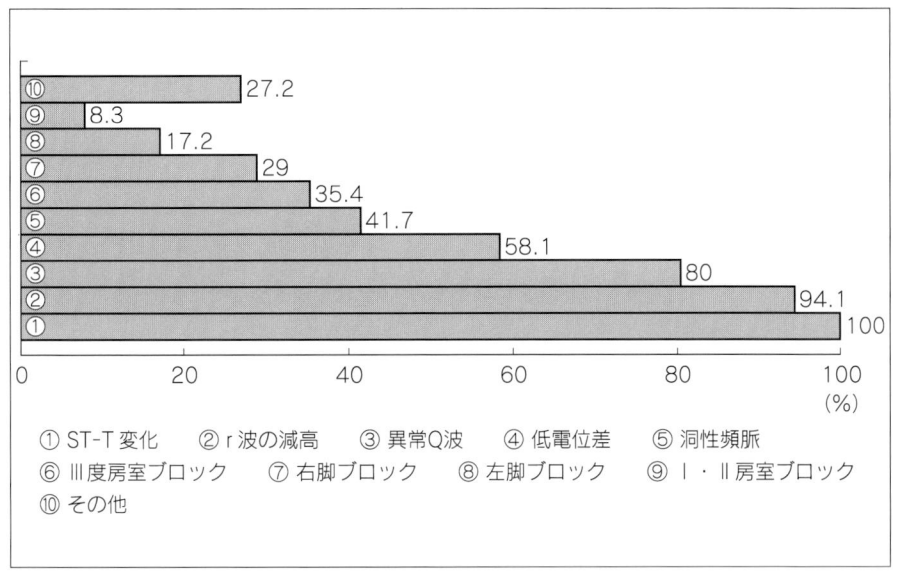

```
⑩  27.2
⑨  8.3
⑧  17.2
⑦  29
⑥  35.4
⑤  41.7
④  58.1
③  80
②  94.1
①  100
```

① ST-T変化　② r波の減高　③ 異常Q波　④ 低電位差　⑤ 洞性頻脈
⑥ Ⅲ度房室ブロック　⑦ 右脚ブロック　⑧ 左脚ブロック　⑨ Ⅰ・Ⅱ房室ブロック
⑩ その他

図3　心電図

性心筋炎，さらに2例が巨細胞性心筋炎と病理的に判断された。他の34例は特発性心筋炎に分類されている。

主症状についても極めて多様であった。呼吸困難39.2％，ショック29.4％，悪心・嘔吐21.6％，発熱21.6％，失神・痙攣19.6％，胸痛17.6％，全身倦怠感11.8％，腹痛5.9％，下痢3.9％，その他12％，である（図2）。Feeleyらが主張するとおり，急性心筋炎はもはや症状のあるなしを問わず，決してまれな疾患ではない[4]。しかも，心筋炎の首座がどのような解剖学的位置を占めるかによって，初発症状や主症状は大きく左右される。刺激伝導系は電気的不全，作業心筋は機械的不全，そして心外膜側の病変であるか，心内膜側の病変であるかによって大きく異なる。さらに，他臓器で生じた随伴症状が加わる。消化器病変や神経系病変を伴い，呼吸器疾患を先行させるものもある。急性心筋炎は，①感冒型，②心筋梗塞型，③不整脈型，④ショック型に分けて把握すべきとする，Smithの慧眼は世紀を超えて評価される[5]。

発症間もない感冒患者の中に，ひょっとすると心筋炎，中には劇症型心筋炎患者が潜んでいるかもしれないとの感覚で急性期診療に対処する心構えが今なお要請される所以である。

胸部X線，心電図，心エコー図

急性心筋炎，劇症型心筋炎の診断を困難にしているもう1つの要因が診断法の未熟さにある。初発症状や主症状の聞き取りから心筋炎を疑っても，それを裏付ける検査法が乏しい。身体所見ではまず心音のギャロップが強調されているが，感度が低いことはいうまでもない。

胸部X線も有力ではない。調査では，肺うっ血が71％にみられたが，心胸比50％以下の患者が15％いた。平均でも心胸比は55％である。つまり心拡大は通常認められないか，認めても軽微である。

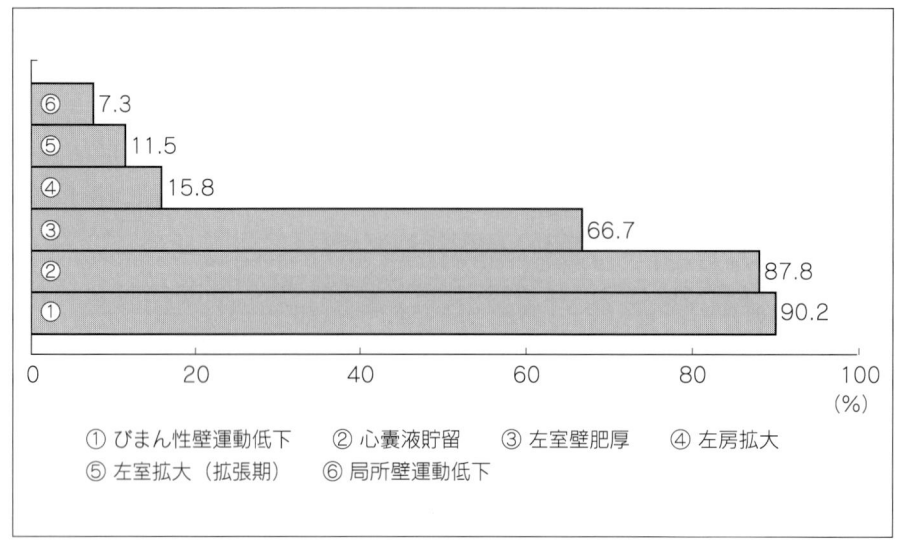

図4 心エコー図

① びまん性壁運動低下 90.2
② 心嚢液貯留 87.8
③ 左室壁肥厚 66.7
④ 左房拡大 15.8
⑤ 左室拡大（拡張期）11.5
⑥ 局所壁運動低下 7.3

心電図は，劇症型心筋炎では感度の高い検査である（図3）。今回の調査では，特にST-T波の異常を100％に認めた。前胸部誘導でのr波減高を94.1％，異常Q波の出現を80％，低電位差を58.1％，洞性頻脈を41.7％，完全房室ブロックを35.4％，右脚ブロックを29％，左脚ブロックを17.2％，I・II房室ブロックの出現を8.3％，その他を27.2％に認めている。一見して1枚の心電図では判読困難であっても，一定の観察期間をおいた2枚の心電図があれば判定が容易な事項が多いことに注目されたい。

心エコー図もまた有力な検査法である（図4）。びまん性壁運動低下90.2％，心嚢液貯留87.8％，左室壁肥厚66.7％，左房拡大15.8％，左室拡大11.5％，局所壁運動低下7.3％，であった。すなわち，びまん性壁運動低下と心嚢液貯留，それに左室壁肥厚が検出でき，左室拡大が乏しい心エコー図は急性心筋炎に特異的と考えられる。

検体検査

検体検査では，AST（GOT）上昇97.8％，CRP陽性93.5％，トロポニンT上昇90.9％，CK上昇88.6％，LDH上昇82.2％，血清アミラーゼの上昇78.3％，白血球数の増加60.9％，血清クレアチンの上昇53.3％，低ナトリウム血症42.2％，高カリウム血症23.9％，高ビリルビン血症22.5％，アシドーシス血症19.5％，であった（図5）。

中でも，トロポニンTの測定は，心筋特異性が高く，検査は簡便，迅速，正確になってきたことから，心筋炎の臨床においては必須となっている。広く普及するにつれ診断，治療判定に貴重な成績を提示してくれるバイオマーカーである。

しかしながら，現在の段階ではいずれのバイオマーカーをもってしても，心筋炎との確診，劇症化の予想，救命の予測に，全面的に資するまでには成熟していない。補助診断としての役割に終始しているのが現状である。

A 劇症型心筋炎とは   5

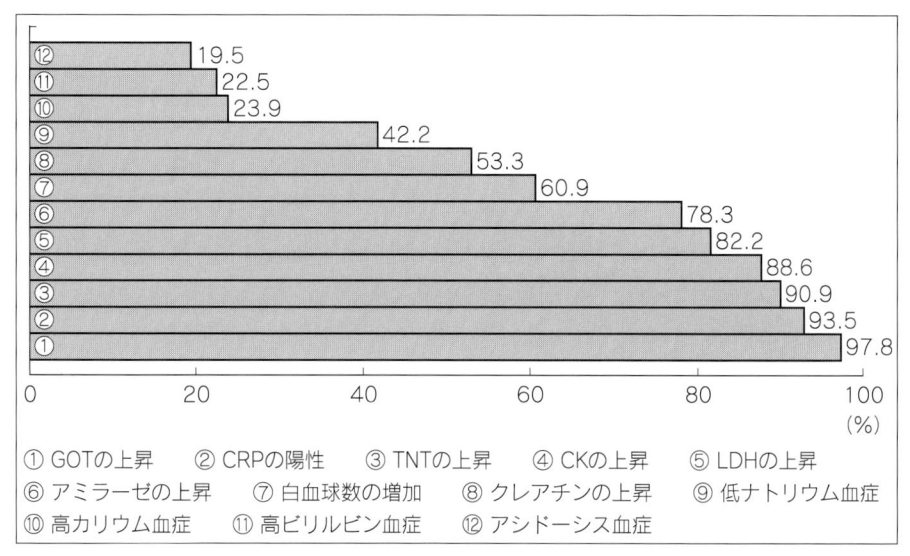

```
⑫ 19.5
⑪ 22.5
⑩ 23.9
⑨ 42.2
⑧ 53.3
⑦ 60.9
⑥ 78.3
⑤ 82.2
④ 88.6
③ 90.9
② 93.5
① 97.8
```

① GOTの上昇　② CRPの陽性　③ TNTの上昇　④ CKの上昇　⑤ LDHの上昇
⑥ アミラーゼの上昇　⑦ 白血球数の増加　⑧ クレアチンの上昇　⑨ 低ナトリウム血症
⑩ 高カリウム血症　⑪ 高ビリルビン血症　⑫ アシドーシス血症

図 5　検体検査

病理組織像

劇症型心筋炎との確診には現在の技術レベルでは組織診断が不可欠である。特に，強力な心肺補助循環を用いたブリッジ療法を考慮すれば，展望のない延命や副作用との損得バランスもはっきりさせておく必要がある。そのような見地から冠動脈造影時の心内膜心筋生検を積極的に行ってきた。図6のように，極めて顕著な炎症細胞浸潤と心筋細胞壊死像が端的に検出される。しかし，現在までの検索では，どのような組織所見が得られようと，組織像が予後を絶対的に規定していないことも事実である。

心肺補助循環を用いた劇症型心筋炎患者の転帰

心肺危機をPCPSで回避しようと試みた52名中，30例（58%）が社会復帰可能な生存退院であった。1名が社会復帰不能例であり，21名（40%）が死亡した（図7）。この成績を概観すると，発病からの緊急入院まで平均で4.7日間要し，入院からPCPSを導入するまでに0.9日である。内訳は致死性不整脈によるもの28名，低心拍出状態によるもの24名である。PCPSの運用時間は平均7.8日であり，生存者と死亡者で運用時間の差異は認められていない。

また社会復帰した30症例についても3年間（平均962日）観察した。その結果，再入院3名（10%），再燃1名（3%），死亡1名（3%）であった。従って，劇症型心筋炎はMcCarthyらが指摘するような予後の良い疾患群では決してない[6]。

劇症型心筋炎に心肺補助循環を用いた治療が施され，約半数が救命されて社会復帰できる新たな地平を迎えている。この成果を産み出した背景には，心筋炎の病理に関する理解が大きく進んだことも忘れてはならない。心筋炎極期の病状は，器質的障害に機能的障害が追加された二重曲線上を

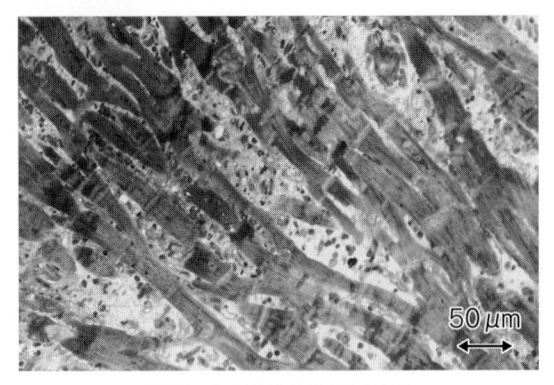

図6 心内膜心筋生検組織像

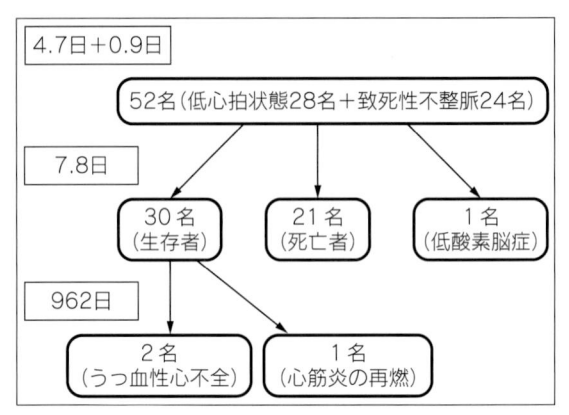

図7 心肺補助循環のサポートを必要とした劇症型心筋炎患者の転帰

推移している．したがって，たとえどんなに重篤な心不全や致死的な不整脈状態に急性心筋炎患者が陥ったとしても，それが機能的障害である限り，心肺危機の期間を何とかしのげば十分な回復が期待できるであろう．これが，劇症型心筋炎における心肺補助循環療法の原点であり，基本であり，また限界でもある．

原理的に，この治療法に終始する限り根治的アプローチはあり得ない．あくまでも，心肺危機期間をいかに橋渡しするかというブリッジ療法であることを認識しておくべきである．現在においても，急性心筋炎が劇症化するメカニズムや予測因子は全く不明である．そのために，ブリッジ療法に終始せざるを得ない現状にある．しかも，この治療法による合併症のため致死的になる患者もいる．もし病因に迫る根治療法が確立できれば，補助循環に至る前段階で病態を抑えられる可能性もある．また，導入しても早期に離脱できるであろう．その点で，炎症メカニズムに介入する免疫抑制，免疫調節，抗ウイルス，γグロブリン療法などが期待されているのである．

＜文献＞
1) Fiedler A：Über akute interstitielle Myokarditis. Festschrift zur Feier des 50 Jahr. Bestehens des Stadtkrankenhauses Dresden-Friedrichstadt. Dresden part 2, 1899, p 3.
2) 和泉 徹，磯部光章，今泉 勉，他：日本循環器学会学術委員会：心肺補助循環を用いた劇症型心筋炎の治療と予後に関する調査研究．Jpn Circ J 2000；64(Suppl III)：985-992
3) Aoyama N, Izumi T, Hiramori K, et, al and Japanese Investigators of Fulminant Myocarditis：Special Report from a Scientific Committee：National Survey of Fulminant Myocarditis in Japan. Therapeutic Guidelines and Long-term Prognosis of Fulminant Myocarditis Using Percutaneous Cardiopulmonary Support(PCPS). Circulation J 2002；66：133-144
4) Feeley KM, Harris J, Suvarna SK：Necropsy diagnosis of myocarditis：A retrospective study using CD 45 RO immunohistochemistry. J Clin Pathol 2000；53：147-149
5) Smith WG：Coxsackie B myopericarditis in adults. Am Heart J 1970；80：34-46
6) McCarthy RE, Boehmer JP, Hruban RH, et al：Long-term outcome of fulminant myocarditis as compared with acute(nonfulminant)myocarditis. N Engl J Med 2000；342：690-695

II 劇症型心筋炎を診断する

劇症型心筋炎の臨床像   A

小玉　誠

　心筋炎は心筋細胞傷害を伴う心筋内の炎症性疾患であり，さまざまな心臓ポンプ機能障害を示す。心筋炎の中で心原性ショックに進展する病型を劇症型心筋炎と呼ぶ。定型的には発熱・全身倦怠感・悪心などの症状で発症し，やがて全身衰弱・ショック・重症不整脈などが現れる。初発症状に特異的なものはなく，早期診断は難しい。近年，心筋炎に対する関心の高まりと，心内膜心筋生検法の普及により，多くの症例で心筋炎の確定診断が得られるようになってきており，劇症型心筋炎の病態や予後が徐々に明らかになってきている。わが国でも，劇症型心筋炎に関する初めての全国調査の結果が日本循環器学会学術委員会から公表された[1]。

症状

　劇症型心筋炎の初発症状は，日本循環器学会学術委員会「心肺補助循環を用いた劇症型心筋炎の治療と予後に関する調査研究」では発熱・全身倦怠感・咳嗽が多い(表1)。上記調査で集計された症例は，すべてが心原性ショックのため経皮的心肺補助装置(percutaneous cardiopulmonary support；PCPS)を必要とした症例であり，極めて重

表1　劇症型心筋炎の初発症状

初発症状	症例数	出現率	症例数	出現率
調査症例数	日循全国調査　52例	(%)	新潟県内調査　18例	(%)
発熱	32	61.5	13	72.2
全身倦怠感	12	23.1	7	38.9
咳嗽	11	21.2	4	22.2
悪心・嘔吐	8	15.4	7	38.9
関節・筋肉痛	6	11.5		
頭痛	6	11.5	2	11.1
胸痛	3	5.8	4	22.2
失神・痙攣	3	5.8	1	5.6
下痢	3	5.8	3	16.7
食欲低下	3	5.8		

文献1，2)より改変

症な心筋炎の集計である。

筆者らは新潟県内で発症した劇症型心筋炎の集計を行った[2]。新潟県内調査では循環動態の管理のため大動脈内バルーンパンピング(intraaortic balloon pumping；IABP)を必要とした心筋炎18例を集計しており，この中の10例はPCPSを用いて管理された。新潟県内調査18例の初発症状も表1に示す。両調査報告とも，発熱だけを初発症状とする症例が多く，随伴症状としては全身倦怠感と消化器症状が多くを占めていた。

興味深い点は，鼻汁・咽頭痛などの普通感冒・流感の症状で発症する症例がほとんどみられなかったことである。従来，心筋炎では「普通感冒・上気道炎の治癒数日後に心症状が現れる」と言われてきたが，わが国の症例あるいは重症心筋炎の場合は，普通感冒あるいは鼻・咽頭・上気道炎が先行する症例はまれなようである。これは心筋炎の原因となりやすいウイルスがエンテロウイルスであることに関係すると考えられる。エンテロウイルスは消化管・膵臓・唾液腺・心臓などに親和性が高い。普通感冒が少ないことは，日常診療の中で心筋炎を考慮する一助となる。すなわち，高熱と全身倦怠感を訴え，鼻・咽頭・上気道炎症状を欠く症例では心筋炎の可能性も考慮しながら診察すべきと思われる。

徴候

心筋炎に特異的な理学所見は乏しい。ひとたび心不全や心原性ショックに至れば，入院が必要となり，各種検査を行うことから心異常を見逃されることは少ない。一方，心不全や重症不整脈，心原性ショックが出現する前の段階で心筋炎を疑うことは日常臨床の中ではきわめて困難である。

新潟県内調査18例のうち12例は，最初の医療機関受診時には感冒の疑いで自宅療養を指示されており，帰宅後に病態が悪化し，1〜2日後に入院となっていた。さらに，最初の医療機関受診時に入院観察の方針となった6例は全員生存退院できたのに対して，初回に自宅療養の方針となった12例中9例が急性期に死亡した。

劇症型心筋炎では病態の進行が早く，ひとたび心原性ショックに至ると，心室細動や心停止を起こしやすい。したがって不可逆的な多臓器不全にも進展しやすい。心症状が出現する前に早期診断するために参考となる理学所見としては，高熱・頻脈・低血圧・脈圧減少・脈拍微弱・脈拍不整などがある。すなわち，劇症型心筋炎の初期は急性胃腸炎や他の急性熱性疾患に比べ，全身衰弱が強い。また，脈拍は発熱の程度に比して高い頻脈を呈することが多く，これは心筋内で増加する炎症性サイトカインの直接作用によるものかもしれない。

検査所見

症状・理学所見から心筋炎が懸念されたら，心電図を記録することが重要である。日本循環器学

表2 劇症型心筋炎の初回心電図所見

所見	出現頻度(%)
波形異常	
ST-T異常	100.0
R波減高	94.1
異常Q波	80.0
低電位差	58.1
右脚ブロック	29.0
左脚ブロック	17.2
不整脈	
洞性頻脈	41.7
完全房室ブロック	35.4

文献1)より改変

会学術委員会の調査によって明らかとなった劇症型心筋炎の初回心電図所見を表2に示す。心電図では全例でST-T異常を認める。ST-T異常としてはST上昇を示すことが多い。心筋炎におけるST上昇は広範な誘導に現れ、鏡像変化を示さないことが特徴である。急性心筋梗塞と紛らわしいこともしばしばある。鏡像変化の有無は鑑別の一助となるが、心電図のみで無理に鑑別しようせず、心エコーや他の検査、設備があれば冠動脈造影まで行なって、確定診断に迫るほうが良い。また、心筋炎の重症例では心筋傷害を反映してR波減高、異常Q波が観察される。さらに、房室ブロックや心室内ブロックなどの伝導障害が高い頻度で現れる。

心エコーは手軽な検査であり、心筋炎の診断にも有用である。表3に劇症型心筋炎の早期心エコー所見を示す。心筋炎の早期には左室肥大とともにびまん性壁運動低下が現れ、これが急性心筋梗塞やその他の疾患との鑑別に有用である。早期の左室肥大は、炎症に伴う間質の浮腫により形成されると考えられており、経時的に肥大の程度が変化する。また、心電図学的肥大所見は伴わない。びまん性左室壁運動低下には、炎症による心筋細胞の直接傷害・壊死だけでなく、サイトカインや各種炎症性物質による残存心筋細胞の機能抑制も関与していると考えられている。炎症性サイトカインによる壁運動異常は、炎症巣が限局していてもびまん性機能障害として現れやすい。心筋炎が数日持続するとやがて左室拡大が現れる。

血液生化学検査では、心筋逸脱酵素の上昇を認める。心電図や心エコーで異常所見が明らかとなる時期にはCK, CK-MB, GOT, LDHはすでに上昇していることが多い。一方、心電図や心エコーで異常所見がいまだ明らかでない早期には、血中トロポニンTの検出が有用である[3〜5]。近年、簡便

表3 劇症型心筋炎の早期心エコー所見

所見	頻度(%)
びまん性左室壁運動低下	90.2
局所性左室壁運動低下	7.3
心嚢液貯留	12.2
左室壁厚増加	66.7
左房拡大	15.8
左室拡大	11.5

文献1)より改変

なトロポニンTの定性検査試薬が市販されたことから、ごく軽度の心筋傷害を高い特異性で迅速に検出できるようになった。極めて早期の心筋炎を、診療所医師がトロポニンT定性法により診断し、循環器専門病院へ患者を紹介することによって、後日進展した心原性ショックに対しても適切に対処し、救命することができたという症例が報告されている[6]。

劇症化の兆し

心筋炎の中で、劇症型心筋炎に進展し予後不良となる症例を早期に予測することができれば、その症例の監視体制の設定と治療に極めて有用である。そこで、急性心筋炎症例の中で生存群と死亡群の入院時検査諸指標を比較してみた(表4)[7]。急性期死亡に関わる所見として、低血圧・うっ血性心不全(肺動脈楔入圧高値)のほかに、血中可溶性Fas抗原高値・血中可溶性Fasリガンド高値が有意差を示した。CKなどの心筋逸脱酵素は個々の症例間でのばらつきが大きく、統計学的には生存群と死亡群の間で差を認めなかった。

この他には、入院時心電図においてQRS幅が広い症例は予後が悪く、また、入院初日に心室頻拍が出現する場合は危険である。入院時の1点のCK測定では生存群と死亡群に有意差を認めな

表 4 急性心筋炎における予後指標

指標	生存群(13例)	死亡群(8例)	有意差
心拍数(bpm)	86±8	78±10	NS
収縮期血圧(mmHg)	100±4	84±7	0.045
拡張期血圧(mmHg)	62±3	49±3	0.0133
心係数(l/min/m^2)	2.4±0.2	2.0±0.3	NS
肺動脈楔入圧(mmHg)	18.3±1.3	24.1±2.0	0.0196
CRP(mg/dl)	5.5±2.2	6.5±2.2	NS
GOT(IU/l)	305.2±100.4	1,464.0±1,184.7	NS
LDH(IU/l)	1,300.6±255.3	4,257.1±2421.2	NS
CK(IU/l)	814.0±306.5	1,341.4±414.9	NS
TNF-α(pg/ml)	10.2±0.9	59.4±36.6	NS
可溶性Fas抗原(ng/ml)	3.77±0.52	13.93±4.77	0.0009
可溶性Fasリガンド(pg/ml)	269.5±37.3	611.4±127.7	0.0326

文献7)より改変

かったが,第1回目のCK値と第2回目のCK値を比較し,入院後にCKが上昇する症例では予後が不良であった。さらに前述したように,入院するまでの医療機関への受診歴が多い症例(感冒として自宅療養を指示された回数が多い症例)は予後が不良であった。

以上から,心筋炎が疑われ,入院時心電図で心室内ブロックを認め,血中サイトカインが高値を示す症例は危険であるといえる。さらに,入院後にCKが上昇する症例と早期に心室頻拍が出現する症例も危険であり,入院初期は特に注意深い観察が必要である。

ショックに至るまで

先にも触れたように,以前から心筋炎では「熱性疾患の治癒後,数日を経て心症状が現れる」と言われてきた。図1Aに示すように,熱性疾患期と心症状期が分離しているかのような記載である。しかし新潟県内調査の症例を再検討すると,熱性疾患期と心症状出現時期の間に,潜伏期のような小康期間が存在する心筋炎症例はほとんど認めな

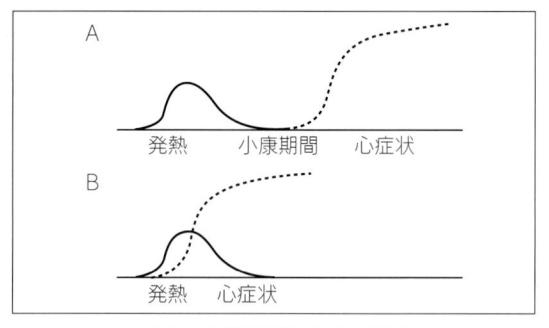

図1 心筋炎発症までの経過
A:急性心筋炎ではウイルス感染による熱性疾患が先行し,その治癒後に数日の小康期間を経て心筋炎による心症状が出現してくると考えられている
B:一方,劇症型心筋炎では小康期間が存在せず,発熱・全身倦怠感が徐々に増強する過程で心症状が現れてくることが多い

い。多くは発熱・全身倦怠感で発症し,それらの症状が徐々に増強する過程で,心不全や不整脈・胸痛など心症状が現れる。つまり発熱と心筋炎は連続する疾患の主症状の変化としてとらえるほうが理解しやすく,全体としての心筋炎の臨床経過も一峰性疾患としてとらえたほうが現実に合致す

るようである(図1B)。特に劇症型心筋炎では一峰性の経過をとることが多い。

おわりに

　鼻・咽頭炎症状を伴わない熱性疾患では心筋炎の可能性を考えてみる必要がある。若年者の突然死例の5～10％は心筋炎が原因となっており，その発見は重要である。また，日常的に診療している"いわゆる感冒"の中に心筋炎症例は含まれており，看過して生命に関わる事態に進展しないよう注意しなければならない。

　低血圧・脈拍微弱・全身衰弱など何らかの異常所見を認めたら，ぜひ心電図を記録したい。心電図で異常か正常範囲か判別しにくい場合は，トロポニンTの定性検査と心エコーが診断の一助となる。臨床的に心筋炎と診断されたら，循環補助療法まで可能な施設で急性期を観察することが望ましい。心筋炎に対する特異的治療法がいまだ開発されていないことから，急性期の注意深い観察と，心不全や不整脈に対する迅速な対応が重要である。

<文献>
1) 和泉　徹，磯部光章，今泉　勉，他：日本循環器学会学術委員会：心肺補助循環を用いた劇症型心筋炎の治療と予後に関する調査研究．Jpn Circ J 2000；64(Suppl III)：985-992
2) 小玉　誠，相澤義房：劇症型心筋炎の遠隔期病像と予後．循環器科 1998；44：462-468
3) Bachmaier K, Mair J, Offner F, et al：Serum cardiac troponin T and creatine kinase-MB elevations in murine autoimmune myocarditis. Circulation 1995；92：1927-1932
4) Lauer B, Niederau C, Kuhl U, et al：Cardiac troponin T in patients with clinically suspected myocarditis. J Am Coll Cardiol 1997；30：1354-1359
5) Smith SC, Ladenson JH, Mason JW, et al：Elevations of cardiac troponin I associated with myocarditis. Experimental and clinical correlates. Circulation 1997；95：163-168
6) 土田桂蔵：トロポニンT検査が診断の決め手となった急性心筋炎．Nikkei Medical 2001；3：29
7) Fuse K, Kodama M, Okura Y, et al：Predictors of disease course in patients with acute myocarditis. Circulation 2000；102：2829-2835

II 劇症型心筋炎を診断する

B 劇症型心筋炎の診断

加藤　茂・森本紳一郎・平光伸也

　劇症型心筋炎は，突然の心停止や重症心不全により，かつてほとんどの症例が発症早期に死亡していた[1~4]が，近年，大動脈内バルーンパンピング(intraaortic balloon pumping；IABP)や経皮的心肺補助装置(percutaneous cardiopulmonary support；PCPS)などの補助循環の進歩により，心停止に至るような劇症例においても，急性期を乗り切ることが可能となった。急性期さえ乗り切れば，その後の心機能は正常化し，社会復帰が可能となる症例が多く[5~7]，その有用性が注目されるようになった。しかし心筋炎では，入院後急速に心原性ショックに陥る症例が存在し，心停止後に心肺蘇生を行いながら補助循環を導入する症例も少なくない。このような症例では，血管損傷による出血，下肢の阻血などの合併症が生じ，致命的となることもある[8]。したがって，急性心筋炎においてはできるだけ早期に劇症化を予測し，迅速な処置を施す必要がある。しかし劇症型心筋炎の早期診断について多数の臨床例で検討された報告はない。そこで本項では劇症型心筋炎の早期診断と増悪因子について，自験例を中心に述べる。

劇症型心筋炎の臨床経過

　日本循環器学会学術委員会「心肺補助循環を用いた劇症型心筋炎の治療と予後に関する調査研究」[9]によると(**表1, 2**)，対象となった52例のうち社会復帰が可能であった生存退院症例は30例(57.7%)で，死亡症例は21例(40.4%)であった。また来院時に収縮期血圧が90 mmHg未満で，ショックを呈していた症例が25例(52.1%)であったのに対して，90 mmHg以上の症例が23例(47.9%)存在した。これは入院してから，数時間もしくは数日経過してからショックに陥って，補助循環を導入した症例が全体の約半数存在していることを示している。この点に関しては，自験20

表1 調査対象症例の概要

調査総症例数	52例
男性：女性	26例：26例
年齢	47.9±16.0歳
病型	
特発性	34例(65.4%)
ウイルス性	14例(26.9%)
好酸球性	2例(3.8%)
巨細胞性	2例(3.8%)
確定診断	
心筋生検	43例
剖検	10例
生存退院(社会復帰可能)	30例(57.7%)
生存退院(社会復帰不可能)	1例(1.9%)
死亡	21例(40.4%)

文献9)より引用

表2　来院時バイタルサインと意識レベル

来院時血圧(n=48)	84.4±37.9/ 50.6±28.6 mmHg
収縮期血圧≧90 mmHg	23例(47.9%)
収縮期血圧<90 mmHg	25例(52.1%)
来院時心拍数(n=47)	91.8±33.1/min
心拍数≧100/min	22例(46.8%)
心拍数<60 min	7例(14.9%)
一時的ペースメーキング	6例(12.8%)
来院時体温(n=38)	36.6±1.2℃
体温≧37℃	14例(36.8%)
体温<37℃	12例(31.5%)
来院時意識レベル(n=40)	
清明	33例(80.5%)
混濁	5例(12.2%)
昏睡	2例(4.9%)

文献9)より引用

例においても同様な経過で，入院時よりショック状態で第1病日に補助循環を必要とした症例が8例(42%)認められたのに対して，入院後にショックに陥り，第2～6病日に補助循環を導入した症例が12例(60%)存在した．またその12例中7例(58%)では，心室頻拍あるいは完全房室ブロックなどの不整脈が誘因となってショックに陥っており(図1)，不整脈の管理には細心の注意が必要と考えられる．

劇症型心筋炎の早期診断

自験例の対象は1986年1月から1999年4月までに，当院および関連施設を受診し，心筋生検に

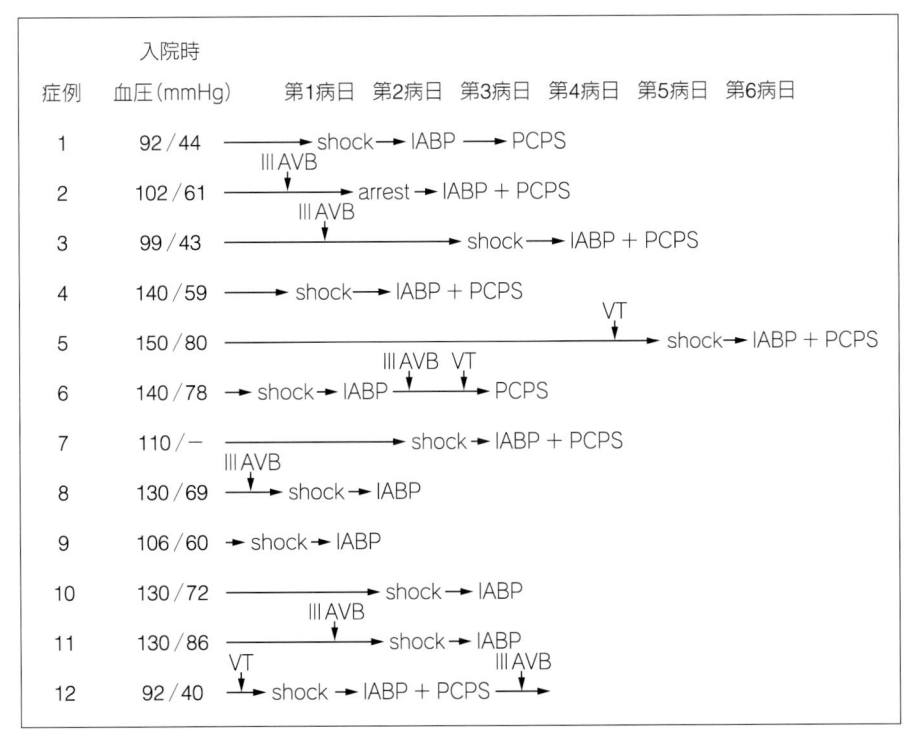

図1　入院後にショックに陥り，第2病日以後に補助循環を導入した12例の経過
12例中7例(58%)で，心室頻拍あるいは完全房室ブロックが誘因となり，ショックに陥っている．
Ⅲ AVB；完全房室ブロック，IABP；大動脈内バルーンパンピング，PCPS；経皮的人工心肺補助，VT；心室頻拍．

表 3 劇症型心筋炎と非劇症型心筋炎における臨床・検査所見の比較(自験例)

		劇症型心筋炎群 (n=20)	非劇症型心筋炎群 (n=27)	p
年齢(歳)		55.3±15.1	40.7±17.3	<0.01
入院時のバイタルサイン	収縮期血圧(mmHg)	95.9±36.7	111.1±18.3	0.09
	脈拍(/min)	101.4±33.8	86.5±26.9	0.11
血液検査所見	白血球数($/\mu l$)	10,100±4,514	8,978±3,440	0.34
	CRP(mg/dl)	7.5±7.7	2.3±2.2	<0.01
	CK(IU/l)	1,311±943	595±569	<0.01
心電図	心室内伝導障害, n(%)	16(80)	7(27)	<0.001
	ST上昇, n(%)	10(50)	11(41)	0.53
	異常Q波, n(%)	8(40)	11(41)	0.96
	心室頻拍, n(%)	5(25)	1(4)	<0.05
	完全房室ブロック, n(%)	4(20)	4(15)	0.64
	低電位, n(%)	4(20)	10(37)	0.21
	ST低下, n(%)	3(15)	3(11)	0.69
	心房細動, n(%)	2(10)	3(11)	0.91
	120/分以上の頻拍, n(%)	10(50)	3(11)	<0.01
	60/分未満の徐脈, n(%)	2(10)	3(11)	0.91
胸部X線所見	心胸郭比(%)	58.1±6.7	56.0±7.9	0.36
心エコー所見	心室中隔壁厚(mm)	12.5±2.9	11.4±2.9	0.25
	心室後壁厚(mm)	12.1±2.8	11.7±2.4	0.58
	左室拡張末期径(mm)	44.9±6.0	47.4±8.7	0.29
	左室駆出分画(%)	34.8±16.2	50.1±10.6	<0.001
	心嚢液, n(%)	9(45)	17(63)	0.22

より組織学的に診断された急性のリンパ球性心筋炎 64 症例のうちで，入院直後に血液検査，心電図，胸部 X 線，心エコー検査がすべて施行された 47 例である．この 47 例のうちカテコラミンを含めた各種心不全治療薬の投与にもかかわらず，急性期に IABP および PCPS の補助循環を必要とした劇症型心筋炎が 20 例，補助循環を必要としなかった非劇症型心筋炎が 27 例存在した．これらの症例の年齢，入院時のバイタルサイン，入院直後に施行された血液検査所見，心電図所見，心胸郭比，心エコー所見(表 3)を両群間で比較することで，劇症型心筋炎の早期診断について検討した．

年齢および入院時のバイタルサイン

劇症型心筋炎は非劇症型心筋炎に比較して，有意に年齢が高く(表 3)，また 70 歳以上の高齢者が劇症型心筋炎では 5 例(25%)存在したのに対し，非劇症型心筋炎では 1 例も存在しなかった．高齢者では，免疫能の低下や各種臓器の機能低下が存在する[10]ため，劇症化をきたしやすいのではないかと推察された．一方，入院時の収縮期血圧，脈拍はともに有意差は認められなかった．

血液検査所見

両群間において白血球数には有意差が認められ

なかったが，急性炎症反応の指標であるC反応性蛋白(CRP)値は，劇症型心筋炎が7.5±7.7 mg/dlで，非劇症型心筋炎の2.3±2.2 mg/dlに比べ有意に高値を示した(表3)。クレアチンキナーゼ(CK)値においても劇症型心筋炎が1,311±943 IU/lで非劇症型心筋炎の595±569 IU/lに比較して有意に高値を示した(表3)。この値は，日本循環器学会学術ガイドライン班が報告している，劇症型心筋炎の来院時のCRP 6.11±5.51 mg/dlおよびCK 1,049±1,071 mg/dlとほぼ同等であった。したがって，入院時にCRP値およびCK値が高値を示す症例は，劇症化する可能性が高いと考えられた。しかし心筋傷害のマーカーとしては，トロポニンTの方が優れていると考えられており[11]，「心肺補助循環を用いた劇症型心筋炎の治療と予後に対する調査研究」[9]でも，劇症型心筋炎11例の入院時のトロポニンTは14.13±15.45 ng/mlと明らかな高値を示しており，早期診断において有用な指標になる可能性があると考えられる。しかしトロポニンTの定量検査はまだ院内で行われていない施設が多く，迅速性に劣ると考えられ，その点が今後の課題である。

心電図所見

QRS間隔が0.12秒以上の心室内伝導障害を示した症例が，劇症型心筋炎は16例(80％)存在し，非劇症心筋炎の7例(27％)に対して有意に高頻度であった(表3)。これは重症の炎症によって，広範囲な心筋傷害に刺激伝導系が巻き込まれる形で，傷害を受けるためではないかと考えられた。心室頻拍の合併頻度は，劇症型心筋炎5例(25％)，非劇症型心筋炎1例(4％)で，劇症型心筋炎が有意に高頻度であった。表3に示すように，完全房室ブロックの合併頻度は入院時には有意差はないが，入院後の全経過では劇症型心筋炎12例(60％)，非劇症型心筋炎5例(16％)と劇症型心筋炎において完全房室ブロックの合併が有意に高頻度である。それ以外の心電図所見に関しては，両群間で出現頻度について有意差は認められなかった。また120/分以上の頻脈を示した症例と60/分未満の徐脈を示した症例を比較したところ，劇症型心筋炎では，120/分以上の頻脈を示した症例は10例(50％)と有意に高頻度であった。しかし60/分未満の徐脈を示した症例に関しては，出現頻度に有意差は認められなかった。

胸部X線所見

心胸郭比は，劇症型心筋炎群が58.1±6.7％，非劇症型心筋炎群が56.0±7.9％で両群間に有意差は認められなかった(表3)。

心エコー所見

急性心筋炎では，一過性の左室壁肥厚が認められることが報告されている[12~16]。自験例においても劇症型心筋炎では，心室中隔壁厚が12.5±2.9 mm，左室後壁厚が12.1±2.8 mmと左室壁の肥厚が認められるが，非劇症型心筋炎と有意差は認められなかった。左室拡張末期径にも両群間で有意差は認められなかった(表3)。しかし左室駆出分画は，劇症型心筋炎が34.8±16.2％に対して非劇症型心筋炎は50.1±10.6％で劇症型心筋炎が有意に低下しており(表3)，入院時の左室駆出分画が40％未満に低下している症例は劇症化の可能性が高いと考えられた。心嚢液の出現頻度には，有意差は認められなかった。

心筋生検像

筆者らは，心筋炎の診断のために全例に心内膜心筋生検を施行しているが，発症後日数が経過するにつれ組織診断率が低下するため，発症後1週

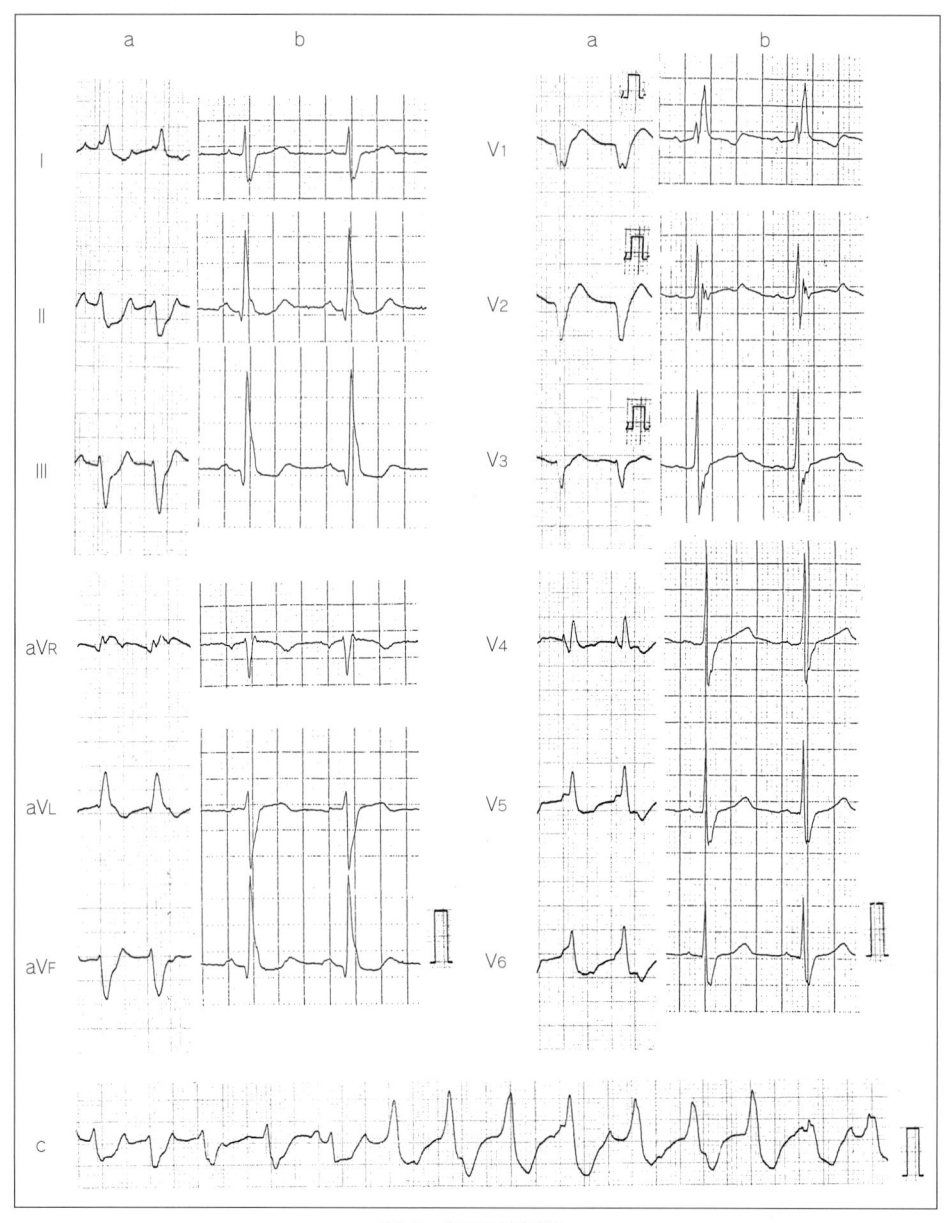

図 2 心電図（症例）

a：2000年7月31日　入院時
　　心拍数は123/分で不整，高度の心室内伝導障害が認められる。
b：2001年1月9日　退院時
　　完全右脚ブロックと右軸偏位が認められる。
c：2000年7月31日　補助循環導入直前
　　非持続性の心室頻拍が認められる。

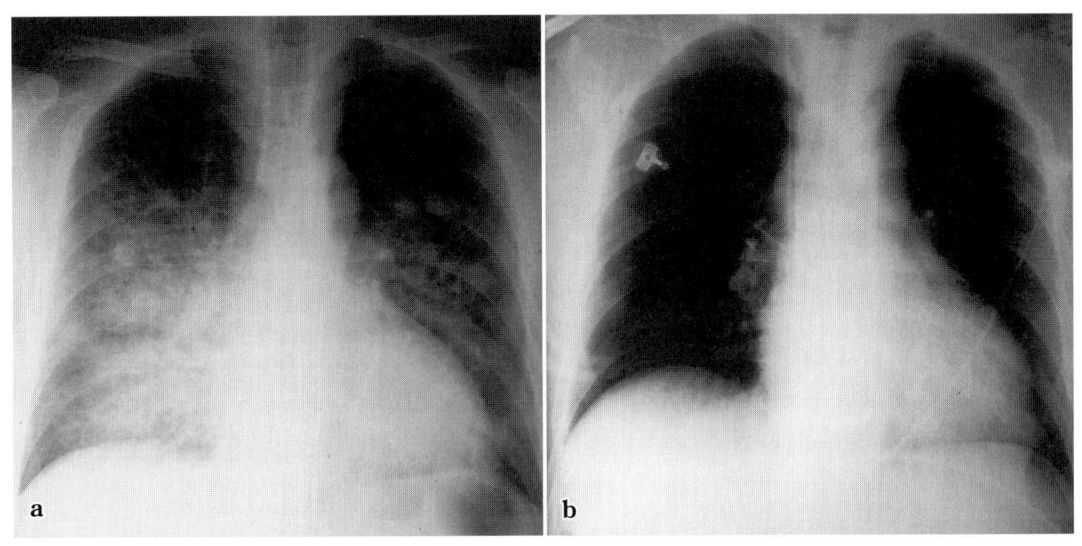

図 3　胸部 X 線写真(症例)
a：2000 年 7 月 31 日　入院時
　　心胸郭比は 65%と拡大し，両肺野に著明なうっ血像が認められる。
b：2000 年 8 月 23 日
　　心胸郭比は 60%と拡大を認めるが，肺うっ血は改善している。

間以内のできるだけ早期に心筋生検を行うことが望ましいと考えている。組織所見による心筋炎の診断基準として Dallas criteria[17]が，広く用いられているが，本基準では，心筋炎は間質のリンパ球浸潤と近接効果としての心筋細胞壊死あるいは変性を伴うものと定義されている。筆者らは，心筋の組織病変の程度が劇症化の指標になる可能性は高いと考えているが，病理組織標本ができ上がるまでに数日を要するために，劇症化を早期から予測する指標にはなりにくいと考えている。

症例

入院時より，CRP 値および CK 値の著明な上昇と，心電図上心室内伝導障害を示し，入院後に心室頻拍が誘因となりショックに陥ったが，IABPと PCPS の導入により救命しえた劇症型心筋炎の 1 例を提示する。

〔患者〕　47 歳，男性
〔主訴〕　呼吸困難
〔既往歴・家族歴〕　特記事項なし
〔現病歴〕　生来健康で，検診でも異常を指摘されたことはなかった。2000 年 7 月 27 日より 38℃台の発熱，頭痛，全身倦怠感等の感冒様症状が出現した。近医で感冒薬を処方されたが，30 日夕より悪心・嘔吐および心窩部痛を伴う湿性咳嗽と呼吸困難感が出現した。31 日，肺炎が疑われ某院に入院となったが，心電図上著しい QRS 幅の延長(図 2 a)，胸部 X 線上著明な肺うっ血(図 3 a)と心筋逸脱酵素の上昇が認められたため，急性心筋炎が疑われた。著明なチアノーゼが認められ気管内挿管施行後に，当院救命センターに搬送入院となった。
〔入院時現症〕　身長 160 cm，体重 56 kg，体温

39.1℃，意識混濁あり，血圧92/46 mmHg，脈拍128/分，整，結膜に黄染・貧血なし，全肺野に湿性ラ音聴診，有意な心雑音聴取せず，III音を聴取．腹部平坦，軟，肝・脾腫なし，下腿浮腫なし，全身冷汗著明で，末梢に軽度のチアノーゼあり．表在リンパ節触知せず．神経学的異常所見なし．
〔検査〕 白血球 18,800/μl，赤血球 571×10^4/μl，ヘモグロビン 17.3 g/dl，ヘマトクリット 53.3%，血小板 15.4×10^4/μl，CRP 23.3 mg/dl，GOT 524 IU/l，GPT 264 IU/l，LDH 1264 IU/l，CK 2,285 IU/l（正常値<197），CK-MB 259 IU/l（正常値<24），γGTP 250 IU/l，ALP 66 IU/l，総ビリルビン 0.6 mg/dl，トロポニンT 40.5 ng/ml（正常値<0.10），尿素窒素 47 mg/dl，クレアチニン 4.2 mg/dl，Na 139 mEq/l，K 4.2 mEq/l，Cl 102 mEq/l

〔経過〕 入院直後より，非持続性心室頻拍が頻回に認められた（図2c）．心エコー上心室中隔 13 mm，左室後壁 13 mm で壁肥厚が認められ，左室拡張末期径は 39 mm と狭小化が認められた．心室中隔は無収縮で左室駆出分画は 20% と低下していた．カテコラミン製剤の使用下においても血圧が 70/38 mmHg と心原性ショックの状態に陥り，IABPを開始した．しかし血行動態は改善せず，引き続きPCPSを導入した．その後完全房室ブロックとなり，体外式ペースメーカーの挿入による一時的ペーシングも開始した．PCPS使用後は血行動態は安定したが，下肢の血行障害が出現したため，血行再建術を施行した．しかし，左下肢の血行は改善せず，血中ミオグロビンが 200,000 ng/ml と著明に上昇した．来院時より無尿であったことと，ミオグロビンによる腎障害さらに多臓器不全に対して，メシル酸ナファモスタットを大量に用いる持続的血液濾過透析（continuous hemodiafiltration；CHDF）を導入した．

PCPS導入後，約2日間はほとんど心停止の状態が持続した．また出血，敗血症，下肢の血行障害などさまざまな合併症が認められたが，PCPS，CHDFにより，循環不全は徐々に回復し，8月4日には心エコー上左室駆出分画は 45% まで改善したため，PCPSを離脱した．その後は，順調に全身状態は改善し，また下肢の血行障害に関してもリハビリテーションにより，自力歩行が可能となった．なお本症例は第7病日に施行された右室心内膜心筋生検にて急性心筋炎と診断された．

おわりに

劇症型心筋炎の早期診断について，自験例と「心肺補助循環を用いた劇症型心筋炎の治療と予後に関する調査研究」[9]をもとに検討した．急性心筋炎では，急性心筋梗塞と異なり，入院時よりショックを呈している例は 42% で，残りの 58% は入院後数日経過した後にショックに陥り，補助循環の導入が行われていることが明らかとなった．また入院後にショックに陥った症例の中には，完全房室ブロックや心室頻拍などの不整脈が誘因となってショックに陥る症例も約半数存在し，入院後の不整脈の管理は重要と考えられる．いかなる症例が劇症化するのかといった点については，入院時にCRP値あるいはCK値の高値，QRS間隔の延長，心室頻拍，120/分以上の頻脈，左室駆出分画の低下（40%未満）を呈した症例は，その可能性が高いことが今回の検討で明らかとなった．したがって，入院時に各種検査所見を十分に検討し，劇症化が予測される症例に関しては，血行動態が保たれている時期に，補助循環の導入に備えて，あらかじめ左右の大腿動・静脈にシースを挿入して，補助循環の導入がいつでもできるように備えておく必要がある．

<文献>

1) Fiedler A : Über akute interstitielle Myokarditis. Centralbl. Inn Med 1899 ; 21 : 212-213
2) Jarcho S : Fiedler on acute interstitial myocarditis. Am J Cardiol 1973 ; 32 : 221-223
3) Jarcho, S : Fiedler on acute interstitial myocarditis. Am J Cardiol 1973 ; 32 : 716-718
4) Libermann EB, Hutchins GM, Herskowitz A, et al : Clinicopathologic description of myocarditis. J Am. Coll Cardiol 1991 ; 18 : 1617
5) Kato S, Morimoto S, Hiramitsu S, et al : Use of percutaneous cadiopulmonary support of patients with fulminant myocarditis and cardiogenic shock for improving prognosis. Am J Cardiol 1999 ; 83 : 623-625
6) Kawahito K, Murata S, Yasu T, et al : Usefulness of extracorporeal membrane oxygenation for treatment of fulminant myocarditis and circulatory collapse. Am J Cardiol 1998 ; 82 : 910-911
7) Robert E, John P, Ralph H, et al : Long-term outcome of fulminant myocarditis as compared with acute (nonfulminant) myocarditis. N Engl J Med 2000 ; 342 : 690-695
8) 加藤 茂：劇症型心筋炎の臨床像と経皮的心肺補助療法の有用性についての検討：藤田学園医会誌（臨増）学位論文集 2001 ; 20(1)（印刷中）
9) 和泉 徹, 磯部光章, 今泉 勉, 他：日本循環器学会学術委員会：心肺補助を用いた劇症型心筋炎の治療と予後に関する調査研究. Jpn Cric J 2000 ; 64(suppl III) : 985-992
10) Shok NW : Methods for the study of aging. In : Normal Human Aging. The Baltimore Longitudinal Study of Aging (Shok NW, ed), NIH Publication 1959 ; 84 : 2450
11) Braunwald E, Antmann EM, Beasley JW, et al : ACC/AHA guidelines for the management of patients with unstable angina and non-ST-segment elevation myocardial infarction : Executive summary and recommendations. A report of the American College of Cardiology/American Heart Association task force on practice guidelines (committee on the management of patients with unstable angina). Circulation 2000 ; 102 : 1193-1209
12) Hiramitsu S, Morimoto S, Kato S, et al : Transient ventricular wall thickening in acute myocarditis : A serial echocardiographic and histopathologic study. Jpn Circ J 2001 ; 65 : 863-866
13) Liao PK, Seward JB, Hagler DJ, et al : Acute myocarditis associated with transient marked myocardial thickening and complete atrioventricular block. Clin Cardiol 1984 ; 7 : 356-362
14) Kondo M, Takahashi M, Shimono Y : Reversible asymmetric septal hypertrophy in acute myocarditis-Serial findings of two-dimensional echo cardiogram and thallium-201 scintigram. Jpn Circ J 1985 ; 49 : 589-593
15) Wilasky S, Pollick C : Acute myocarditis presenting as asymmetric septal hypertrophy. Can J Cardiol 1988 ; 5 : 75-76
16) Nakagawa M, Hamaoka K : Myocardial thickening in children with acute myocarditis. Chest 1993 ; 104 : 1676-1678
17) Aretz HT, Billingham ME, Edwards WD : Myocarditis : A histopathologic definition and classification. Am J Cardiovasc Pathol 1987 ; 1 : 3-14

III 劇症型心筋炎を知る

劇症型心筋炎の病理

A

河合祥雄

　劇症型心筋炎は,急性非特異性心筋炎の重症型,致死的心筋炎全体を意味することが一般的で[1],より具体的には,「三枝ブロックによる完全房室ブロックを伴い,意識消失発作を繰り返したり,高度の心原性ショックを呈し,また心筋逸脱酵素の著しい上昇を認め,多臓器不全を呈する致命率の高い病型で緊急の対応を要する病態」と規定する戸嶋らの記述[2]が適切であろう。

　劇症型心筋炎の組織像を見れば明らかなことであるが,びまん性かつ高度の炎症により心筋は傷害されているので,臨床病態は重篤で,予後は不良であることは常識以前のことがらである。しかし,最近,劇症型心筋炎は予後良好な疾患であるとの異見が横行しているので,改めて,病理組織像を供覧し,また,劇症型心筋炎予後良好説の生じた所以を明らかにすることを本項の目的とする。

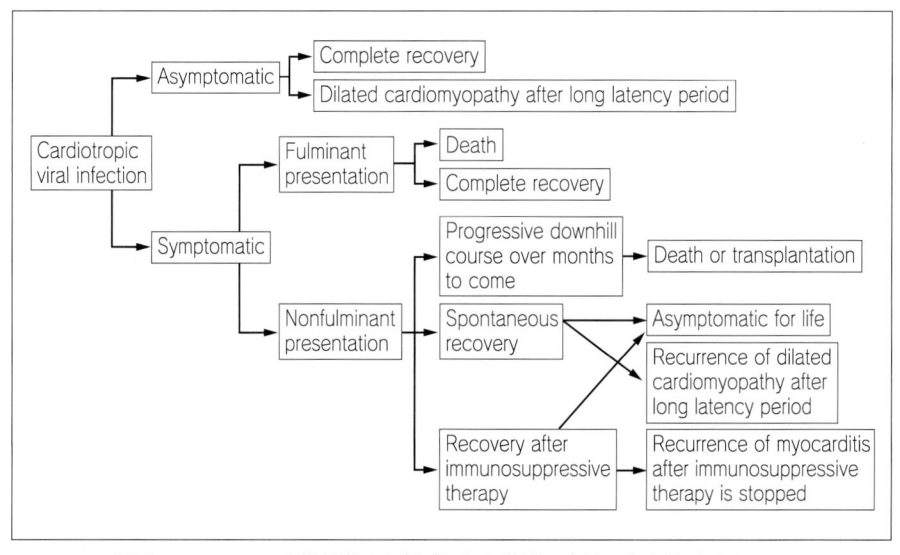

図 1　Braunwald の教科書第 5 版「ヒト心筋炎の自然歴」文献 4)より引用

予後良好な疾患としての劇症型心筋炎

一般に劇症型心筋炎が予後良好とする重要な知見が報告されたのは New England Journal of Medicine 誌 342 巻に掲載された McCarthy ら[3] の論文である（Ⅳ-B 66 頁，図 2 参照）。また，この論文が成立した基盤には一部の高名な教科書における劇症型心筋炎の予後に関する誤った（と筆者が考える）記載がある。まず，そのことから解説したい。

Braunwald の教科書第 5 版[4]に掲載されている，周知の「ヒト心筋炎の自然歴」の図(図 1)には，劇症型心筋炎は死亡もしくは完全回復の 2 つの経過をとると図示されている。（注：現行の第 6 版には収録されていない。）この図は Atlas of Heart Diseases[5a]の「ヒト心筋炎の自然歴」と題した図の引用であり，この図の脚注にも，同様に「少数の劇症型心筋炎は急性期に死亡するか完全に回復するようにみえる」と記載されている。別項の心筋炎の臨床的分類で，劇症型心筋炎の初発症状は心原性ショック，すなわち高度の左心室機能異常で，初回心内膜心筋生検は多発性活動的心筋炎巣を示し，臨床自然歴は完全寛解もしくは死亡と記載されている[5b]。

このアトラスの記載内容は，心筋炎の分類その他の内容から，著者の Herskowitz が共著者に名を連ねている Lieberman らの論文[6]に基づいている。その論文で Lieberman らは Dallas 基準[7,8]を用い，心筋炎を fulminant, acute, chronic active, chronic persistent に分類した。ここで，fulminant myocarditis とは，臨床的に発症が比較的明確で，心原性ショックを伴うか重篤な左心室機能不全があり，かつ病理学的には初回心筋生検で多発性の活動性心筋炎巣(multiple foci of active myocarditis)を認めるものと定義されている。ただし臨床経過としては，死亡または完全寛解するとしており，前述のように，日本国内もしくは古典的な重症感（極めてドラスティックな経過をたどるため劇症と命名されている）はない。active myocarditis とは，Dallas 基準の myocarditis に相当するもので，心筋壊死または変性を認め，これらの心筋細胞に近接して炎症性細胞浸潤を認めるものを言う。

最も問題であり，看過されていることは，Lieberman らの論文に用いられた「劇症型心筋炎」とされた症例はただの 4 例に過ぎないことにある。

それらの臨床的特徴は，以下のごとくである。非特異的感冒様病態で始まり，心障害の始まりがはっきりとしていて，病状が急速に悪化し，血行動態異常を呈し，心内膜心筋生検では確実な活動性心筋炎像（びまん性でかつ巣状の，中程度以上の炎症性細胞浸潤）がみられており，4 例中 3 例は 1 か月以内に左室機能が完全に回復し，4 例中 1 例は死亡している。

この論文では経時的な心筋生検を受け，組織所見の変化が判明した 21 歳の男性回復例（劇症型心筋炎）が例示されている。組織所見は第 1 回目が活動性心筋炎，2 回目の生検では消褪中の心筋炎 (resolving myocarditis)，3 回目では消褪後心筋炎 (resolved myocarditis) の所見を示したとしている。この症例の心電図は洞性頻脈を示したのみで，他の心電図異常は示していない。従って，われわれが劇症型心筋炎として理解する明らかな心電図異常（異常 Q 波，ST/T 異常，電気軸軸偏位）を呈する症例とは同列に論じられない軽症例である。

McCarthy ら[3]は，以上の地盤の上に，劇症型心

表1 McCarthyらの論文における劇症型心筋炎と急性心筋炎の臨床的背景　文献3)より引用

	劇症型心筋炎 (N=15)	急性心筋炎 (N=132)	p値
年	35±16	43±13	0.05
男性(%)	73	64	0.58
白人(%)	73	74	1.0
境界型心筋炎(%)	13	48	0.01
安静時心拍数(回/min)	100±20	88±21	0.04
平均動脈圧(mmHg)	80±18	92±16	0.005
右心房圧(mmHg)	9.5±8	6.2±5	0.02
平均肺動脈圧(mmHg)	23±12	23±10	0.87
平均肺動脈毛細管圧(mmHg)	16±10	16±9	0.10
心拍出量(l/min)	5.0±1.8	4.6±1.3	0.23

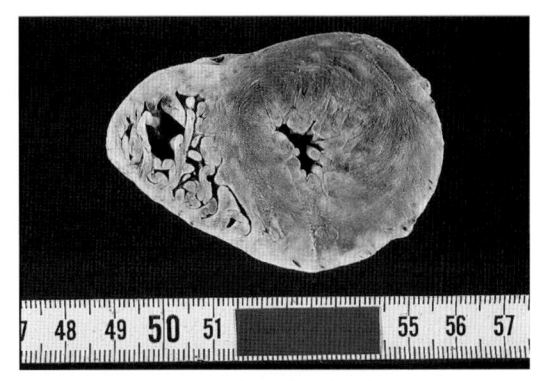

図2　症例1の両心室横切面
部分的に白色調の貧血域をみるが，明らかな出血や分画された梗塞巣はみられない。

筋炎は急性心筋炎よりも予後が良いとする従来の常識を覆す報告をした。IV-B 66頁の図2は1984年7月から97年6月までに心筋生検を施行され心筋炎と診断された252例中，広義の二次性と診断された症例を除いた147例を，劇症型と急性心筋炎に分類し，平均5.6年間の経過中に死亡もしくは心臓移植を免れた症例の予後曲線である。劇症型が入院中に1例死亡しただけでその後死亡はなく，急性心筋炎と比較しても，高い生存率を示した。元来，劇症型心筋炎は急性心筋炎の最重症型であるが，どうしてこのような理屈と実際に合わない結果が導き出されたのであろうか。

ここで彼らの論文で扱われた対象患者の詳細を検討してみる(表1)。彼らの論文では，劇症型心筋炎に境界型心筋炎が有意に多く，安静時心拍数が高く(すなわち，房室ブロックなどの徐脈を呈した症例が少ないことを示している)，右心房圧は高いが，肺動脈毛細管圧は同じであり，心拍出量が急性心筋炎の4.6に対し，劇症型心筋炎で5.0と有意ではないが高いことが読みとれる。臨床的に最重症例であるなら刺激伝導系への侵襲が高率に必発し，房室ブロックによる徐脈を高頻度に合併するが，McCarthyらの論文中の劇症型心筋炎では徐脈はなく，また，心拍出も低下していない。従来から想定されてきた劇症型心筋炎と同一とみなすことには慎重な保留が必要である。

症例

McCarthyやLiebermanらの言うfluminat myocarditisがはたして，われわれが思い浮かべている劇症型心筋炎と同一か，どのように異なるのかを全国諸施設より供覧を許された劇症型心筋炎症例を提示し，その病理学的特徴を検討してみたい。

症例1

〔患者〕30歳，女性

突然の心筋梗塞発症が疑われた症例。生来健康で著患なく，妊娠3か月の一児の母親である。朝，自宅で突然，激烈な胸痛をもって発症した。自宅安静を保つが軽快せず，さらに発熱も加わり，翌日，近医受診加療を受ける。しかし，夕刻に至っ

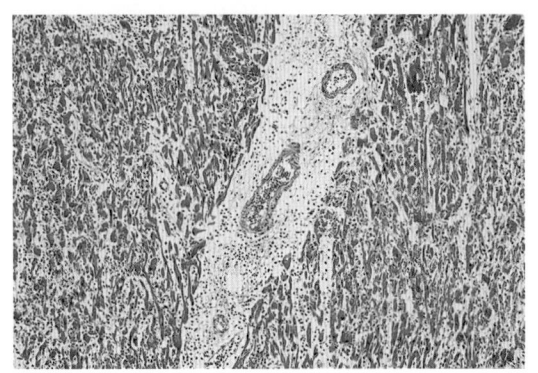

図3a 症例1, 組織像。左心室中間層
間質は水腫状で, 心筋細胞間に小円形細胞が浸潤している。HE染色, 100倍像。

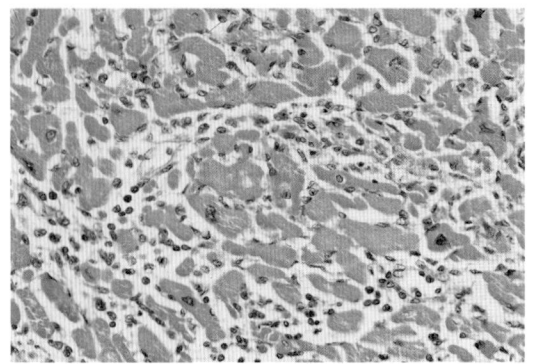

図3b 症例1, 左心室中間層組織像
強拡大では, 傷害心筋にはマクロファージを含む高度の細胞浸潤を受け, 壊死心筋は処理されているが, 核のはっきりとした心筋細胞が残存している。HE染色, 400倍像。

ても症状が軽快せず, 呼吸困難も加わり, 市中病院にて急性前壁梗塞心電図所見を指摘され, ただちに順大CCUに収容。10分後, 心室細動発症, 一旦は除細動に成功するが, 心室性不整脈, 心室細動が再発し, 各種の薬剤その他に反応しなくなり, 当日死亡した。心重量は250g。横切面(図2)は色調が不均一で, 組織学的に強い間質水腫と小円形細胞浸潤(図3a)があり, 心筋細胞は部分的に壊死, 心筋細胞核の消失で示される壊死細胞とまだ核の保存されている心筋細胞の混在が見られる(図3b)。細胞浸潤は左右心室においてほぼ均等に生じていた。

症例2

〔患者〕 19歳, 女性

典型的な心筋炎の経過を示したびまん性細胞浸潤例。39℃に及ぶ発熱と食欲不振を訴え, 翌日に近医にて, 血圧の低下を指摘されて入院。収縮期血圧50 mmHgとショック状態を呈し, 心電図ではIII度房室ブロック, II・III・aVFにてQSパターン, $V_{1~6}$にてST上昇を認めた。生化学ではCK 386 IU/lと上昇を認め, 臨床的には心筋梗塞様所見を呈した。各種の治療に反応せず, 第3病日に死亡した。心重量は230g, 中隔に特に強い傷害があり, His束にも及び, 後壁では比較的軽度であった。間質は浮腫状で, 小円形細胞の著明な浸潤をみる。浸潤細胞は, マクロファージや多核白血球, 形質細胞様のものも認めるが, その多くはリンパ球よりなる。散在性にこれら小円形細胞は集簇傾向を示し, 核の保持されている心筋細胞と壊死心筋細胞が明確に分けられ, 傷害心筋に近接して小円形細胞が浸潤する像(近接効果)を認める(図4)。

症例3

〔患者〕 58歳, 男性

基礎疾患にアルコール依存症, 糖尿病, 強迫神経症, 結核性胸膜炎。膀胱癌切除後, 糖尿病悪化, 抗精神薬を多用していた。咳嗽, 発熱(38℃)の感冒症状を呈し, 翌日より胸部苦悶, 第3病日に症状増悪しショック, 意識低下があり入院した。カテコラミン, ステロイドパルス療法などの治療に

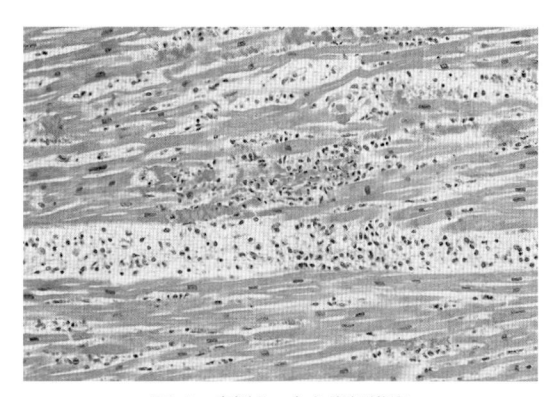

図4 症例2，左心室組織像
びまん性の小円形細胞浸潤をみるが，筋束間に集簇する傾向を示し，核の保持されている心筋細胞と壊死心筋細胞が明確に分けられ，傷害心筋に近接して細胞が浸潤する像（近接効果）を認める。HE染色，200倍像。

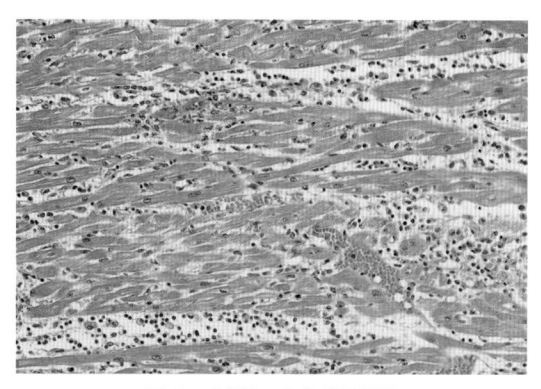

図5 症例3，左心室組織像
間質，主に筋束間に，マクロファージを含む小円形細胞浸潤が著明で，部分的に心筋は細胞浸潤により障害され，壊死に陥っている。HE染色，200倍像。

反応せず，同日死亡した。心重量は510g。心筋細胞の傷害はより強く，心外膜側では心筋細胞はほとんど消失していた。間質には小円形細胞浸潤が著明でリンパ球に混じってマクロファージが認められた（図5）。

症例4

〔患者〕 65歳，女性

発熱，全身倦怠感を主訴とした症例。発熱翌日より全身倦怠感が強く，脳梗塞を疑われた。第4病日より呼吸困難，血圧低下があり，心電図でのST上昇，心筋逸脱酵素の上昇，心エコー図の左心室のびまん性壁運動低下，心包液貯留より心筋炎と診断。第5病日に転院し，持続性心室頻拍となり，PCPSを含む各種治療を施したが効果なく，第10病日に死亡した。心筋間質にはびまん性の小円形細胞浸潤を認め（図6a），特に好中球が目立ち，傷害の強い部分では核の残存している心筋細胞はほとんどみられない（図6b）

症例5

〔患者〕 60歳，男性

急性心筋梗塞として死亡した薬剤性劇症型心筋炎例。肺結核，眼底出血，黄斑部変性の既往（1年5か月前）がある。トキソプラズマ症を疑われ，サルファ剤投与，10日後より悪寒，発熱，皮疹が発現。中毒疹の診断にて入院。プレドニゾロン投与。肝機能の改善をみたため，30 mgへ減量した時点で退院。退院3日目車中で胸部不快感，動悸出現。心電図でのST上昇，心筋逸脱酵素値上昇より上記疾患を疑われ加療。第4病日に死亡した。剖検時の肉眼所見では，左心室中層に白色小斑点が散在していた。組織所見では，両心室にびまん性かつ貫壁性に小円形細胞浸潤を認めた。浸潤細胞はリンパ球が主体だが，好酸球も比較的目立ち，一部には巨細胞様に多核化した細胞も少数認められた。細胞浸潤は集簇傾向を示し，線維症の形成も認められた（図7）。

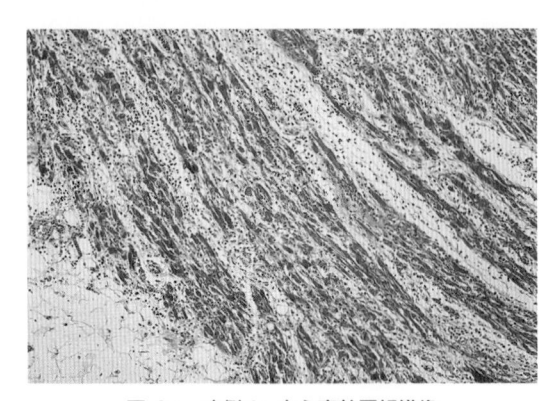

図6a　症例4，右心室外層組織像
間質は強い水腫状変化を示し，その間を小円形細胞が浸潤している。HE染色，100倍像。

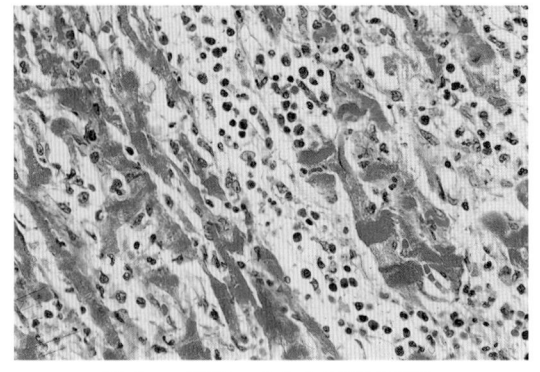

図6b　症例4，右心室中間層組織像
浸潤細胞はリンパ球，マクロファージ，好酸球が目立ち，ほとんどの心筋細胞の細胞核は消失ないし強い変性を示している。HE染色，400倍像。

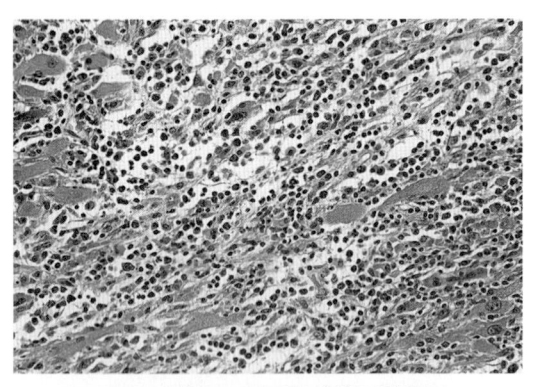

図7　症例5，左心室心内膜下組織像
びまん性に小円形細胞浸潤が強く，心筋細胞間の連結は断ち切られている。残存心筋で明らかな核を有するものはわずかである。浸潤細胞はリンパ球が主体だが，好酸球も比較的目立ち，一部には巨細胞様に多核化した細胞も少数認められ，線維症の形成も認められた。HE染色，100倍像。

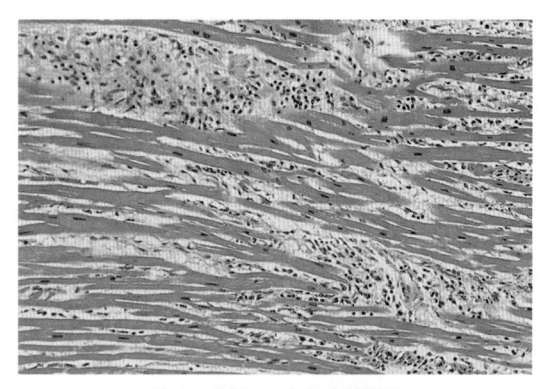

図8　症例6，左心室組織像
短い経過に反し，筋束間に結合組織の形成を伴う細胞集簇像をみる。残存心筋は核を含めて胞体は正常に近い。家族歴で父に心室中隔上部の限局性菲薄化，意識消失発作がある。HE染色，200倍像。

症例6

〔患者〕　14歳，男性

　感冒様症状後の自宅死亡例。既往歴は特にないが，父が意識消失発作でペースメーカー植込み術を受けている。数週間前にスキーに行き感冒に罹患。その後具合の悪い日が続いた。死亡前々日，頭痛があり，バファリンを服用し登校。39.8℃の発熱があり，近医より解熱薬投与を受けた。翌日夕方39.8℃の発熱，解熱薬を服用した。11時就寝。午前1時30分嘔吐，下痢，顔色不良，手足冷感。両親が看病していた3時30分に意識消失した。ただちに救急車要請。4時15分に到着したが，心肺停止，瞳孔散大，対光反射なし。蘇生に反応せず

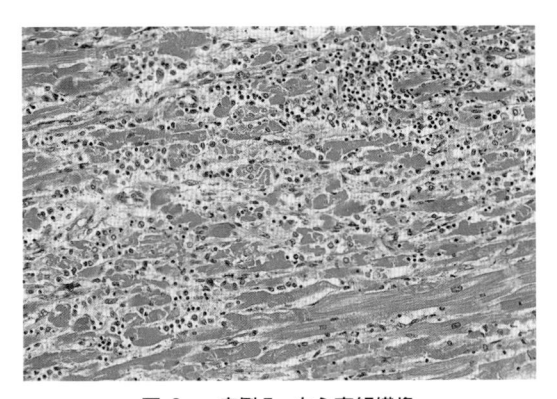

図 9a 症例 7, 左心室組織像
著しい細胞浸潤部に伴い心筋は傷害壊死に陥る。HE 染色, 200 倍像。

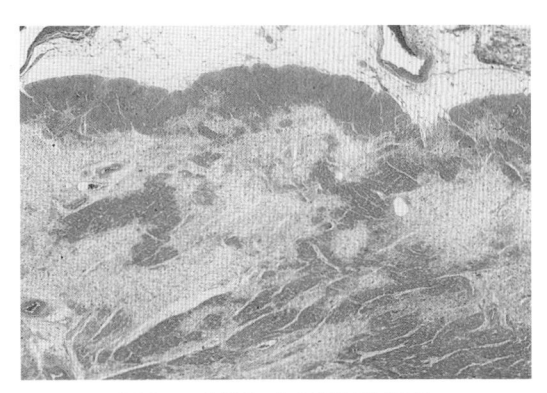

図 9b 症例 7, 左心室外層組織像
左心室, 特に側壁では斑状に心筋細胞は融解処理されており, 炎症が以前から存在したことが推定される。HE 染色, 20 倍像。

5 時 6 分に死亡確認した。身長 170 cm 以上, 体重 55 kg, やせ型。心重量 340 g, 左心室壁厚 13 mm, 右心室 4 mm。組織学的に細胞浸潤はびまん性であるが集簇する傾向を示し（図 8）, かつ核の明瞭な心筋細胞（非傷害）と区別される。

症例 7

〔患者〕 14 歳, 男性

胸痛後に急死した症例。野球部員, マラソン, 駅伝の選手。死亡 6 日前より, 安静時胸痛があった。4 日前, 胸痛, 上腹部痛。その増悪のため, 救急車にて近医受診。体温 37.2℃。同夜, 大学病院外来受診。血圧 116/70 mmHg, 脈拍 76/min, 整。白血球数 8300/μl, 胸部 X 線写真正常。当直医は心電図にわずかな ST 部上昇をみるが, メフェナム酸, 抗菌薬を投与し, 帰宅させた。その後, 自覚症状なし。死亡前日に, 塾に行き, その後入浴し就寝。当日午前 7 時頃, 自室で「うーっ」となった後, 家人が駆けつけるが呼吸停止状態。救急車にて来院し, 心肺蘇生を試みるが, 反応せず, 死亡。

本例の組織所見では, 著しい細胞浸潤に伴い心筋細胞が傷害壊死に陥る部位（図 9a）の他に, 傷害心筋が処理された部位（図 9b）が後半にあり, 炎症性傷害は少なくとも 1 週間以上前に発生していたことが推定された。本例は剖検で心筋炎が判明したが, 剖検しなければ青少年急死症候群（いわゆるポックリ病）とされていた可能性が大である。

> **Side Memo 1**
>
> **Fiedler 型心筋炎**
>
> 劇症型心筋炎は, 以前は Fiedler 型と呼ばれた。Fiedler は, 実質性心筋炎に対して, 炎症の主座が間質にある 4 剖検例（**表 2**）を提示し, 急性間質性心筋炎との概念を提唱した。その症例中 3 例が 3, 4 日から 9 日までの経過で死亡した症例であったため, 経過の短い, 重症な症例（劇症型心筋炎）は Fiedler 型心筋炎とも呼ばれた。他の 1 例は 3 週の経過で死亡し, 組織に多核細胞を含むので, 経過の短い急性巨細胞性心筋炎を Fiedler 型心筋炎に含めても間違いではない[10]。

組織病変のまとめ

心筋炎の病態は, 第一に傷害心筋の部位と量に

表 2　急性間質性心筋炎症例

	全経過	マクロ所見	ミクロ所見
22 歳，女性 労働者	8 日	右心室のわずかな拡張，心筋内点状出血	心室間質のびまん性円形細胞浸潤（単核球・好酸球はまれ），赤血球混在。
42 歳，男性 手工業者	3，4 日	わずかな心拡大，脂肪変性，0.5 mm 大の点状または線状の横（褐）色巣。	心筋線維間の円形細胞浸潤，心筋線維の高度脂肪浸潤。
24 歳，男性	9 日	小斑点状 黄色線状・脂肪層	左心室に強い単核円形細胞浸潤による結合組織の置換。
21 歳，女性	約 3 週間	心外膜直下に不透明な横白色の線状・斑状巣，心筋内層脂肪変性巣と判別不能の虎状斑	巣状病巣，血管に沿って細胞浸潤，単核白血球，心筋断裂像，脂肪変性，心筋壊死巣周辺に類上皮細胞，多核細胞

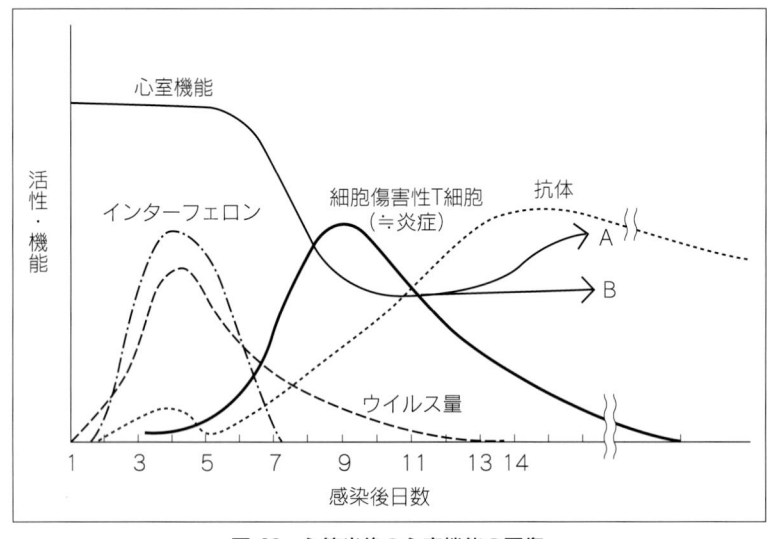

図 10　心筋炎後の心室機能の回復

感染初期にはインターフェロン，IgM 抗体。その後，IgG 抗体の産生，ウイルス感染細胞に対しての細胞傷害性 T リンパ球の動員が起き，心筋炎が惹起される。従って，通常 2 週頃にはウイルスは組織より排除される。心室機能は炎症性組織傷害に比例して低下する。非可逆的傷害（壊死）では心室機能は回復しない(A)が，サイトカインなどによる機能的障害，傷害心筋の再構築などにより機能の回復を見る(B)。

よって決定される。それに刺激伝導系への波及による房室ブロック，不整脈の発生，心膜液貯留による血行動態の悪化が加わる。劇症型では，広範びまん性・貫壁性に炎症が生じる。しかし，組織像で，炎症性の細胞浸潤が心筋間質にびまん性に文字通り浸潤する場合と集簇傾向をとる場合とに分けられるようである。特に，少し経過した症例では特に傷害の強い部位の心筋が巣状に脱落して

いた．

　また，著しく炎症が強く，細胞浸潤量が多い場合でも，核の保持された心筋細胞が残存した．これはウイルスが全ての心筋細胞に同程度に感染するのではなく，また，その後に生じる細胞性免疫による心筋細胞傷害(通常の炎症)過程も全ての心筋細胞を一律に傷害するのではないことを意味していよう．炎症後に心機能が回復(図10 A)する機序として，現在ではサイトカインなどの収縮抑制因子の関与が強調されているが，炎症のために，細胞間の連結が失われた心筋細胞の再度の結合(広義のリモデリング)も関与している可能性を示している．

おわりに

　劇症型心筋炎は，McCarthyら[3]の見解とは異なり，重症で，急死し，しかもその急速な進行ゆえに，診断の困難な疾患であると考える[9]．また，劇症型心筋炎では組織学的にも完全回復するとした論文を散見するが，定義上からも活動性心筋炎は明らかな心筋壊死が前提であり，壊死心筋は再生することはない．心筋炎後の機能回復は重要なテーマであるが，心筋逸脱酵素値から示されるように，劇症型心筋炎は広範な心筋壊死を伴う．議論を展開する上では，論文によるのではなく，あくまでも事実に即して（この場合は劇症型心筋炎の組織像），展開する慎重さが求められよう．

＜文献＞
1) 北浦　泰，出口寛文，河村慧四郎：心筋炎の概念．井村裕夫他（編）：心筋症と心筋炎．中山書店，1991, 361
2) 戸嶋裕徳，梶山公則：ウイルス性心筋炎の診断と治療．日本医事新報 1995；3705：13-19
3) McCarthy RE, Boehmer JP, Hutchins GM, et al：Long-term outcome of fluminant myocarditis as compared with acute(nonfulminant)myocarditis. N Engl J Med 2000；342：690-695
4) Wynne J, Brawunwald E：The cardiomyopathies and myocarditis；In：Braunwald E (ed)：Heart Disease-A Textbook of Cardiovascular Medicine(5 th ed). Saunders, Philadelphia, 1997；1404-1463
5) Herskowitz A, Ansari AA：Myocarditis；In：Braunwald E, Abelmann WH(eds)：Atlas of Heart Diseases., Current Medicine, Philadelphia, 1995, volume II, a：9.1-9.24, b：9.20
6) Lieberman EB, Hutchins GM, Herskowitz A, Rose, et al：Clinicopathologic description of myocarditis. J Am Coll Cardiol 1991；18：1617-1626
7) Aretz HT, Bilingham ME, et al：Myocarditis. A histopathologic definition and classification. Am J Cardiovasc Pathol 1986；1：3-14
8) Aretz HT：Myocarditis. The Dallas Criteria. Hum Pahol 1987；18：619-624
9) 河合祥雄：急性心筋炎．西山信一郎(編)：心血管疾患—緊急時のアプローチ．Medicalview社，2001, 72-83
10) Jarcho S：Fiedler on acute interstitial myocarditis(1889)-1. and-2. Am J Cardiol 1973；32：221-223, 716-718

III 劇症型心筋炎を知る

B 劇症型心筋炎の病因

豊﨑哲也

　心筋炎の臨床像は多彩で，無症状に近いものから不整脈や心不全を生じて心原性ショック・死に至る症例まで存在する。中でも，急激に発症し，高度のポンプ失調や重篤な不整脈を併発して心原性ショックに陥り，時には死に至るタイプを劇症型心筋炎という。心筋炎における心筋細胞障害のメカニズムは，ウイルス感染モデルや自己免疫性心筋炎モデルを用いてさまざまな方面から解明が行われており，現在までに多くの知見が得られている。しかしながら，いかなる症例がいかなるメカニズムで劇症化するのかは，いまだに不明な点が多い。本項では，心筋炎の病因，発症機序を中心に解説して，心筋炎が劇症化するメカニズムについて考えていきたい。

心筋炎における心筋細胞障害のメカニズム

　心筋炎は心筋の炎症性疾患と定義され，その病因としては感染性・アレルギー性・中毒性などがある。中でも，心筋炎が感冒様症状に引き続いて発症することから，ウイルス感染によって引き起こされることが多いと考えられている。劇症型を含めウイルス性心筋炎における心筋細胞障害のメカニズムとしては，①ウイルスの増殖に伴う直接的な障害，②感染によって惹起された免疫反応を介する障害，③自己免疫反応による障害，④アポトーシスによる心筋細胞死などが考えられている。

　一般にウイルス感染早期にはウイルスの直接侵襲による心筋細胞障害が認められる。ウイルス感染後，ケモカイン[1]によってナチュラルキラー(NK)細胞・ヘルパーT細胞(Th)・細胞障害性T細胞(CTL)などのリンパ球が，心筋組織に誘導される。抗原特異的なT細胞の活性化にはT細胞受容体(TCR)による主要組織適合抗原(MHC抗原)/ペプチド複合体の認識に加え，costimulatoryシグナル(T細胞上のCD 28と抗原提示細胞(APC)上のB 7-1，B 7-2との結合)が必要である[2]。また，活性化CD 4＋T細胞上のCD 40リガンド(CD 40 L)と，APC上のCD 40との結合によってAPCにB 7-1，B 7-2やサイトカインの分泌が誘導される[3]。ウイルス感染心筋細胞では，正常ではほとんど発現していないMHC抗原[4]や細胞接着因子(ICAM-1)[5]が発現するようになり，抗原特異的T細胞はTCRを介してMHCクラスI抗原とウイルスペプチドを認識して心筋細胞を障害する。これらNK細胞やCTLなどのキラー細胞はパーフォリンを放出して心筋細胞を破壊する[6]。この際，リンパ球上に発現している接着分子

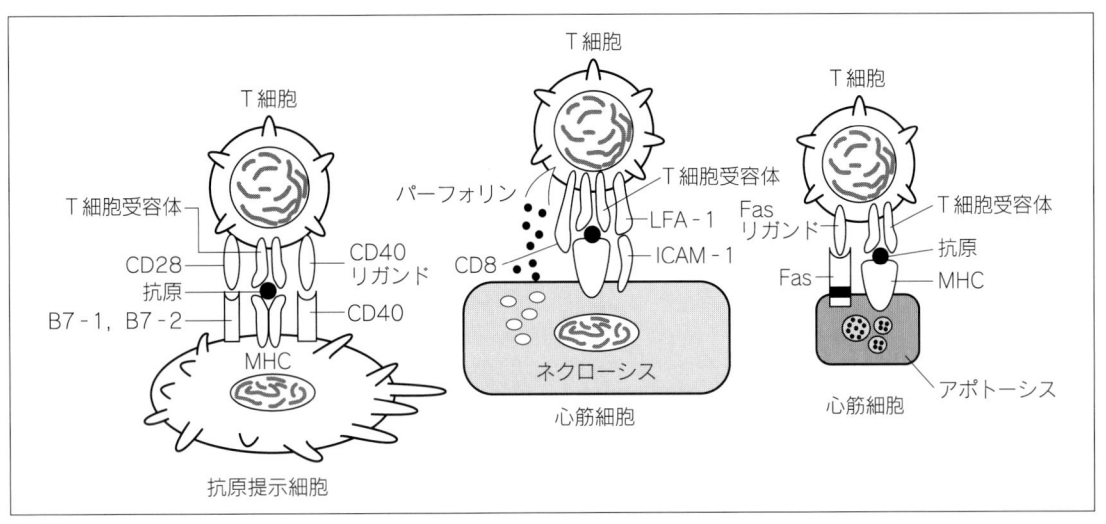

図1 抗原特異的なT細胞の活性化と心筋細胞障害

抗原特異的なT細胞の活性化にはcostimulatoryシグナルが必要であり，T細胞上のCD28とそのリガンドである抗原提示細胞上のB7との結合が重要である。細胞障害性T細胞(CTL)はT細胞受容体を介して心筋細胞上に発現しているMHCクラスI/ウイルスペプチド(あるいは自己抗原)複合体を認識して接着する。CTLは標的細胞との間にできる間隙にパーフォリンを放出する。パーフォリンはCa^{2+}依存的に標的細胞膜上に約160Åの穴を開け，その穴を通って水やCa^{2+}が流入し，標的細胞は破壊される。活性化したCD4＋，CD8＋T細胞はFasリガンドを発現し，心筋細胞上のFas抗原と結合してアポトーシスを誘導し，心筋細胞障害を引き起こすと考えられる。

(LFA-1)とICAM-1を介して標的細胞と接着することが必要である(図1)。

ウイルス抗原と自己抗原との分子相同性(molecular mimicry)やウイルス感染によって惹起された免疫寛容の破綻により，自己抗体の産生や自己抗原を特異的に認識するT細胞が活性化され，自己免疫性機序による心筋細胞障害が引き起こされると考えられている。この自己免疫性機序における心筋炎に対してはモデル動物を用いて多くの研究がなされており，その発症にはさまざまなサイトカインが関与している。自己免疫性心筋炎の発症初期にはケモカイン[7]によってCD4＋T細胞が誘導され，抗原提示を受けて活性化されインターロイキン(IL)-2が産生される。次いで，炎症の進展とともにIL-1β，インターフェロン(IFN)-γ，腫瘍壊死因子(TNF-α)，誘導型一酸化窒素合成酵素(iNOS)の発現がみられるようになる[8]。

CTLのエフェクター分子としてはパーフォリン，グランザイム以外にFasリガンド(FasL)の存在が知られている。TCRを介してMHC抗原に結合したCTLはFasLを発現し，心筋細胞上のFas抗原と結合してアポトーシスを誘導し[9]，心筋細胞障害を引き起こすと考えられている(図1)。その後，役目の終わったT細胞は，trans, cisによってアポトーシスを呈し[10,11]，炎症の場から除去され，次第に炎症は終焉に向かっていく。

一般に心筋炎は，以上のようなメカニズムで発症し，そして終焉を迎えるものと考えられている。

劇症化のメカニズム

ウイルスの増殖に伴う心筋細胞障害

　ウイルス性心筋炎の原因として，従来，ヒトではエンテロウイルスによるものが多く，特にコクサッキーウイルスが重要と考えられてきた。実際，ウイルス感染患者数に対する心疾患発症率はコクサッキーBウイルスが最も高く，次いでインフルエンザBウイルス，インフルエンザAウイルスの頻度が高いと報告されている[12)]。しかし，心筋炎では，肝炎ウイルスのようにどのタイプのウイルスが劇症化に関与しているかは，いまだ明らかにされていない。一般に，ウイルス性心筋炎ではウイルスの直接侵襲による心筋細胞障害は感染早期においてのみ認められると考えられている。しかし，polymerase chain reaction(PCR)法や in situ hybridization法を用いた研究から，マウスのコクサッキーウイルスB3心筋炎では約1か月[14)]，ハムスターでは約6か月[14)]，またマウスのencephalomyocarditisウイルス心筋炎では約3か月[15)]までウイルスが検出されている。これらの結果から，ウイルスの種類や宿主の状態によっては，長期にわたってウイルス感染が持続する可能性がある。エンテロウイルス心筋炎の病因として，細胞性免疫よりウイルスによって引き起こされる細胞破壊が重要との報告もあり[13)]，感染ウイルス量が多く，感染期間が長引けば，より重篤な心筋細胞障害が引き起こされるものと思われる。

細胞性免疫と心筋細胞障害

　ウイルス感染後，ケモカイン[1)]によって誘導されたNK細胞・Th・CTLなどのリンパ球が，ウイルス感染心筋細胞を破壊する。本来この反応は，

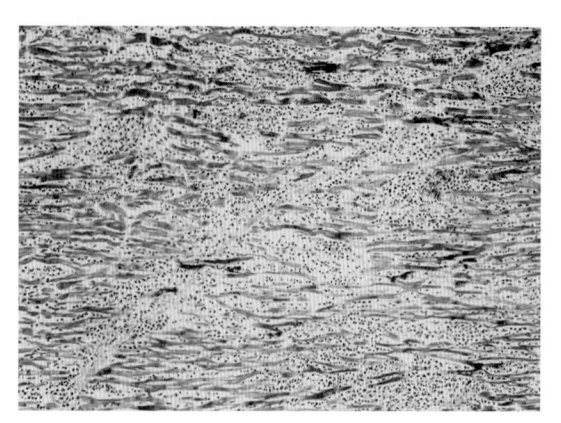

図2　劇症型心筋炎の組織像
症例は30歳，女性。感冒様症状の出現から約1週間で心原性ショックのため死亡。

感染ウイルスを排除し，持続感染による新たな細胞障害を防ぐための防御機構である。しかし，破壊された心筋細胞はマクロファージに処理され，心筋細胞の脱落した部位は膠原線維に置換されていくため，心機能の低下につながる。

　図2に感冒様症状の出現から約1週間で心原性ショックのため死亡した症例の剖検心を示す。著明な炎症性細胞浸潤と心筋細胞の壊死像がびまん性に認められる。免疫組織学的検討からは多数のhelper/inducer T cell，cytotoxic T lymphocyteおよびマクロファージが浸潤していた。しかし，この標本にみられる障害心筋細胞すべてが，ウイルス感染心筋細胞かどうかは不明であり，おそらくは自己免疫応答によって非感染心筋細胞も破壊されているものと思われる。劇症型心筋炎では，この症例のように著明な細胞浸潤の結果，心筋組織が高度に破壊され，重篤なポンプ失調をきたすことが考えられる。

　近年，急性(非劇症型)心筋炎と比較した劇症型心筋炎の長期予後に関する報告がなされた[16)]。この研究の対象となった劇症型心筋炎15例は心移植を受けることなく93％が生存している。一方，

急性心筋炎の生存率は45%であり，劇症型心筋炎は急性心筋炎に比較して予後が良いことが示された。また，劇症型心筋炎に対して経皮的心肺補助装置(percutaneous cardiopulmonary support；PCPS)を用いて治療することにより，予後が改善され，心機能が正常化する症例もみられている[17]。これらの報告は，劇症型心筋炎の重篤なポンプ失調が必ずしも高度の心筋細胞破壊の結果では説明できないことを示している。

心筋炎とサイトカイン，一酸化窒素

急性心筋炎ではIL-1α，IL-1β，TNF-αなどのサイトカインが高値を示すと報告されている[18]。また，劇症型心筋炎と類似した病態を呈する自己免疫性心筋炎モデルラットでは初期にIL-2が産生され，炎症の進展とともにIL-1β，IFN-γ，TNF-α，iNOSが発現するようになる[8]。これらのサイトカインの中でIL-2やIFN-γはCTLの増殖因子として作用することが知られている。コクサッキーウイルスは，$in\ vitro$ ではヒト白血球に作用してTNF-α，IL-1β，IL-6を産生させることが報告されている[19]。これらのうちで，TNF-α，IL-1βは心筋に対して陰性変力作用をも有している[20,21]。Yamadaら[22]は，TNF-αが，動物モデルにおいて急性ウイルス性心筋炎を増悪させ，抗TNF-α抗体の投与により心筋障害が軽減し，生存率が改善することを報告している。また，ミオシンで免疫した自己免疫性心筋炎マウスにおいても，抗TNF-α抗体の有効性が示されている[23]。一酸化窒素(NO)の合成を阻害することによる心筋炎の治療も試みられている。自己免疫性心筋炎モデルではaminoguanidineを投与してiNOSを阻害することにより，血行動態は改善し，浸潤細胞数の減少・炎症の軽減が認められてい

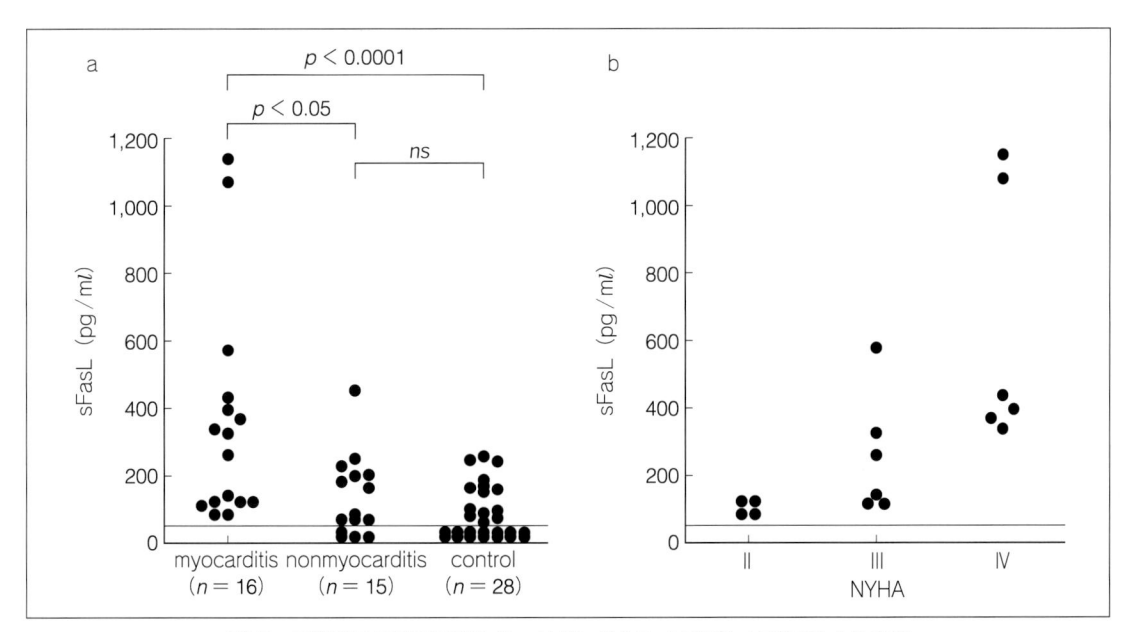

図3 心筋炎における可溶性Fasリガンド(sFasL)濃度 文献29)より引用
　a：Dallas基準によって診断された心筋炎のsFasL濃度と非心筋炎，健常者のsFasL濃度との比較。
　b：心筋炎における心不全の重症度とsFasL濃度の関係。

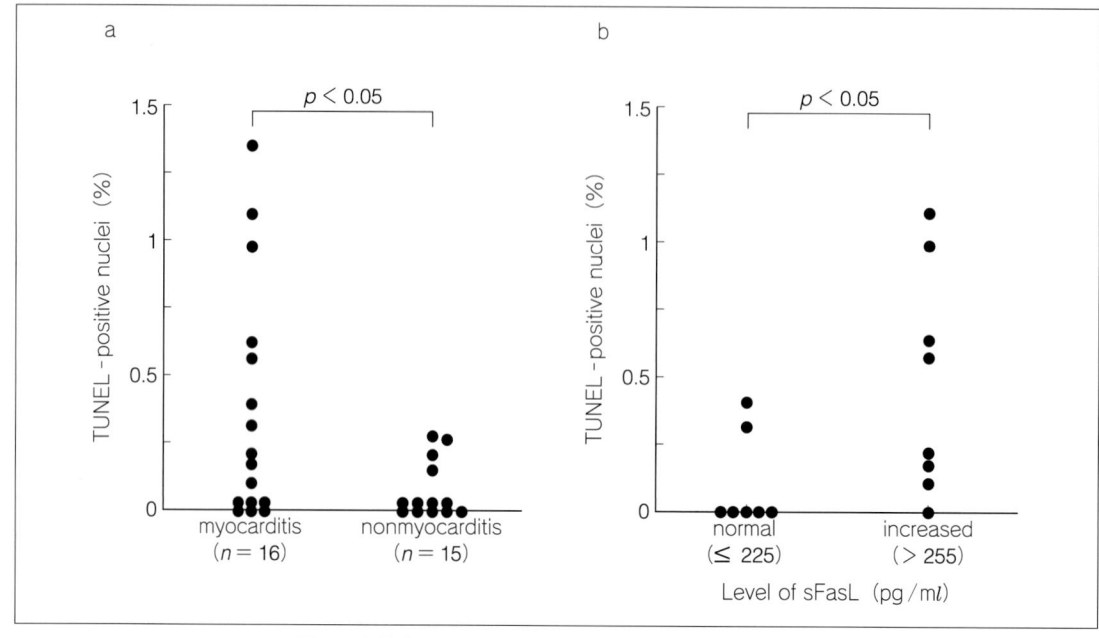

図4 心筋炎とTUNEL陽性心筋細胞 文献29より引用
a：Dallas基準によって診断された心筋炎におけるTUNEL陽性心筋細胞の出現率。
b：sFasL濃度上昇（>255pg/ml）群におけるTUNEL陽性心筋細胞の出現率。

る[24,25]。一方，急性ウイルス性心筋炎モデルでは，NOSの阻害薬であるN^{ω}-nitro-L-arginine methyl ester(L-NAME)の低濃度投与で心筋細胞壊死が減少し，心不全が軽減する[26]。これらの結果は，急性心筋炎における心筋細胞障害にTNF-αやNOの関与の重要性を示すものであり，劇症型心筋炎のポンプ失調にも直接関与している可能性がある。

心筋炎とFas-FasLシステム

ヒトリンパ球は，活性化されると膜型FasLを発現するとともに機能的な可溶性FasL(sFasL)を産生する[27]。この両者はFas発現細胞に結合してアポトーシスを誘導する。劇症型心筋炎の心筋細胞膜にはFasの発現が認められている[28]。さらに，心筋炎では心不全の重症度とともにsFasL濃度が上昇し(図3)，TUNEL陽性心筋細胞が確認されることから(図4)[29]，心筋炎の心筋細胞障害にもFas-FasLシステムによるアポトーシスが関与しているものと思われる。心筋炎の死亡群と生存群を比較すると，死亡群の可溶性Fas, sFasL濃度は生存群より明らかに高値を示すことが報告されている[30]。また，近年，sFasLにはケモカインとしての機能も備わっていることが明らかになってきている[31]。したがって，活性化されたリンパ球は，FasLを発現し，周囲の心筋細胞をアポトーシスに陥れるのみならず，sFasLを産生して炎症性細胞浸潤を誘導し，さらなる心筋障害を起こす可能性がある。

急性ウイルス性心筋炎の病因，発症機序を中心に解説して，心筋炎が劇症化するメカニズムについて考察した。劇症型心筋炎の長期予後の報告[16]

を考慮すると，劇症型心筋炎の病因を少なくとも2つの面から考えていかなければならないだろう。1つは感染ウイルスやそれに引き続いて起こる免疫応答によって高度に心筋細胞が破壊されるために劇症化するタイプである。このタイプの劇症型心筋炎は突然死の剖検例の中に偶然発見されることも多い。もう1つはウイルスや細胞性免疫による心筋細胞障害は前者ほど高度ではなく，免疫担当細胞をはじめさまざまな細胞から産生されるサイトカインやNOなどによる心筋細胞障害[32]が加わり，重篤な心筋炎が発症するタイプである。後者の場合は，サイトカインやNOを取り除くか，作用を阻害することによって，予後の改善に結びつく可能性がある。したがって，劇症化のメカニズムを理解することは治療方針を決定する意味でも重要である。

〈文献〉

1) Cook DN, Beck MA, Coffman TM, et al：Requirement of MIP-1α for an inflammatory response to viral infection. Science 1995；269：1583-1585
2) Mueller DL, Jenkins MK, Schwartz RH：Clonal expansion versus functional clonal inactivation：a costimulatory signaling pathway determines the outcome of T cell antigen receptor occupancy. Annu Rev Immunol 1989；7：445-480
3) Freeman GJ, Freedman AS, Segil JM, et al：B 7, a new member of the Ig superfamily with unique expression on activated and neoplastic B cells. J Immunol 1989；143：2714-2722
4) Seko Y, Tsuchimochi H, Naito S, et al：Expression of major histocompatibility complex class I antigen in murine ventricular myocytes infected with coxsackievirus B 3. Circ Res 1990；67：360-367
5) Seko Y, Matsuda H, Kato K, et al：Expression of intercellular adhesion molecule-1 in murine hearts with acute myocarditis caused by coxsackievirus B 3. J Clin Invest 1993；91：1327-1336
6) Seko Y, Shinkai Y, Kawasaki A, et al：Expression of perforin in infiltrating cells in murine hearts with acute myocarditis caused by Coxsackievirus B 3. Circulation 1991；84：788-795
7) Toyozaki T, Saito T, Shiraishi H, et al：Macrophage inflammatory protein-1α relates to the recruitment of inflammatory cells in myosin-induced autoimmune myocarditis in rats. Lab Invest 2001；81：929-936
8) Okura Y, Yamamoto T, Goto S, et al：Characterization of cytokine and iNOS mRNA expression *in situ* during the course of experimental autoimmune myocarditis in rats. J Mol Cell Cardiol 1997；29：491-502
9) Hiroe M, Ishiyama Y, Nishikawa T, et al：Apoptotic cell death in acute fulminant myocarditis is associated with the Fas/Fas ligand system. Circulation 1996；94(suppl)：I-674
10) Nagata S, Golstein P：The Fas death factor. Science 1995；267：1449-1456
11) Nagata S：Apoptosis by death factor. Cell 1997；88：355-365
12) Grist NR, Reid D：Epidemiology of viral infections of the heart；In：Banatvala JE：Viral Infections of the Heart. London. Edward Arnold, 1993, 23
13) Kandolf R, Sauter M, Aepinus C, et al：Mechanisms and consequences of enterovirus persistence in cardiac myocytes and cells of the immune system. Virus research 1999；62：149-158
14) Koide H, Kitaura Y, Deguchi H, et al：Viral genomic detection in the heart of C 3 H/He mice with experimental coxsackievirus B 3 myocarditis by gene amplification usig the polymerase chain reaction. Jpn Circ J 1992；

15) Kyu B, Matsumori A, Sato Y, et al：Cardiac persistence of cardioviral RNA detected by polymerase chain reaction in a murine model of dilated cardiomyopathy. Circulation 1992；86：522-530
16) McCarthy RE, Boehmer JP, Hruban RH, et al：Long-term outcome of fulminant myocarditis as compared with acute(nonfulminant)myocarditis. N Engl J Med 2000；342：690-695
17) Kato S, Morimoto S, Hiramitsu S, et al：Use of percutaneous cardiopulmonary support of patients with fulminant myocarditis and cardiogenic shock for improving prognosis. Am J Cardiol 1999；83：623-625
18) Matsumori, A, Yamada T, Suzuki H, et al：Increased circulating cytokines in patients with myocarditis and cardiomyopathy. Br Heart J 1994；72：561-566
19) Henk A, Mohr C, Sprenger H, et al：Coxsackievirus B 3-induced production of tumor necrosis factor-α, IL-1β, and IL-6 in human monocytes. J Immunol 1992；148：2270-2277
20) Finkel MS, et al：Negative inotropic effects of cytokines on the heart mediated by nitric oxide. Science 1992；257：387-389
21) Hosenpud J：The effect of interleukin 1 on myocardial function and metabolism. Clin Immunol Immunophathol 1993；68：175-180
22) Yamada T, Matsumori A, Sasayama S, et al：Therapeutic effect of anti-tumor necrosis factor-α antibody on the murine model of viral myocarditis induced by encephalomyocarditis virus. Circulation 1994；89：846-851
23) Smith SC, Allen PM：Neutralization of endogenous tumor necrosis factor ameliorates the severity of myosin-induced myocarditis. Circ Res 1992；70：856-863
24) Hirono S, Islam O, Nakazawa M, et al：Expression of inducible nitric oxide synthase in rat experimental autoimmune myocarditis with special reference to changes in cardiac hemodynamics. Cirs Res 1997；80：11-20
25) Ishiyama S, Hiroe M, Nishikawa T, et al：Nitric oxide contributes to the progression of myocardial damage in experimental autoimmune myocarditis in rats. Circulation 1997；95：489-496
26) Mikami S, Kawashima S, Kanazawa K, et al：Low-dose N^{ω}-nitro-L-arginine methyl ester treatment improves survival rate and decreases myocardial injury in a murine model of viral myocarditis induced by coxsackievirus B 3. Circ Res 1997；81：504-511
27) Tanaka M, Suda T, Takahashi T, et al：Expression of the functional soluble form of human Fas ligand in activated lymphocytes. EMBO J 1995；14：1129-1135
28) 廣江道昭，下條　隆，豊﨑哲也，他：心筋炎とアポトーシス―Fas/Fas リガンドの関与について．Heart View 1998；6：54-59
29) Toyozaki T, Hiroe M, Tanaka M, et al：Levels of soluble Fas ligand in myocarditis. Am J Cardiol 1998；82：246-248
30) Fuse K, Kodama M, Okura Y, et al：Predictors of disease course in patients with acute myocarditis. Circulation 2000；102：2829-2835
31) Ottonello L, Tortolina G, Amelotti M, et al：Soluble Fas ligand is chemotactic for human neutrophilic polymorphonuclear leukocytes. J Immunol 1999；162：3601-3606
32) Pinsky DJ, Cai B, Yang X, et al：The lethal effects of cytokine-induced nitric oxide on cardiac myocytes are blocked by nitric oxide synthase antagonism or transforming growth factorβ. J Clin Invest 1995；95：677-685

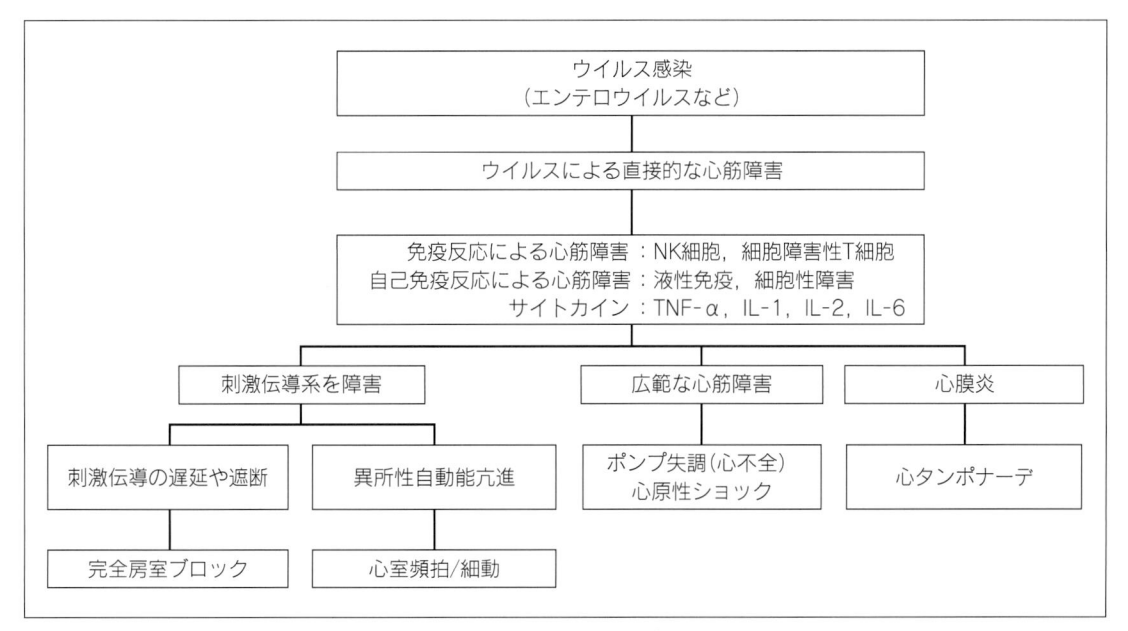

III 劇症型心筋炎を知る

劇症型心筋炎の病態生理　C

髙田智子・中村浩士・松﨑益德

　急性型心筋炎の中でも急激に発症し，急速な経過で重症心不全へと移行し心原性ショックに陥り，ときに死亡するものを劇症型心筋炎という[1-3]。とりわけ心室頻拍・心室細動などの致死的頻脈性不整脈，完全房室ブロックなどの高度心ブロックやポンプ失調は，予後を左右する重篤な合併症であり，内科的治療に抵抗し補助循環を必要とする症例も少なくない(図1)。また自験例であるが，急性期を体外循環で乗りこえ，慢性期に心移植を施行し救命しえた症例も存在する(後述)。

　近年，救命手段として心肺補助循環装置が導入され，特に劇症型心筋炎の治療成績の向上に役立っている。心肺補助循環の導入時期の決定は重要な問題であり，重篤な合併症に至る病態生理を理解しその時期に最良の治療法を選択することは，劇症型心筋炎の治療を行ううえで大変重要である。

```
ウイルス感染（エンテロウイルスなど）
  ↓
ウイルスによる直接的な心筋障害
  ↓
免疫反応による心筋障害：NK細胞，細胞障害性T細胞
自己免疫反応による心筋障害：液性免疫，細胞性障害
サイトカイン：TNF-α，IL-1，IL-2，IL-6
  ↓
┌──────────────┬──────────────┬──────────────┐
刺激伝導系を障害      広範な心筋障害        心膜炎
┌──────┬──────┐        ↓                  ↓
刺激伝導の    異所性      ポンプ失調(心不全)  心タンポナーデ
遅延や遮断    自動能亢進   心原性ショック
  ↓            ↓
完全房室      心室頻拍/細動
ブロック
```

図1　劇症型心筋炎の病態

劇症型心筋炎の病態（総論）

　劇症型心筋炎は感冒様症状（発熱，頭痛，咳嗽，咽頭痛）や消化器症状（悪心，嘔吐，腹痛，下痢），関節痛，筋肉痛などを前駆症状として，その後，突然の心不全，不整脈で発症する。一部の症例では急性心筋梗塞の症状を呈する。自覚症状としては胸痛，動悸，呼吸困難，失神などがある。心電図は通常，何らかの異常所見を示す。血液検査所見では心筋逸脱酵素の上昇やCRP陽性，赤沈促進，白血球増加などの炎症所見を認める[4]。

心筋炎における心筋障害の発症機序

　従来は，急性心筋炎における心筋細胞壊死は感染因子による心筋細胞の直接的代謝障害によるものと考えられてきた。しかし，実際には急性期にみられた異常Q波や完全房室ブロックが発症後数週間で完全に改善することがある。このことは，心筋細胞壊死を主体とする器質的変化（不可逆的変化）に加えて，心筋細胞の機能的障害（可逆的変化）も生じていることを意味している（図2）。

　一般にウイルスなどの感染因子による直接的な心筋細胞壊死は，感染成立後2〜3日以内に終息する。その後の心筋細胞壊死は，ウイルス感染により惹起された感染免疫により生じることが考えられている。一方，心筋組織の炎症によって誘導された液性因子が機能的心筋障害を惹起することも知られている。まずナチュラルキラー(NK)細胞が動員され，主にウイルスに侵された心筋細胞を攻撃する。また同時にこのNK細胞から各種サイトカインが放出される（表1）。これらのサイトカインは心筋細胞の収縮力を低下させるとともに，刺激伝導を遅延させることも知られており，機能的心筋障害の発症に関与していると考えられる。

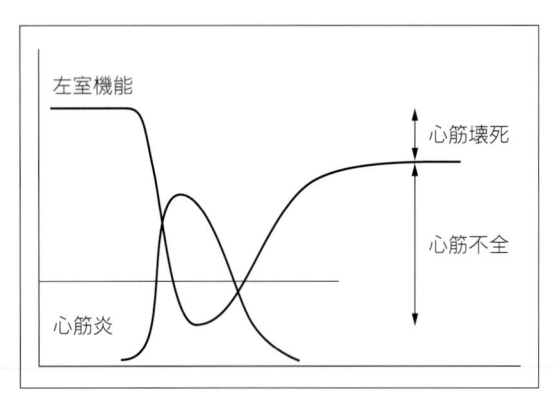

図2　急性心筋炎の臨床経過と左室機能の推移
一般に心筋炎治癒後には左室機能は改善する。このことより急性期の左室機能障害が心筋細胞壊死による不可逆的機能低下と可逆性を有する心筋細胞機能障害（心筋不全）により構成されていることがわかる。文献11）より

表1　ウイルス性心筋炎あるいは特発性心筋炎の心電図所見と頻度（％）

洞停止または洞房ブロック		1.9	脚ブロック　右	8.9
房室ブロック　1度		2.2	左	4.4
2度		2.2	右＋左脚前枝	1.5
3度		25.9	異常Q波	7.8
期外収縮　　上室性		10.4	房室解離	1.1
心室性		18.9	ST上昇	24.1
上室性頻拍		3	ST低下	8.5
心房細動		7	陰性T波	25.2
心室頻拍		8.5	正常	3.0

文献4）より

その他，マクロファージ由来のインターロイキン(IL)-1やtumor necrosis factor(TNF)がβ受容体を抑制することや，IL-2刺激により誘導された一酸化窒素(NO)合成酵素によるNO産生が陰性変力作用を示すことも知られている。結果として劇症型の急性心筋炎では，心筋炎による器質的心筋細胞壊死に機能的心筋細胞障害が加わり，急速に心筋機能障害が生じて急性心不全や心原性ショックなどに陥ると考えられている。しかし，心筋炎の自然経過とともに心筋組織での炎症細胞浸潤は消褪し，機能的障害は時間経過とともに改善してくることが知られている[5]。

劇症型心筋炎にみられる不整脈

急性心筋炎では約90％以上に何らかの心電図異常が認められる。心電図異常としては，①ST-T異常，②異常Q波，③刺激伝導障害(房室ブロック)，④期外収縮，⑤心房細動，⑥心室頻拍などさまざまである。Morgeraらは病理組織像で心筋炎を確認しえた42症例の心電図を調査し，異常なQRS波形(心室肥大と心室内伝導障害を認めるもの)や左脚ブロックを呈した症例は予後が不良であると述べている[6]。劇症型症例ではST-T波の異常はもとより，低電位差，さまざまな心ブロック，心室頻拍など高度な心筋障害を反映する所見が主体であった。わが国の急性心筋炎のアンケート調査では重篤な不整脈として270症例中，完全房室ブロックが70例(26％)，心室頻拍が23例(9％)，洞停止が5例(2％)にみられ(表1)，劇症型心筋炎には完全房室ブロックや心室頻拍など重症不整脈の合併頻度が高いとされている[7]。

最近の調査では，劇症型心筋炎症例の35％に来院時に完全房室ブロックがみられ，心室頻拍に続き高頻度であった[8]。

不整脈の出現と病理(実験的検討)

完全房室ブロックや心室頻拍など重症不整脈の出現は，高度な(広範な)心筋障害を反映しており，心筋炎が重症であることを意味する。心筋炎における不整脈に関する検討，特に病理所見との関連についての報告は少ないが，心筋炎モデルを用い不整脈の出現と心臓病理所見との関連性について実験的検討がなされている[9]。

ヒト剖検心での病理所見

完全房室ブロックを合併した劇症型心筋炎の病理組織所見では，炎症細胞と線維芽細胞の浸潤が刺激伝導系を含め左右両心室のほぼ全周にわたり広範かつ高度に認められており，著明な心筋細胞の変性・融解が報告されている[10]。

さらに実験的検討とも合わせ，不整脈の重症度と心筋病変の重症度との間には関連性があり，重症不整脈は心筋病変が高度な時期に一致して多くみられている。完全房室ブロックや心室頻拍などの重症不整脈は劇症型心筋炎の予後を規定する重要な因子であるが，急性期の一過性現象でもあるととらえられている。

低心拍出状態(LOS)(ポンプ失調)

劇症型心筋炎において，ポンプ失調もまた重症不整脈と同様に急激な転帰をたどることが多く，心肺補助循環装置の導入など早急な対応を要求される。ポンプ失調にはびまん性の左室壁運動低下(左室駆出分画の低下)，左室拡張末期径の拡大や縮小，左室壁厚の一過性の増大(浮腫状)，心囊液貯留などが関与している。重篤な心臓ポンプ失調の中には，広範な心筋障害のため残存心筋が乏しく心原性ショックに進展するものや，残存心筋が

表 2　心筋炎における心筋不全の要因

間質浮腫
収縮蛋白の形質変換
炎症性物質
　ロイコトリエン C4, D4, E4
　NO
抗体
　ADP/ATP キャリア蛋白
　β-adorenoceptor
　Ca^+ チャネル
　ミオシン
　SS-A, SS-B
サイトカイン
　IL-1
　IL-2
　IL-3
　IL-6
　TNF

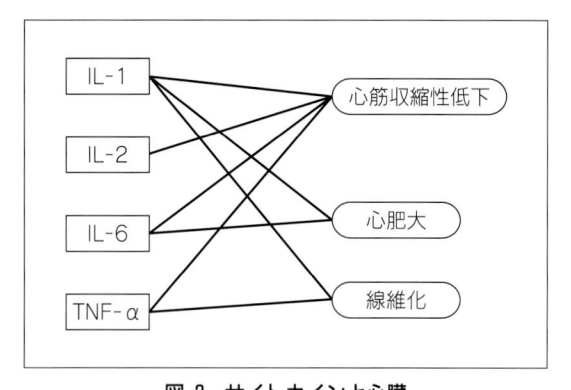

図 3　サイトカインと心臓
サイトカインは心筋障害，心肥大，線維化との関連が示唆されている。文献 15)より

比較的保たれていても各種炎症物質による心筋細胞機能抑制のため心原性ショックに陥っているものがある。病理学的には重症不整脈の場合と同様に，高度な心機能不全を呈する例で，広範囲にわたる炎症細胞の浸潤や高度な心筋細胞の変性・融解が報告されている。劇症型心筋炎における LOS を引き起こす心筋障害の要因として，以下に述べるような間質浮腫，収縮蛋白の形質変換，炎症性物質，自己抗体，サイトカインなどがあげられる[11]（表2）。

LOS 時における心筋障害の要因

1）間質浮腫

経過中に一過性に左室壁運動の低下とともに壁厚増大が観察される。組織学的には間質の高度な浮腫を伴う炎症であり，浮腫により心筋の収縮性が抑制されている可能性もある。

2）収縮蛋白の形質変換

実験的に心筋ミオシンの形質変換（α 鎖→β 鎖）が生じ，心筋細胞の収縮速度が低下することが示されているが，その機序については明らかではない[12]。

3）炎症性物質

炎症性細胞が産生する種々の物質も心筋細胞の収縮性に影響を及ぼしている。中でも一酸化窒素（NO）が注目されている。実験的自己免疫性心筋炎において誘導型 NOS 活性の経時的変化が，左室機能障害の経時的変化と一致していることが報告されており，NO が心筋炎の進展過程と残存心筋の機能不全に関与していると考えられている[13,14]。

4）サイトカイン

さまざまなサイトカインが心筋細胞の機能に影響を及ぼすことが知られており，その機序として直接的な陰性変力作用，カテコラミンに対する反応低下，NO の産生亢進などが考えられている。その代表的なサイトカインとしては，IL-1，IL-2，IL-3，IL-6，および TNF が知られている（図3）。

5）その他

過剰なカテコラミンや他の神経体液因子による心筋障害，炎症に伴う最小血管の破壊や心筋細胞への物理的負荷も心筋機能不全を誘導する因子となりうる。

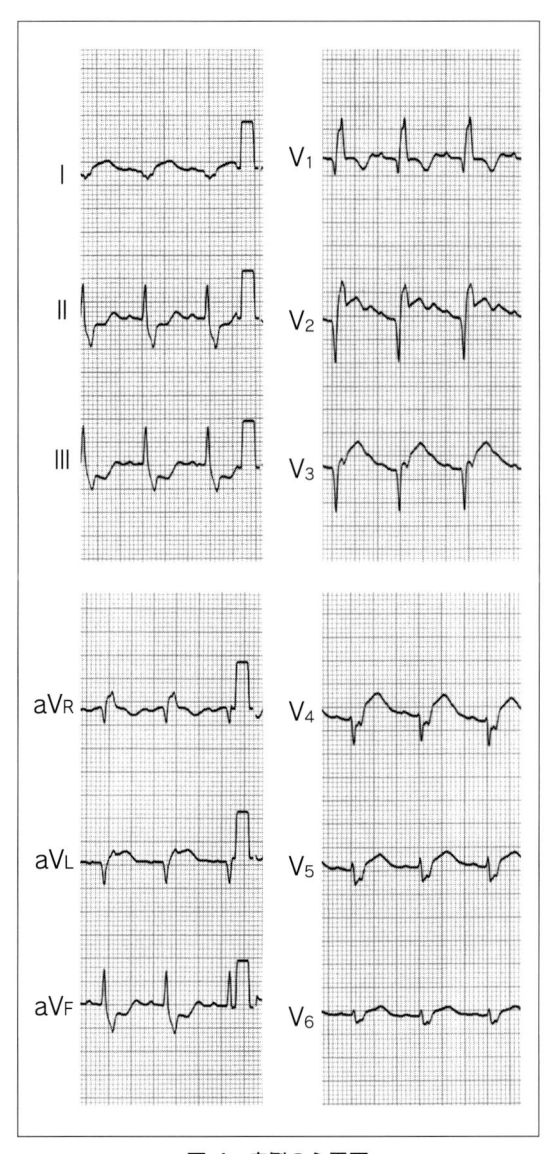

張末期径はむしろ狭小化し，求心性肥大様の左室形態を呈する。さらに心嚢液貯留があると1回心拍出量が極端に低下する。このように急性期の重症心不全に陥る原因の1つには間質の浮腫や心嚢液貯留に伴う1回心拍出量の低下が関与している。したがって，たとえ来院時に壁運動が良好であっても，その後，極めて短期間に壁肥厚と壁運動低下を示す症例もあり，厳重な経過観察が必要となる。

症例

劇症型心筋炎後心筋症が疑われ，難治性重症心不全を呈し，慢性期に心移植にて救命しえた自験例[16]．

〔患者〕 13歳，男性

〔現病歴〕 生来健康。1999年12月7日より全身倦怠感を自覚するようになった。12月14日にランニング直後より気分不良となり突然意識消失をきたし，近医に緊急搬送された。心室頻拍および左室全体の著明な壁運動低下を認め，経皮的心肺補助装置(percutaneous cardiopulmonary support；PCPS)，大動脈内バルーンパンピング(intraaortic balloon pumping；IABP)および人工呼吸器装着下で心不全の治療が行われた。一時，血行動態は改善し第10病日にPCPSを抜去したが，徐々に心拍数と肺動脈圧の上昇をきたし，第14病日にPCPSを再挿入した。PCPSの挿入が長期化し心移植へのブリッジのための左心補助装置(left ventricular assist system；LVAS)導入の適応があると判断され，2000年1月12日(第30病日)に当院に転院した。川崎病の既往なし。家族に心疾患/突然死なし。

〔現症〕 (当院入院時，第30病日，PCPS＋IABP＋人工呼吸器装着下)：身長165 cm，体重55 kg，

図4 症例の心電図
近医受診時はモニター上心室頻拍を呈していた。除細動後の心電図を示す。

ポンプ失調をきたす病態

急速に進行する心筋炎の結果，間質に浮腫が生じ左室壁が一過性に肥厚する。これにより左室拡

III 劇症型心筋炎を知る

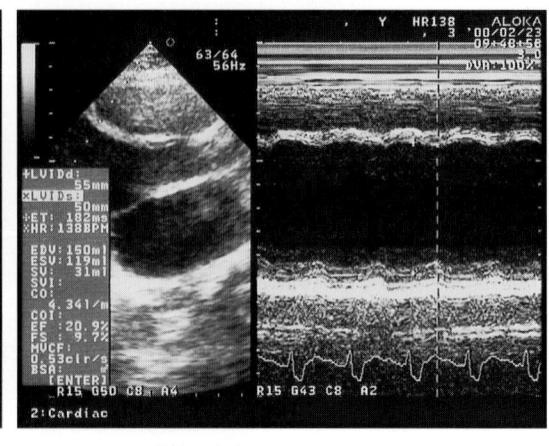

入院時 / LVAS 装着前

入院時		LVAS 装着前	
左室拡張末期径	40 mm	左室拡張末期径	55 mm
心室中隔	9 mm	心室中隔	5 mm
左室後壁	9 mm	左室後壁	7 mm
駆出分画	17%	駆出分画	21%

図 5　症例の心エコー図

入院時：左室拡張末期径は 40 mm と正常であったが，左室は全周性に壁運動低下を認め，駆出分画は 17% と低下していた。

LVAS 装着前：左室拡張末期径の拡大を認め，線維化の進行により心室中隔は 9 mm から 5 mm と菲薄化がみられた。

体温 37.0℃，血圧 92/56 mmHg，心拍数 117 bpm 整，呼吸数 16/min，心雑音および湿性ラ音聴取せず，下腿浮腫なし，眼瞼結膜は蒼白，胃管より少量出血を認めた。

〔検査所見〕　急性期は心筋逸脱酵素の著明な上昇，白血球の上昇を認めた。また胸部 X 線写真では心胸郭比は増大し，著明な肺うっ血を呈していた。血清ウイルス抗体価の上昇もみられた。当院転院時には，補助循環装置により肺うっ血は改善し，心胸郭比も縮小傾向であったが，LVAS 装着前は左第 2 弓が突出し肺血管陰影が増強していた。

〔心電図〕　急性期は心室頻拍を認め，除細動後は完全右脚ブロック，I，aV$_L$，V$_{1,2}$ に異常 Q 波を認め，V$_{3~6}$ は poor R wave progression を呈していた。心電図所見は経過中変化しなかった(図 4)。

〔心エコー図〕　急性期は，左室は全周性に壁運動の低下を認め，左室駆出分画は著明に低下していたが，左室内径の拡大はなく，壁厚も保たれていた。しかし当院入院後 LVAS 装着直前には，心室中隔が菲薄化しエコー輝度の上昇が認められた(図 5)。

〔経過〕　当院転院後心不全の治療を行い PCPS，IABP の順に離脱を図ったが，1 か月後にはしだいに血行動態が悪化し，第 71 病日には血圧・心拍出量の低下および心拍数・肺動脈楔入圧の上昇をきたし，同日 LVAS を挿入した。術後血行動態は安定したが心機能の改善はなく，LVAS からの離脱は困難と判断し，心臓移植登録の手続きを行い，第 391 病日に無事心臓移植を施行し，以後順調に経過している。

おわりに

劇症型心筋炎において心室頻拍・心室細動などの致死的不整脈，完全房室ブロックなどの高度心ブロックやポンプ失調は，予後を左右する重篤な合併症である．ポンプ失調や重症不整脈を呈する例では，広範囲かつ高度な炎症所見がみられるが，可逆性障害の部分がかなり多くを占めていると考えられている．重症例であっても短期的には病態は可逆性である場合が多く，何らかの形で急性期のショック状態を脱することができれば，救命できる可能性は十分ある．一方で，発症早期から劇症化を予測することは困難な場合が多い．それゆえ，治療のタイミングを逃さないためには劇症型心筋炎の病態を十分理解し，心筋炎発症早期から血行動態を厳重に監視することや，致死的不整脈の合併に対し早期に対応できるようにすることは非常に重要であると思われる．さらに，劇症型心筋炎の治療において，心肺補助循環装置の至適導入時期の検討や抗サイトカイン療法など病態生理に即した新たな治療法の展開が期待される．

<文献>

1) Lustok MJ, et al：A clinical and pathologic study of forty-five cases. American College of Chest Physicians 1955；28；248-259
2) Kereiakes DJ, Parmley WW：Myocarditis and cardiomyopathy. Am Heart J 1984；108：1318-1326
3) Lieberman BE, Hutchins MG, et al：Clinicopathologial description of myocarditis. J Am Coll Cardiol 1991；18：1617-1626
4) 岩崎孝一朗，草地省藏，畑　隆登：劇症型心筋炎．領域別症候群シリーズ No. 14. 日本臨牀社，1996，76-78
5) 和泉　徹，小川祐輔：重症心筋炎とショック—経皮的心肺補助装置（PCPS）の使用をめぐって；日本内科学会雑誌　1996；85：66-72
6) Morgera T, Di Lenard A, Dreas L, et al：Electrocardiography of myocarditis revisited：Clinical and prognostic significance of electrocardiographic changes. Am Heart J 1992；124：455-467
7) 河村慧四郎，北浦　泰，出口宏章：病因分科会：ウイルス性あるいは特発性心筋炎にかんする全国アンケート調査—第3報；厚生省特定疾患特発性心筋調査研究班：昭和57年度および昭和60年度における調査の集計　昭和60年度研究報告書，1986，23-36
8) 和泉　徹：心肺補助循環を用いた劇症型心筋炎の治療と予後に関する調査研究. Jpn Circ J 2000；64, Suppl.III：985-992
9) 寺崎文夫，北浦　泰，林　哲也：実験的ウイルス性心筋炎における不整脈に関する研究　第2報—不整脈の出現と心臓病理所見との関連性；厚生省特定疾患特発性心筋調査研究班：昭和63年度研究報告書．1989，144-148
10) 福田圭介：心筋炎（ウイルス性）—非特異的心筋炎；心筋症　臨床像と病理形態．トッパンアイデアセンター西日本．2000，133-156
11) 小玉　誠，広野　暁：自己免疫による心筋不全：CARDIAC PRACTICE. メディカルレビュー社，1997，353-357
12) Hamrell BB, Huber SA, Leslie KO：Reduced unloaded sarcomere shortening velocity and a shift to a slower myosin isoform in acute murine coxsackievirus myocarditis. Cir Res 1994；75：462-472
13) Hirono S, Isamu O, Nakazawa M, et al：Expression of inducible nitric oxide syntase in rat experimental autoimmune myocarditis with special reference to chanbes in cardiac hemodynamics. Circ Res 1997；80：11-20
14) Ishiyama S, Hiroe M, Nishikawa T, et al：Nitric oxide contributes to the progression of myocardial damage in experimental autoimmune myocarditis in rats. Circulation 1997；95：489-496

15) 松森　昭：心不全と免疫機能；杉本恒明(編)：Annual Review 循環器 1997, 中外医学社, 1997, 72-77
16) Ohkusa T, Harada M, Hiro T, et al：Heart transplantation for dilated cardiomyopathy possibly caused by fulminant acute myocarditis：A case report. J Cardiol 2002；39(1)：39-46

III 劇症型心筋炎を知る

劇症化へのメカニズム　D

古川　裕・松森　昭

　心筋炎は感染や自己免疫異常，薬物や化学物質，放射線など，さまざまな原因による心筋組織の炎症である。その臨床像はほとんど無症状のものから，重症のうっ血性心不全や不整脈，突然死をきたすものまで多種多様であるが，通常は急性期を過ぎると自然治癒することが多い[1,2]。しかしながら，心筋炎の症例によっては急性期に劇症化するものがあり，内科的治療に加え，経皮的心肺補助装置(percutaneous cardiopulmonary support；PCPS)などの補助循環を要する場合もある[3]。心筋炎の劇症化のメカニズムについてはいまだに不明な点が多いが，本項では，心筋炎に関する最近の基礎的ならびに臨床的研究の成果から推察される心筋炎劇症化のメカニズムについて炎症性サイトカインや一酸化窒素(NO)の役割を中心に考察する。

表 1　心筋炎の病因

1. 感染症	4. 中毒（薬物など）
ウイルス*	アドリアマイシン
寄生虫	ブレオマイシン
細菌	アルコール
スピロヘータ	フェノチアジン
リケッチア	コバルト
マイコバクテリア	カテコラミン
真菌	一酸化炭素　など
クラミジア　など	5. 過敏症
2. 膠原病	抗菌薬
全身性エリテマトーデス	抗結核薬
慢性関節リウマチ	スルフォンアミド
リウマチ熱	巨細胞性心筋炎
皮膚筋炎　など	6. 物理的要因
3. 内分泌・代謝疾患に伴うもの	熱中症
末端肥大症	放射線障害
甲状腺機能異常	7. その他
糖尿病	川崎病
尿毒症	好酸球増多症候群
褐色細胞腫　など	サルコイドーシス
	など

*表2参照。

心筋炎の病因と疫学

　心筋炎は多様な原因で生じ，その病因が異なれば劇症化へのメカニズムもおのずと違ってくるものと思われるため，心筋炎劇症化への機序を考えるには，まず，その病因を知る必要がある。急性心筋炎には，ウイルス感染による心筋炎，いわゆる巨細胞性心筋炎や，膠原病などに合併する心筋炎など，自己免疫異常が深く関与するもののほかに，細菌感染によるもの，中南米で頻度が高い寄生虫感染によるChagas病，抗腫瘍薬などの薬物によるものなど，さまざまな病因によるものが含まれる(表1)。

　しかしながら，わが国や欧米で臨床的に遭遇す

表2 心疾患に関連するウイルス感染症の頻度

順位	ウイルス	感染者数	関連心疾患数	1,000人中
1	コクサッキーB ウイルス	19,203	665	34.6
2	インフルエンザB ウイルス	4,608	80	17.4
3	インフルエンザA ウイルス	6,391	75	11.7
4	ピコルナウイルス(ウイルス種不明)	2,071	20	9.7
5	コクサッキーA ウイルス	6,704	61	9.1
6	サイトメガロウイルス	9,666	77	8.0
7	パラインフルエンザウイルス	5,323	35	6.6
8	エコーウイルス	45,921	293	6.4
9	ポリオウイルス	2,635	13	4.9
10	ライノウイルス	2,441	9	3.7
11	コロナウイルス	331	1	3.0
12	アデノウイルス	16,921	47	2.8
13	EB ウイルス	8,489	20	2.4
14	水痘ウイルス	3,564	8	2.2
15	RS ウイルス	15,573	33	2.1
16	単純ヘルペスウイルス	62,440	81	1.3
17	ムンプスウイルス	2,322	3	1.3
18	風疹ウイルス	6,949	7	1.0
19	B 型肝炎ウイルス	23,764	17	0.7
20	ロタウイルス	24,064	9	0.4
21	A 型肝炎ウイルス	11,019	3	0.3

文献4)より引用改変

る心筋炎の多くはウイルス感染によるものであり，その他のものは比較的まれである．従来より，ウイルス性心筋炎の起因ウイルスのなかではエンテロウイルス，中でも，コクサッキーウイルスが最も高頻度であると考えられてきた．実際，WHOによる1975年から10年間の世界的規模の疫学調査でも，主に血清学的検査に基づき診断された心疾患に関連するウイルス感染症では，コクサッキーB ウイルスが最も頻度が高く，次いでインフルエンザウイルスの順であった(表2)[4]．

近年，心筋生検試料を用いたPCR法が一般化し心筋組織中のウイルスゲノムの解析が行われるようになったが，こうした検討を行った12の論文のメタアナリシスによると，急性心筋炎でのエンテロウイルスゲノムの検出頻度はやはり高く，全体の23％で検出されている[5]．また，最近，特にわが国の患者で，心筋症や慢性の経過を示すウイルス性心筋炎の病因にC型肝炎ウイルスの関与が報告されているが，C型肝炎ウイルスの劇症型心筋炎の病因としての意義は，まだ明らかにされていない[6,7]．

ウイルス感染以外に，自己免疫も心筋炎の病因として重要である．劇症化しやすく通常のウイルス性心筋炎に比べ予後が悪いとされている巨細胞性心筋炎の病因は自己免疫であると考えられている[8]．実際に，巨細胞性心筋炎には，通常急性心筋炎には有効ではないと思われる免疫抑制剤による治療が効果を示す例があることが報告されている[9]．また，ウイルス性心筋炎の中にも急性期を過ぎても炎症が持続し，心機能障害が遷延する症例があり，こうした症例では自己免疫が炎症を持続させる原因の1つである可能性がある．

心筋炎劇症化のメカニズム

それでは，実際に急性心筋炎の劇症化に至る機序は，どのように考えられているのであろうか。まずは，わが国で最も頻度が高いウイルス性心筋炎の劇症化のメカニズムについて考察したい。

ウイルス性心筋炎

1）ウイルス性心筋炎の発症機序と免疫系

典型的なウイルス感染症の場合，ウイルスの体内侵入に引き続き一過性のウイルス血症を経た後，標的臓器の感染に至る。ウイルスは細胞内でのみ増殖しうるので，ウイルス感染が成立するにはウイルスの細胞内への侵入が必要である。急性心筋炎では心筋細胞など，心筋組織中の細胞がウイルスに感染することになる。ウイルスが細胞内に侵入する際には，まず細胞表面の特異的な受容体と結合する。こうした受容体はウイルスの種類により異なるが，その中にはMHC-I，II分子やケモカイン受容体などの受容体も含まれる。標的組織あるいは標的細胞に侵入したウイルスはさまざまな生体の防御機構にさらされる。

まず，マクロファージがウイルス粒子を貪食・破壊しようとし，また，活性化されたマクロファージは誘導型NO合成酵素（iNOS）を高発現しNOを産生することによっても，ウイルス/感染細胞除去に寄与する。それを免れたウイルスに対しては液性免疫機構としてB細胞から分化した形質細胞が産生する抗ウイルス抗体が，直接ウイルス粒子の除去に働いたり，感染細胞表面のウイルス抗原に作用して，補体の活性化や抗体依存性の細胞性免疫機構などにより感染細胞の除去にあたる。さらに，抗原提示細胞によりウイルス由来のペプチドがMHC-I，II分子を用いて抗原提示されると，CD8陽性Tリンパ球やCD4陽性Tリンパ球が活性化されて，細胞傷害性Tリンパ球（CTL）やNK細胞が主体となって細胞性免疫機構により感染細胞が除去される。この際，Tリンパ球などが産生する炎症性サイトカインが，その直接の抗ウイルス作用とともに，これらエフェクター細胞の活性化を介して重要な役割を演じる。

2）ウイルス性心筋炎における劇症化のメカニズム

こうした生体の抗ウイルスの反応過程において，過剰な免疫反応により炎症局所でのサイトカインやNOが多量に産生されると，これらの持つ心筋細胞に対する陰性変力作用や細胞傷害作用が心筋炎を重症化させる可能性がある[10,11]。実際，筆者らの研究結果では，encepharomyocarditis（EMC）ウイルスの接種により発症させたマウス心筋炎モデルにNO合成酵素阻害薬を投与すると，感染マウスの生存率と心筋組織傷害が改善された。しかし，コクサッキーウイルスによるマウスの心筋炎がNOの投与により用量依存性に改善するとする報告や，少量のNO合成阻害酵素はコクサッキーウイルスによるマウスの心筋炎を改善させるが，大量のNO合成阻害酵素の投与は心筋炎を逆に悪化させるとの報告もあり[12]，心筋炎におけるNOの役割に関しては，その産生量による作用の違いや心筋炎の病期による作用の違いも考えられる。Th1サイトカインであるインターフェロン（IFN）-γやIFN-γの産生を誘導するインターロイキン（IL）-12は強力な抗ウイルス作用をもつため，ウイルス感染症における生体防御で重要な役割を示すが[13]，やはり抗ウイルス作用を有する炎症性サイトカイン腫瘍壊死因子（tumor necrosis factor；TNF）-αは心筋炎におけるウイルス除去に必要である一方[14]，心筋に過剰発現させることによりそれ自体が重度の心筋炎を生じさせる[15]。さらに，マウス心筋炎モデルへの

抗 TNF-α 抗体の投与は治療開始時期によって生存率と心筋病変の組織学的な改善を示したことからも，TNF-α などの炎症性サイトカインの心筋炎の病態における多面性がうかがわれる[16]。

このように，心筋炎劇症化・重症化のきっかけの1つは，サイトカインや NO など炎症・免疫反応のメディエータが心筋炎の適切な時期・場所で適切な量発現するという生体防御のバランスが崩れることにあるのではなかろうか。

ウイルス性心筋炎の場合でも，原因ウイルスによっては自己免疫が心筋炎の重症化や遷延化の重大な要因であることを示唆する研究結果が報告されている。A/J マウスにコクサッキー B3 ウイルスを接種すると，ウイルス感染による心筋傷害が宿主の液性免疫を刺激し，心筋組織に特異的な自己抗体が産生されることから，この実験モデルでの心筋炎の病態では液性免疫が重要な役割を演じているものと考えられている[17]。さらに，コクサッキー B3 ウイルス感染に抵抗性で通常心筋炎を発症しない B10.A マウスにウイルス接種と同時に TNF-α や IL-1 などのサイトカインを投与すると，心筋炎を生じるとともに心筋に対する自己抗体を産生する[18]。このことは，ウイルス性心筋炎の重症化や遷延化における液性免疫とサイトカインの役割を結びつけるものと言えよう。

ウイルス感染が原因の大部分を占めるリンパ球性心筋炎(lymphocytic myocarditis, 巨細胞性心筋炎＝giant cell myocarditis に対比してこの言葉がある)の疫学的研究によると，通常の経過を示す急性心筋炎の発生率はポリオウイルス以外のエンテロウイルス感染症の米国全土での年度別の流行と相関があるが，劇症型心筋炎はエンテロウイルス感染症の流行に関係なくほぼ一定の頻度で発生した[19]。したがって，リンパ球性心筋炎の中の劇症型心筋炎の病因は，コクサッキー B4 ウイルスのような地域的な持続的発生パターンを示すエンテロウイルスやエンテロウイルス以外のウイルス感染，あるいは，自己免疫などウイルス以外の原因にある可能性が高いといえる。つまり，劇症型心筋炎は急性心筋炎と同じ病因を持つ疾患の一病型であるとは限らず，その根本的な病因が通常の急性心筋炎とすでに異なっている可能性も示唆しており，興味深い報告と言える。

リンパ球性心筋炎の場合は，劇症型心筋炎に陥った場合でも，内科的治療および PCPS の使用などにより急性期さえ乗り切れれば，その発症1年以降の長期予後は通常の急性心筋炎よりもむしろ良好であるとする報告もある[19]。このことも劇症型心筋炎が単に急性心筋炎の重症型であるのではなく，異なる病因を有する可能性を示唆するものである。また，良好な長期予後はリンパ球性心筋炎の劇症化の原因が不可逆的な心筋組織の器質的傷害よりも，むしろ，可逆的な機能的障害による部分が大きいことを意味し，NO やサイトカインの持つ陰性変力作用など心機能に与える作用の重要性が示唆される。さらに，劇症型リンパ球性心筋炎の長期予後は，自己免疫がその病因の主体をなすとされる巨細胞性心筋炎の極めて不良な長期予後と対照的であり，ウイルス性心筋炎における自己免疫の役割は心筋炎の重症化よりも遷延化にあるのかもしれない。ウイルス性心筋炎の病態を修飾するさまざまな因子について図1にまとめる。

自己免疫による心筋炎(巨細胞性心筋炎)

巨細胞性心筋炎はまれな疾患であり，その発症機序はいまだ明らかにされていないが，主な病因は自己免疫にあると考えられており，予後不良の劇症型心筋炎の経過をたどることが多い。このことは，巨細胞性心筋炎には，リンパ球性心筋炎と

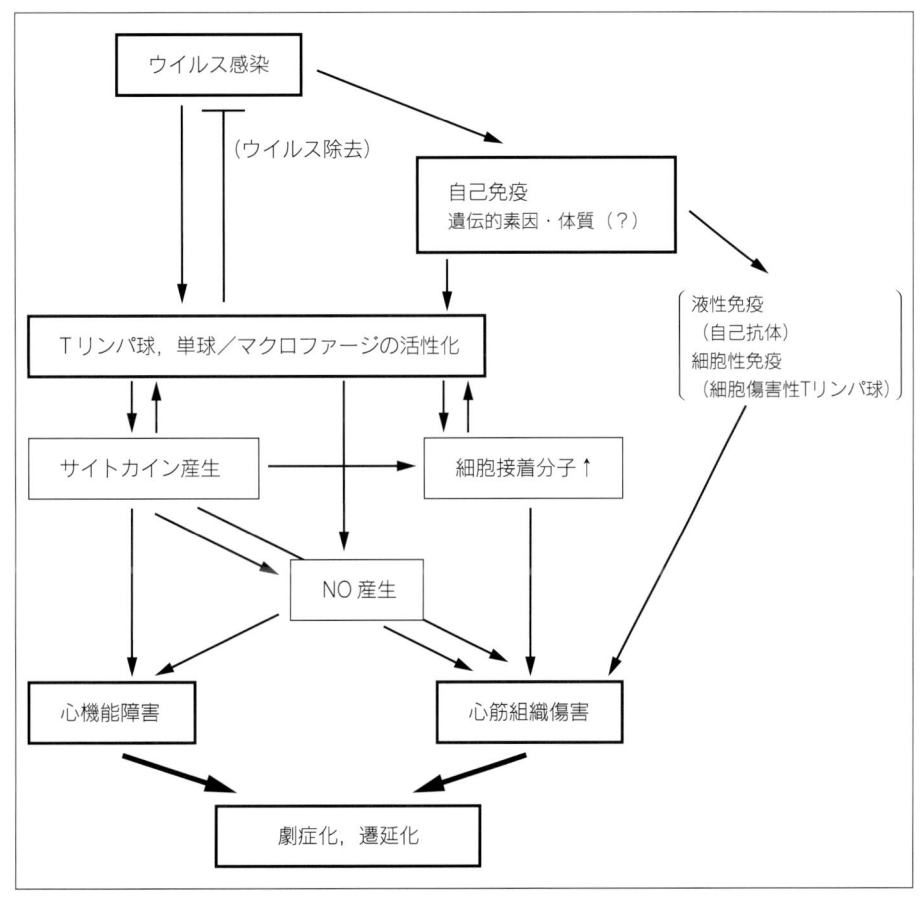

図1 ウイルス性心筋炎の病態とその修飾因子
ウイルス感染により惹起される宿主の免疫反応は，感染局所や生体内からのウイルス除去に必要なものだが，免疫反応が低下している場合も，また逆に，過剰な免疫反応も心筋炎の劇症化，重症化や遷延化につながる。

違い副腎皮質ステロイド剤を中心とした免疫抑制療法に反応するものが存在すること[20]や，巨細胞性心筋炎のために，心移植を受けた患者の移植心に巨細胞性心筋炎が発症する頻度が高いこと[21]などによっても裏付けられる。巨細胞性心筋炎はウイルス性心筋炎と完全に区別できる疾患概念ではなく，その原因の一部にはコクサッキーB2ウイルスなどの感染があることが報告されている[22]。しかしながら，その他にも，巨細胞性心筋炎の病因とサルコイドーシス，SLEなどの膠原病，薬物過敏症，梅毒や結核などの感染症，甲状腺機能亢進症など，さまざまな全身性疾患の合併との関連が報告されている。

心筋ミオシン由来のペプチドで免疫することにより作製するラットモデルでの実験結果やヒトの巨細胞性心筋炎の病理学的検討からは，巨細胞性心筋炎の病因において，何らかの原因による心筋傷害によって惹起された自己免疫が原因の本質を

なしていること，また，そこでは浸潤CD4陽性αβ-Tリンパ球が重要な役割を演じており，病理組織学的特徴である多核巨細胞は単球/マクロファージ系の細胞由来であることなどが推察されている[23,24]。動物モデルでは，心筋組織中での病期によって異なるIL-2，TNF-α，IFN-γなどのサイトカインやiNOSの発現が報告されている[25]。これら炎症のメディエータは，巨細胞性心筋炎の病態を悪化させている可能性があるが，IFN-γ受容体欠損マウスではIFN-γの作用が失われることによって，自己免疫性心筋炎が逆に悪化し，それはiNOSの発現の低下によるCD4陽性Tリンパ球の活性亢進によるとする報告もなされており，IFN-γなどのサイトカインやiNOSは，自己免疫性心筋炎において炎症や免疫反応を抑制している可能性もある[26]。

最近，免疫反応を抑制するシグナルを伝える受容体であるPD-1の欠損マウスが，遺伝的背景によっては心筋への細胞浸潤と免疫グロブリンの沈着を伴う拡張型心筋症様の心病変を呈することが明らかとなった[27]。巨細胞性心筋炎や劇症型心筋炎を発症するモデルではないが，心筋炎や心筋症にみられる心筋傷害における自己免疫の役割を考えるうえで興味深い知見と言えよう。

以上，劇症型心筋炎の劇症化の機序に関与していると考えられる要因について考察してきた。最近のPCPSの積極的な使用による劇症型心筋炎の急性期のマネージメント法の進歩が，とりわけ，急性期を乗り切ると予後が比較的良好な劇症型リンパ球性心筋炎の治療に光明をもたらしたとはいえ，完全な根本的治療法であるとはいえず，巨細胞性心筋炎によるもののように，極めて予後不良な劇症型心筋炎も存在する。いまだ明らかにされておらず，その病因によっても異なるであろう心筋炎の劇症化の機序が，今後の研究成果によって徐々に解明され，劇症型心筋炎の予防法・治療法が確立されることを期待したい。

＜文献＞

1) Peters NS, Poole-Wilson PA : Myocarditis—continuing clinical and pathologic confusion. Am Heart J 1991 ; 121 : 942-947
2) Sobel B : Shock and death in a 43-year-old woman. Am J Med 1985 ; 79 : 245-252
3) Kato S, Morimoto S, Hiramatsu S, et al : Use of percutaneous cardiopulmonary support of patients with fulminant myocarditis and cardiogenic shock for improving prognosis. Am J Cardiol 1999 ; 83 : 623-625
4) Grist NR, Reid D : Epidemiology of viral infections of the heart ; In : Banatvala JE : Viral Infections of the Heart. London. Edward Arnold, 1993, 23-31
5) Baboonian C, Treasure T : Metaanalysis of the association of enteroviruses with human heart disease. Heart 1997 ; 78 : 539-543
6) Matsumori A, Matoba Y, Sasayama S : Dilated cardiomyopathy associated with hepatitis C virus infection. Circulation 1995 ; 92 : 2519-2525
7) Okabe M, Fukuda K, Arakawa K, et al : Chronic varient of myocarditis associated with hepatitis C virus infection. Circulation 1997 ; 96 : 22-24
8) Davidoff R, Palacios I, Southern J, et al : Giant cell versus lymphocytic myocarditis. A comparison of their clinical features and long-term outcomes. Circulation 1991 ; 83 : 953-961
9) Cooper LT Jr, Berry GJ, Shabetai R : Idiopathic giant-cell myocarditis—natural history and treatment. Multicenter Giant Cell Myocarditis Study Group Investigators. N Engl J Med 1997 ; 336 : 1860-1866
10) Finkel MS, Oddis CV, Jacob TD, et al :

Negative inotropic effects of cytokines on the heart mediated by nitric oxide. Science 1992 ; 257 : 387-389
11) Papapetropoulos A, Rudic RD, Sessa WC : Molecular control of nitric oxide synthases in the cardiovascular system. Cardiovasc Res 1999 ; 43 : 509-520
12) Mikami S, Kawashima S, Kanazawa K, et al : Expression of nitric oxide synthase in a murine model of viral myocarditis induced by coxsackievirus B 3. Biochem Biophys Res Commun 1996 ; 220 : 983-989
13) Shioi T, Matsumori A, Nishio R, et al : Protective role of interleukin-12 in viral myocarditis. J Mol Cell Cardiol 1997 ; 29 : 2327-2334
14) Wada H, Saito K, Kanda T, et al : Tumor necrosis factor-alpha(TNF-alpha)plays a protective role in acute viral myocarditis in mice : A study using mice lacking TNF-alpha. Circulation 2001 ; 103 : 743-749
15) Bryant D, Becker L, Richardson J, et al : Cardiac failure in transgenic mice with myocardial expression of tumor necrosis factor-alpha. Circulation 1998 ; 97 : 1375-1381
16) Yamada T, Matsumori A, Sasayama S : Therapeutic effect of anti-tumor necrosis factor-alpha antibody on the murine model of viral myocarditis induced by encephalomyocarditis virus. Circulation 1994 ; 89 : 846-851
17) Neumann DA, Rose NR, Ansari AA, et al : Induction of multiple heart autoantibodies in mice with coxsackievirus B 3-and cardiac myosin-induced autoimmune myocarditis. J Immunol 1994 ; 152 : 343-350
18) Rose NR, Hill SL : The pathogenesis of postinfectious myocarditis. Clin Immunol Immunopathol 1996 ; 80(3 Pt 2) : S 92-99
19) McCarthy RE 3 rd, Boehmer JP, Hruban RH, et al : Long-term outcome of fulminant myocarditis as compared with acute(nonfulminant)myocarditis. N Engl J Med 2000 ; 342 : 690-695
20) Cooper LT Jr, Berry GJ, Shabetai R : Idiopathic giant-cell myocarditis—natural history and treatment. Multicenter Giant Cell Myocarditis Study Group Investigators. N Engl J Med 1997 ; 336 : 1860-1866
21) Scott RL, Ratliff NB, Starling RC, et al : Recurrence of giant cell myocarditis in cardiac allograft. J Heart Lung Transplant 2001 ; 20 : 375-380
22) Meyer T, Grumbach IM, Kreuzer H, et al : Giant cell myocarditis due to coxsackie B 2 virus infection. Cardiology 1997 ; 88 : 296-299
23) Hanawa H, Inomata T, Sekikawa H, et al : Analysis of heart-infiltrating T-cell clonotypes in experimental autoimmune myocarditis in rats. Circ Res 1996 ; 78 : 118-125
24) Ariza A, Lopez MD, Mate JL, et al : Giant cell myocarditis : monocytic immunophenotype of giant cells in a case associated with ulcerative colitis. Hum Pathol 1995 ; 26 : 121-123
25) Okura Y, Yamamoto T, Goto S, et al : Characterization of cytokine and iNOS mRNA expression *in situ* during the course of experimental autoimmune myocarditis in rats. J Mol Cell Cardiol 1997 ; 29 : 491-502
26) Eriksson U, Kurrer MO, Bingisser R, et al : Lethal autoimmune myocarditis in interferon-gamma receptor-deficient mice : enhanced disease severity by impaired inducible nitric oxide synthase induction. Circulation 2001 ; 103 : 18-21
27) Nishimura H, Okazaki T, Tanaka Y, et al : Autoimmune dilated cardiomyopathy in PD-1 receptor-deficient mice. Science 2001 ; 291 : 319-322

III 劇症型心筋炎を知る

劇症型心筋炎の慢性期病態と長期予後

E

塙　晴雄

　劇症型心筋炎は，臨床的に急激な経過で心不全が進行する心筋炎である．おそらく実際には，報告されている以上に存在すると思われるが，日ごろ健常な人が突然発症するために，感冒症状などと誤られ，循環器専門の病院にたどり着けないケースが多いと考えられる．今回の日本循環器学会学術委員会「心肺補助循環を用いた劇症型心筋炎の治療と予後に関する調査研究」（以後：本調査）で扱った劇症型心筋炎症例は，心肺危機に陥った急性心筋炎で，経皮的心肺補助装置(percutaneous cardiopulmonary support；PCPS)の導入が必要不可欠と考えられた症例を対象としている．すなわち，十分な心肺補助装置〔PCPSやVAD(ventricular assist device)〕が使えなかった時代には，数日以内に死に至る症例であり，前述したような理由で，病態や予後を検討しえた症例は非常に少なく，世界的にみても十分な検討は行われていないのが現状である．本調査は，そういったまれな症例を詳細に検討しており，大変貴重なデータと考えられる．

　ところで劇症型心筋炎(fulminant myocarditis)は，世界的に統一された定義や分類がいまだ明確ではなく，十分な症例数がないため，場合によっては，各施設で若干異なった対象について，少数例を報告しているのが現状である．本調査は，PCPSが必要不可欠と考えられた症例であり，報告されているものの中では，最も重症度の高い対象について調査研究したものと考えられる．他の文献では，より軽症な症例を劇症型心筋炎に含め検討しているものも散見され，病態，特に予後などをこれと比較するときには，注意が必要である．本調査の慢性期病態と長期予後の結果[1]を，他の文献的考察を加えながら以下に記述するが，その点に注意して，読んでいただければ幸いである．

退院時生存率

本調査の報告

　調査対象症例は52例(男性26例，女性26例，年齢47.9±16.0歳)で，社会復帰可能であった生存退院は30例(57.7%)，社会復帰不可能であったが生存転院したのは1例(1.9%)，死亡は21例(40.4%)であった．来院時意識清明は33例(80.5%)，混濁は5例(12.2%)($n=41$)，昏睡は2例(4.9%)($n=41$)であったが，意識清明例16例(48.4%)($n=33$)，混濁症例3例(60%)($n=5$)，昏睡症例1例(50%)($n=2$)が社会復帰を果たしている．つまり，来院時意識低下しているような重症例のほうが，社会復帰が困難という傾向はこの

データからはないようである。社会復帰全症例のPCPS運用総時間は，186.9±134.4時間であったが，生存群と死亡群で有意差は認められなかった。

生存できた31症例と死亡した21症例を比較するといくつかの点で違いがみられている。来院時心拍数は死亡群で少なく（$p=0.008$），PCPSの合併症も死亡群のほうが下肢疎血（$p=0.0009$），多臓器不全（$p=0.0000008$）とも多く発症していた。死亡群はPCPS運用中の左室短縮率（$p=0.033$），左室駆出分画（$p=0.004$）の最大値が低値であり，PCPS運用中のアドレナリン薬の使用量が多く（$p=0.023$），レジチンの使用例が少なく（$p=0.020$），ステロイドパルス療法（$p=0.023$），持続的血液浄化療法の併用（$p=0.011$），PCPS回路交換（$p=0.024$）が多かった。また，PCPS運用中の血液，生化学検査では，死亡群で白血球数の最大値（$p=0.006$），総ビリルビン値の最大値（$p=0.016$），LDHの最大値（$p=0.031$），CK-MDの最大値（$p=0.020$），トロポニンTの最大値（$p=0.0495$），UNの最大値（$p=0.014$）が高値であった。

つまり，これらの結果を考察すると，死亡群ではPCPSの合併症が多く，心筋傷害が大きい可能性があった。ステロイドパルス療法については，最終的な治療法として使用されていたことが指摘され，心筋炎自体に悪影響を及ぼしたか否かはこのデータからだけでは判定不能であった。

PCPS装着の理由もポンプ不全，重篤な不整脈と2種類が挙げられるが，低心拍状態によりPCPSを導入した群（28例）で生存群は20例，死亡群は8例であり，致死性不整脈によってPCPSを導入した群（24例）で生存群は11例，死亡群は13例であった。低心拍状態導入群について比較すると，生存群より死亡群のPCPS初期補助流量はむしろ低く（$p=0.028$），適正な補助流量の設定が重要であることが示唆された。不整脈導入群について比較すると，生存群より死亡群は，入院からPCPS導入に至るまでの日数が長く（$p=0.046$），来院時の血清カルシウム値が高値であった（$p=0.011$）。

メシル酸ナファモスタット，γグロブリン大量療法の併用が死亡群で多かったが，多臓器不全を多く合併しており，それに対する対症療法，γグロブリン大量療法も併用されていることが考えられ，γグロブリン大量療法が心筋炎を増悪させたか否かはこのデータからは判定不能であった。

他施設の報告

劇症型心筋炎の症例で，PCPSなど補助循環を用いた報告は，1症例報告として，多数なされているが，まとまったものは少ない。以下に，その報告を列挙してみる。

Chenら[2]は，急性心筋炎11例（男性5例，女性6例，年齢23.6±10.5歳）に対し，体外式補助人工心臓（ABIOMED BVS 5000）を用い，それらの症例について検討している。

来院時の心エコーでは駆出分画（EF）＝15.6±8.5％で，4例で心筋生検が行われ，2例で急性ウイルス性心筋炎と診断された。全例が補助人工心臓装着前にドパミン，ドブタミン，ノルエピネフリンなどを投与された。補助人工心臓運用総時間は13.2±17.0日で，2例が死亡し，2例が心臓移植をした。死亡した症例の中で，1例は左房カニューレ不全が原因と考えられ，もう1例がポンプ不全が進行した症例であった。自己の心臓が回復し，心臓移植をせずに退院した症例は11例中7例（63.6％）であった。この文献で，彼らは3例の塞栓症併発症例を報告し，本調査の下肢疎血と同様に，その重要性を指摘している。

Kawahitoら[3]，劇症型心筋炎6例（男性3例，

表 1　左室造影による心機能の経時的変化

症例	急性期病日	EDVI	ESVI	EF(%)	治癒期病日	EDVI	ESVI	EF(%)	遠隔期病日	EDVI	ESVI	EF(%)	
生存群													
1									130 3年7か月	172	133	23 66	(心エコー)
2					27	52	25	52	108	75	35	53	
3	8	92	66	28	65	77	26	67					
4	5	88	67	24	49	60	26	57					
5					24	79	47	40					
6					37	67	39	42					
7					30	77	50	35					
死亡群													
8	5	70	45	36									
9	6	136	80	41									
10					93	99	73	26	212 4年6か月	98	64	35 30	(心エコー)

女性3例，年齢34±3歳)に対し，PCPSを用い，検討している．入院時の心エコーではEF＝22±3％，左室拡張末期径48±2 mmで，2例で心筋生検が行われ，急性心筋炎が強く疑われた．全例が2剤以上の昇圧薬を投与され，大動脈内バルーンパンピング(intraaortic balloon pumping；IABP)を装着したが，悪性の心室性不整脈のためにPCPSの適応となっている．PCPS運用総時間は200±52時間で，1例がポンプ不全が進行して死亡し，5例が無事に退院した．

Katoら[4]はPCPSを用いた劇症型心筋炎9例(男性2例，女性7例，年齢49.0±15.3歳)について検討している．3例が急性期の心エコーでEF＝30～39％であった．全例が昇圧薬の持続静注，ステロイドパルス療法，IABPを同時に行っている．PCPS運用総時間は6.4±2.2日で，全例がPCPSから離脱できたが，1例が多臓器不全のため，1例が進行したポンプ不全のために死亡し，7例(77.7％)が十分にリハビリテーションが行われ退院している．

筆者も以前，新潟県での劇症型心筋炎の予後について報告した[5]．この中には一部今回の症例と重複するものも含まれるが，IABP(18例)あるいはPCPS(10例)を必要とした劇症型心筋炎18例(男性13例，女性5例，年齢23～78歳)について検討している．

心筋炎の確診は組織所見から13例で得られ，18中9例は急性期に死亡し，9例が退院した．4例の急性期に行われた左室造影ではEF 28～41％であった(表1)．入院後のCK値の持続上昇が死亡群に多く認められ，遷延性の心筋細胞傷害が存在する症例が，予後に影響すると考えられた．また専門病院への搬送が遅れた症例，重篤な心室頻拍，心室細動が頻発する症例で予後が悪く，早期診断の重要性，不整脈に対する適切な対処が必要と考えられた．

表2 長期予後調査対象症例の概要（本調査）

予後対象総症例数	30例
男性：女性	13：17
年齢	49.5±12.8歳
観察期間	961.6±780.0日
病型	
特発性心筋炎	21例(70.0%)
ウイルス性心筋炎	8例(26.6%)
好酸球性心筋炎	1例(3.3%)
心イベントによる再入院率	3例(10.0%)
死亡率	3例(10.0%)
再燃率	1例(3.3%)

長期予後

本調査の報告

社会復帰できた生存退院患者30例の結果を表2に示す。心イベントによる再入院患者3例のうち2例は心不全の増悪，1例は心筋炎の再燃であった。死亡患者の3例のうち2例が心不全で，1例が慢性関節リウマチの増悪で死亡した。退院時に心血管系薬物が投与されていない症例は12例(40%)で，退院後に投与を中止された症例は5例(16.7%)であった。これら17例(56.6%)の症例ではイベント発生，死亡，再燃はみられなかった。

他施設の報告

あまり詳細は述べられていないが，先に記述した報告から長期予後を以下に示す。

Chenら[2]の報告では，退院できた心臓移植2例を含む9例(81.1%)が3.2年後まで経過観察されている。死亡はなく，心エコーによる検査のできた4例のEFは50～60%と良好であったとしている。

Katoら[4]の報告では，退院した7例全例が遠隔期のNYHA I度であり，心胸郭比は48±4%，EFは55±10%とほぼ正常であった。また心電図では2例に陳旧性心筋梗塞に類似した所見を呈したが，その他の症例はほぼ正常に近かったとしている。

筆者らが以前報告した[5]新潟県症例の心機能の経時的変化を表1に示す。急性期に左室造影を行った症例は4例，治癒期に行ったのは7例，遠隔期は3例である。死亡したのは3例で，2例が急性期に死亡した症例，1例が遠隔期発症4年8か月後に心不全で死亡した症例である。症例3と症例4は治癒期病日には左室容積が縮小し，EFが著明に改善し，可逆的な障害であったと考えられた。しかし，一方で症例1と症例10のように左室機能障害が残る症例も存在する。これらの症例は第93病日，第74病日にも活動性の心筋炎が存在しており，心筋炎が遷延していると考えられた。その後，症例1は3年7か月後の心エコーでEF 66%まで改善し，7年7か月経った現在も健在であるが，症例10は4年6か月後の心エコーでもEF 30%と低下したままで，その2か月後に心不全で死亡している。このように，遷延する心筋炎は，十分な経過観察をする必要があり，改善してこない症例は，進展を防ぐ何らかの治療（心臓移植や免疫抑制療法など）が必要となるのではないかと考えられる。

ところで最近，McCarthyら[6]がJohns Hopkins Hospitalの症例からfulminant myocarditis 15例とacute myocarditis 132例を比較し，むしろfulminant myocarditisのほうが予後が良いとの報告がなされた。剖検で診断された症例は除外し，生存中に心筋生検で診断された症例を対象としている。5.6年の経過観察期間中に，fulminant myocarditisは1例が入院中に亡くなったのみで，生存率93.3%であるのに対し，acute myocarditisは心臓移植をしない5年生存率が70%であったと報告している。しかし，彼らのfulminant myocarditisの症例は，15例中2例が補助循環を使用しているのみであり，筆者の対象としている症例とは大きく異なっているので，単純に比較することはできない。またこの中にはCooperら[7]が指摘しているような予後の悪い巨細胞性心筋炎は含まれておらず，予後を考察するにあたっては注意を要する。しかし，fulminant myocarditisは，内径短縮率の劇的な改善（急性期19±4%から，6か月後30±8%）を期待できる[8]と彼らが指摘しているように，多くの劇症型心筋炎症例が，急性期を乗り切れば心機能の改善が望めるとの事実は，筆者らの多症例と一致するものである。すなわち，劇症型心筋炎は，補助循環を駆使した集中治療をしてでも，急性期を何とか乗り切ることが非常に重要である，ということであろう。

おわりに

劇症型心筋炎で，循環補助装置と医療スタッフの充実した循環器専門病院で治療を受けた症例は，世界的にみてもいまだ少数例にとどまっている。その中で，今回の52例という報告は，多くの知見を教えてくれている。劇症型心筋炎は，以前はなすすべもなく，薬が反応しなければ死を待つしかなかったわけであるが，本調査のように，急性期を乗り切れば心機能の改善が望め，社会復帰可能な症例が多く存在する。早期診断の重要性，補助循環の適切な使用方法，慢性期の注意点など，明らかにすべき問題点はいろいろ残されているが，今後，劇症型心筋炎の予後が改善することを願うものである。

＜文献＞

1) 和泉　徹，磯部光章，今泉　勉，他：日本循環器学会学術委員会：心肺補助循環を用いた劇症型心筋炎の治療と予後に関する調査研究．Jpn Circ J 2000；64（Suppl III）：985-992
2) Chen YS, Wang MJ, Chou NK, et al：Rescue for acute myocarditis with shock by extracorporeal membrane oxygenation. Ann Thorac Surg 1999；68：2220-2224
3) Kawahito K, Murata S, Yasu T, et al：Usefulness of extracorporeal membrane oxygenation for treatment of fulminant myocarditis and circulatory collapse. Am J Cardiol 1998；82：910-911
4) Kato S, Morimoto S, Hiramitsu S, et al：Use of percutaneous cardiopulmonary support of patients with fulminant myocarditis and cardiogenic shock for improving prognosis. Am J Cardiol. 1999；83：623-625, A10
5) 小玉　誠，相澤義房：劇症型心筋炎の遠隔期病像と予後．循環器科 1998；44：462-468
6) McCarthy RE, Boehmer JP, Hruban RH, et al：Long-term outcome of fulminant myocarditis as compared with acute（nonfulminant）myocarditis. N Engl J Med 2000；342：690-695
7) Cooper LT, Berry GJ, Shabetai R：Idiopathic giant-cell myocarditis—natural history and treatment. Multicenter Giant Cell Myocarditis Study Group Investigators. N Engl J Med 1997；336：1860-1866
8) Felker GM, Boehmer JP, Hruban RH, et al：Echocardiographic findings in fulminant and acute myocarditis. J Am Coll Cardiol 2000；36：227-232

IV 劇症型心筋炎の治療

急性期治療のプロトコール　A

青山直善

　近年，心臓救急の臨床に大動脈内バルーンパンピング（intraaortic balloon pumping；IABP），経皮的心肺補助装置（percutaneous cardiopulmonary support；PCPS）や補助人工心臓（ventricular assistant device；VAS）などの心肺補助循環法が導入され，従来では救命しえなかった劇症型心筋炎症例が社会復帰を果たすようになった[1,2]。

　日本循環器学会学術委員会では，1997年から1999年度にかけて「心肺補助循環を用いた劇症型心筋炎の治療と予後に関する調査研究」（班長：北里大学医学部内科　和泉徹）を展開し，本国における心肺補助循環を必要とした劇症型心筋炎症例を対象にその現状を調査してきた[3,4]。その結果，PCPSを用いた劇症型心筋炎患者の救命率は57.7％で，救命された劇症型心筋炎患者の平均観察期間962日の予後は，再入院率10％，再燃率3.3％，死亡率10％であった。また，PCPSを必要とした劇症型心筋炎症例の予後を左右した要因として，①心機能と腎機能の障害の程度とPCPS運用中のその回復度，②循環不全を生じないPCPS補助流量の設定，③PCPSの合併症である下肢血行障害と多臓器不全の予防，が挙げられた。

　これらの調査結果に基づき，さらなる救命率の向上のために，適応基準，管理方針，合併症対策や離脱基準を標準化するための検討が積まれ，「PCPSを用いた劇症型心筋炎症例に対する治療方針」（図1）が提示された[3,4]。本項では，そのガイドラインの詳細を主に解説する。

どのような急性心筋炎症例がPCPSの導入に至ったか

　初発症状は，発熱，全身倦怠感，咳嗽，悪心・嘔吐，関節・筋肉痛，頭痛の順に多く，感冒様症状に全身倦怠感および消化器症状を伴った症例は要注意といえる。主症状は，呼吸困難，ショック，悪心・嘔吐，発熱，失神・痙攣，胸痛，全身倦怠感の順に多く，心症状が主体であった。発病から入院までの期間は平均4.67日と短く，急激な経過で重篤な状態になっていた。

　来院時のバイタルサインは，約半数の症例が収縮期血圧90 mmHg以下を示し，約6割の症例が頻脈か徐脈であった。来院時の心電図所見は，約8割の症例が洞性頻脈か完全房室ブロックのいずれかを呈し，ST-T異常，異常Q波，低電位差および胸部誘導におけるR波の減高，QRS幅の延長などを認めた。胸部X線写真は，約7割の症例が心胸郭比の軽度拡大と肺うっ血を示した。心エコー図では，左心房・心室の拡大がなく，左室壁

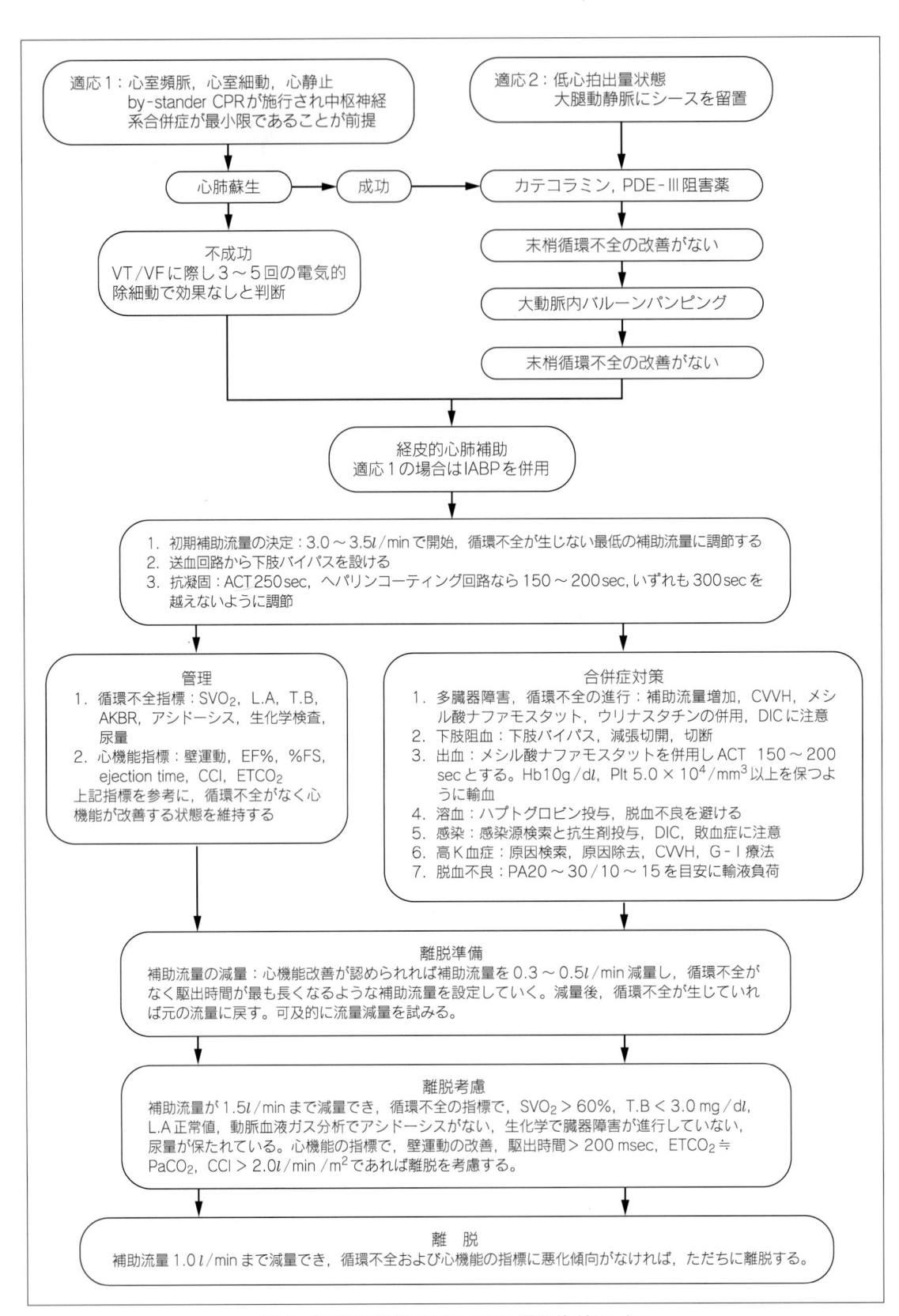

```
┌─────────────────────────────────────┐   ┌─────────────────────────────────────┐
│ 適応1：心室頻脈，心室細動，心静止      │   │ 適応2：低心拍出量状態                 │
│ by-stander CPRが施行され中枢神経     │   │     大腿動静脈にシースを留置          │
│ 系合併症が最小限であることが前提       │   │                                     │
└─────────────┬───────────────────────┘   └──────────────┬──────────────────────┘
              │                                          │
              ▼                                          │
         ┌─────────┐    ┌──────┐                         │
         │ 心肺蘇生 │──▶ │ 成功  │──────────────────────▶│
         └────┬────┘    └──────┘                         ▼
              │                         ┌──────────────────────────────┐
              ▼                         │ カテコラミン，PDE-III阻害薬     │
    ┌──────────────────────┐            └──────────────┬───────────────┘
    │ 不成功                │                          ▼
    │ VT/VFに際し3～5回の    │            ┌──────────────────────────────┐
    │ 電気的除細動で効果なし  │            │ 末梢循環不全の改善がない       │
    │ と判断                │            └──────────────┬───────────────┘
    └──────────┬───────────┘                          ▼
               │                         ┌──────────────────────────────┐
               │                         │ 大動脈内バルーンパンピング       │
               │                         └──────────────┬───────────────┘
               │                                        ▼
               │                         ┌──────────────────────────────┐
               │                         │ 末梢循環不全の改善がない        │
               │                         └──────────────┬───────────────┘
               │                                        │
               └────────────────────┬───────────────────┘
                                    ▼
                    ┌────────────────────────────────┐
                    │ 経皮的心肺補助                   │
                    │ 適応1の場合はIABPを併用          │
                    └────────────────┬───────────────┘
                                     ▼
```

1. 初期補助流量の決定：3.0～3.5 l/minで開始，循環不全が生じない最低の補助流量に調節する
2. 送血回路から下肢バイパスを設ける
3. 抗凝固：ACT 250 sec，ヘパリンコーティング回路なら150～200 sec，いずれも300 secを越えないように調節

管理
1. 循環不全指標：SVO_2，L.A，T.B，AKBR，アシドーシス，生化学検査，尿量
2. 心機能指標：壁運動，EF%，%FS，ejection time，CCI，$ETCO_2$

上記指標を参考に，循環不全がなく心機能が改善する状態を維持する

合併症対策
1. 多臓器障害，循環不全の進行：補助流量増加，CVVH，メシル酸ナファモスタット，ウリナスタチンの併用，DICに注意
2. 下肢阻血：下肢バイパス，減張切開，切断
3. 出血：メシル酸ナファモスタットを併用しACT 150～200 secとする。Hb 10 g/dl，Plt 5.0×10^4/mm^{3}以上を保つように輸血
4. 溶血：ハプトグロビン投与，脱血不良を避ける
5. 感染：感染源検索と抗生剤投与，DIC，敗血症に注意
6. 高K血症：原因検索，原因除去，CVVH，G-I療法
7. 脱血不良：PA 20～30/10～15を目安に輸液負荷

離脱準備
補助流量の減量：心機能改善が認められれば補助流量を0.3～0.5 l/min減量し，循環不全がなく駆出時間が最も長くなるような補助流量を設定していく。減量後，循環不全が生じていれば元の流量に戻す。可及的に流量減量を試みる。

離脱考慮
補助流量が1.5 l/minまで減量でき，循環不全の指標で，$SVO_2 > 60\%$，T.B < 3.0 mg/dl，L.A正常値，動脈血液ガス分析でアシドーシスがない，生化学で臓器障害が進行していない，尿量が保たれている。心機能の指標で，壁運動の改善，駆出時間 > 200 msec，$ETCO_2 \fallingdotseq PaCO_2$，CCI > 2.0 l/min/m^{2}であれば離脱を考慮する。

離脱
補助流量 1.0 l/minまで減量でき，循環不全および心機能の指標に悪化傾向がなければ，ただちに離脱する。

図1　劇症型心筋炎に対するPCPS運用ガイドライン

運動低下，軽度左室壁肥厚を示し，心嚢液貯留が認められた。動脈血液ガス分析では代謝性アシドーシスの呼吸性代償，血液・生化学検査では白血球の著明な上昇，心筋逸脱酵素の上昇，腎機能低下，低Na血症，CRP上昇が特徴的所見であった。

最も予想しがたいことに，入院時にバイタルサインが安定しているにもかかわらず，まもなく低心拍出性ショックや突然の致死性不整脈を発症して心肺危機に陥る症例が存在したことである。たとえ安定している急性心筋炎症例でも，常に前記所見を念頭に置き，Swan-Ganzカテーテルモニタ，心電図，心エコー図や血液学的検査による厳重な定期的経過観察，および補助循環法をはじめとする救命治療への準備をしておくことが必要である。また，補助循環法はあくまでもブリッジ療法であるため，回復が望める疾患に適応がある。したがって「循環補助法を導入してでも救命する」という絶対的な根拠が求められる。状況が許す限り，早急に冠動脈造影と心内膜心筋生検を施行して診断を確定しておくことが必要である。

どのような病態に補助循環法が必要か—IABPやPCPSの適応

今までの報告によるPCPSの具体的な導入状況は，以下に分類される[2,5]。
① 来院時，難治性の心静止または致死性不整脈
② 来院時，低心拍出症候群
③ 内科的薬物治療中に生じた心静止，心室頻拍や心室細動
④ 内科的薬物治療中に進行する低心拍出症候群
⑤ 内科的薬物治療とIABP併用療法中に生じた心静止，心室頻拍や心室細動
⑥ 内科的薬物治療とIABP併用療法中に進行する低心拍出症候群

以上の導入状況は，「心静止や致死性不整脈」と「低心拍出症候群」の2つの導入適応に集約される。

あらゆる治療に抵抗性の「心静止や致死性不整脈」症例にPCPSが導入されることに異論はない。しかし「低心拍出症候群」をいかにとらえ，どのような基準によりPCPSを導入すべきかは定まっていなかった。したがって，前記②，④は，PCPSの過剰適応を招く可能性がある。PCPSによる合併症が重篤で致命的であることを考慮すると，過剰適応は避けなければばらない。

以下に，補助循環法(IABP，PCPS)の導入適応について述べる。

心静止や致死性不整脈に対する導入

難治性の心静止や致死性不整脈に対してPCPSを積極的に導入すべきである。ただし，院外心肺停止症例に対しては，by-standerで心肺蘇生が施行され，中枢神経系合併症が最小限に食い止められていることを確認することが重要である。特に，意識レベルがJCS 300の症例は，搬入時およびその経過を十分に考慮した後に導入を決定する必要がある。むやみに心肺停止症例に導入すべきではない。

心室頻拍や心室細動時には電気的除細動を計3～5回施行しても抵抗する症例にPCPSを導入する。劇症型心筋炎の場合は，それ以上施行しても回復する症例はまれであり，かつショックの時

Side Memo 1

PCPSを導入した劇症型心筋炎症例の来院時の意識レベルと予後

意識清明33例中の16例，混濁5例中の3例，昏睡2例中の1例が社会復帰を果たした。

表1 循環不全の指標

1. 動脈血液ガス分析（代謝性アシドーシス）
2. 混合静脈血酸素飽和度
3. 乳酸
4. 総ビリルビン
5. 動脈血ケトン体比
6. 生化学検査（各臓器機能）
7. 尿量

間をなるべく短時間にすることを考慮した導入基準である。心静止や完全房室ブロックに対しては、ペースメーカーを挿入しても有効に機能しない症例やたとえ機能したとしても内科的薬物治療とIABPの併用療法において循環不全から回復できない症例に導入する。

低心拍出症候群に対する導入
―低心拍出状態をどのようにとらえるか

「低心拍出症候群」の治療は，「末梢循環不全」を改善することにある。循環補助法の基本は，全身への循環を良好に維持して心原性ショックや循環虚脱の状態より早急に離脱させるとともに，ポンプ失調に陥った心臓を積極的に回復させることである。つまり，積極的に循環補助法を導入しても「末梢循環不全」が改善しない管理をしているのであれば，適切な循環補助管理とはいえない。そこで，「循環不全の指標」（表1）を設定し，循環不全が存在するのであれば，第一段階としてカテコラミンやPDE-Ⅲ阻害薬を使用し，それでも循環不全が進行するのであれば，第二段階としてIABPを，さらに第三段階としてPCPSを導入する，という段階的な手順を踏むことが必要である。つまり「循環不全の指標」を測定しながら段階的治療を進めていき，循環補助法の過剰適応を防止することが重要である。

ただし，心筋炎の場合は過剰なカテコラミンが病態を悪化させる可能性があるので，必ずしもカテコラミンを極限量まで使用せず第二段階のIABPに移行する。次の段階治療の導入を決断するまでの観察時間は，症例により異なる。つまり導入した段階治療で血行動態の安定が得られたのであれば時間単位で経過観察し，「循環不全の指標」を測定したのちに次の段階治療の導入を検討する。血行動態が不安定で一刻を争う状況では，最も簡便に測定できる動脈血液ガス分析（アシドーシスの進行）を参考に，次の段階治療の導入を積極的に進め，ショックの時間をなるべく短時間にするように留意する。また，この経過中に心静止や致死性不整脈が出現した場合には，前述「心静止や致死性不整脈に対する導入」に準じてPCPSを導入する。さらに，PCPS候補症例には，緊急時に早急な対応ができるように大腿動静脈にあらかじめシースを留置しておく。

PCPS導入時の対応

通常，PCPSを導入する直前にヘパリン（約5,000単位）を投与する。時間的な余裕があれば，activated clotting time（ACT）を測定した後に投与量を決定する。PCPS施行中の鎮静には臭化ベクロニウムとミダゾラムを持続静注する。人工呼吸器は原則的に酸素濃度を50％以下にして呼気終末陽圧呼吸（PEEP）を使う。さらに，終末呼気炭酸ガス分圧（$ETCO_2$）測定装置を装着する。冠動脈血流維持による心筋保護や後負荷軽減および末梢循環を維持するためにIABPを併用する。Swan-Ganzカテーテルは連続心拍出量（心係数）測定用を挿入する。動脈圧ラインは右橈骨動脈に留置して脳への酸素運搬の指標とする。PCPS導入後はカテコラミンの投与はできるだけ最小限とする。また，可及的早期に送血回路から下肢バイパスを

A 急性期治療のプロトコール 61

設ける。

また，循環不全が改善傾向を示し血行動態が安定した場合には，必要に応じて以下の薬物療法を追加する。利尿薬はフロセミドの静注，血管拡張薬はニトログリセリン，硝酸イソソルビド，心房利尿ペプチド薬カルペリチドなどの持続静注，さらにACE阻害薬（カプトリルやエナラプリル）やCa拮抗薬（アムロジピン）の早期経口投与を開始する。ジゴキシンは頻脈性心房細動を合併した症例にのみ投与する。この際，不整脈の誘発に注意する。さらに，利尿薬に反応せず，腎不全，浮腫，希釈性低Na血症，肺動脈楔入圧の上昇を生じた場合に，対外限界濾過法（ECUM）や血液濾過法（CAVH, CVVH）の併用を行う。栄養は，循環不全から回復し状況が許せば経管栄養を早期から開始する。

PCPSの管理

補助流量の決定

PCPS導入時の目標は，循環不全を改善させ迅速にショックから回復させることである。初期補助流量を約3～3.5 l/minで開始し，まず簡便に測定できる動脈血液ガス分析でアシドーシスが改善していることを確認する。改善がなければ補助流量を増量し，再度確認したのちに初期補助流量を決定する。血行動態が安定した時点で「循環不全の指標」を測定し，循環不全から確実に回復していることを確認する。その後の補助流量は，「循環不全が生じない最低の流量」を設定していくことになる。最も簡便な補助流量決定法として，心エコーで駆出時間を測定し「循環不全が生じない流量でかつ駆出時間が最も長くなるような最低の流量」を適正補助流量とする。補助流量は必要最小限であるほうが後負荷が少なく心機能の回復も早く，PCPSの離脱も早いと考えられる。ただし，循環不全が存在するのであれば補助流量を増加し，循環不全を改善させることを最優先に考えなければならない。

抗凝固療法

PCPS施行中の抗凝固療法としてヘパリンを使用し，ACTを250秒前後に維持する。ヘパリンコーティング回路を使用した場合は150～200秒（180秒前後）で維持可能である。いずれも300秒を越えないように設定する。出血傾向が出現した場合には，メシル酸ナファモスタットを併用し，ヘパリンを減じてACTを150～200秒（180秒前後）に維持する。

合併症およびその対策

多臓器不全

PCPSを必要とした劇症型心筋炎で多臓器不全に陥った症例は，PCPS導入の遅れや導入後も遷延するショックから回復できずに死に至っている[2,5]。まず，PCPSの導入を適切に判断しかつ速

Side Memo 2

初期補助流量と予後

低心拍出症候群でPCPSが導入された症例における死亡症例の初期補助流量は，その生存症例に比較して低流量であった。たとえPCPSを離脱し得たとしても，残存する腎機能障害は死亡症例で有意に高度であり，かつ初期補助流量が生存症例に比較して低流量であった。つまり，循環不全から回復しうる適切な初期補助流量を設定し多臓器不全への移行を予防することが良好な予後を導く重要な要因であった。

やかに導入し，ショックの期間を可能な限り短くすることに留意する。初期は多少輸液負荷を必要とすることもあるが，補助流量を増加させて「循環不全の指標」が確実に改善する流量を設定する。さらに，生体防御機構が破綻した結果としてサイトカインを初めとする種々のhumoral mediatorが過剰生産される。これらを制御する目的で，持続的血液浄化療法の併用[6]，メシル酸ナファモスタットやウリナスタチン[7]の投与を考慮する。また，播種性血管内凝固症候群（DIC）の発症に注意する。

下肢血行障害

心肺蘇生下のカニュレーションで高率に発生する傾向にある[2]。慎重なカニュレーションはもとより，PCPS候補症例にはあらかじめ大腿動静脈にシースを留置しておき，緊急時のPCPS導入に備えておく。PCPS導入後は，可及的速やかに送血回路から下肢バイパスを設ける。下肢に虚血症状が出現した後のバイパスは無効である。つまり，今のところ早期バイパス以外に下肢血行障害の有効な予防策はない。

出血，溶血，感染，高K血症

出血に対しては致命的な原因がない限り前述した「抗凝固療法」の項目に従って対処する。ヘモグロビンは10 g/dlを維持し，血小板数は$5.0\times10^4/\mu l$以上を保つように輸血する。

溶血により腎障害が進行しているのであればハプトグロビンを投与する。また，脱血不良による機械的な溶血を予防するために収縮期肺動脈圧が20〜30 mmHgを維持するように適時輸液する。

感染については通常の対策を駆使するが，感染源の検索とカテーテル感染予防を念頭に置く。また，DICの合併に注意する。

高K血症の原因は，循環不全に伴う組織崩壊（特に，下肢虚血），腎不全，溶血，薬物，特にメシル酸ナファモスタットを使用していればその副作用が考えられる。まず原因を明らかにして，原因除去および持続的血液浄化療法を含めた対処法を選択する。

PCPS離脱基準

循環不全がなく，かつ「心機能の指標」（表2）が改善してきた時点で補助流量を徐々に減量し，可及的早期にPCPSから離脱することを念頭に置いて管理していくことが大切である。補助流量の

表2 心機能の指標

1. 左室壁運動
2. 駆出分画，左室径短縮率
3. 駆出時間
4. 終末呼気炭酸ガス分圧
5. 連続心拍出量係数

表3 PCPS離脱基準

1. 離脱考慮
   補助流量が1.5 l/minまで減量できた時点で，
   1) 循環不全指標
      ・混合静脈血酸素飽和度＞60％
      ・総ビリルビン＜3.0 mg/dl（溶血のないとき）
      ・動脈血ケトン体比，乳酸：正常値
      ・動脈血液ガス分析：アシドーシスなし
      ・生化学検査：各臓器障害の進行なし
      ・尿量が保たれている（腎不全のないとき）
   2) 心機能指標
      ・壁運動，EF・％FSの改善
      ・駆出時間＞200 msec
      ・$ETCO_2 \fallingdotseq PaCO_2$
      ・CCI＞2.0 l/min/m^2
2. 離脱
   1の条件が満たされていれば，補助流量を1.0 l/minに減量し，循環不全および心機能指標に悪化傾向がなければ，ただちに離脱

減量は通常 0.3〜0.5 l/min を目安に試みるが,各症例の循環動態や心機能を考慮して決定する。減量後の「循環不全の指標」が減量前より悪化しているのであれば,減量前の補助流量に戻して経過観察する。循環不全がなく「心機能の指標」がさらなる回復傾向を示せば,補助流量の減量を試みる。この操作を繰り返して,可及的早期に補助流量の漸減を試みる。補助流量が 1.5 l/min まで減量できた時点で「離脱基準」(表3)に示す条件を満たせば,補助流量を 1.0 l/min に減量して,「循環不全および心機能指標」に悪化傾向がなければPCPS を離脱する。離脱前にはカテコラミン投与量が最小限になっていることが望ましい。必要であれば離脱に伴いカテコラミンを最小限増量して離脱を補助することもある。

PCPS からの離脱は可能な限り早期に行うことを常に念頭に置く必要がある。それが,PCPS 合併症の発症予防につながる。PCPS の離脱に成功したならば,引き続き「循環不全および心機能の指標」を参考に,IABP やカテコラミンからの離脱を速やかに行う。

ガイドラインの有用性

調査症例を対象に,このガイドラインに従ってPCPS が管理されていた症例を優良群とし,このガイドラインに従って管理されていない症例を不良群に分類し,生存群と死亡群のおけるガイドラインの有用性を検討したところ,優良群の 82.6%が救命され,不良群の 89.5%が死亡していた。この死亡症例における問題点は,PCPS 導入の遅延(35.3%),補助流量設定不良(94.1%),離脱基準無視(23.5%),下肢虚血および多臓器不全の発症(58.8%)であった。

優良群でありながら死亡した症例は,心機能が回復しない(2例),PCPS 導入時にすでに下肢虚血が存在した(1例),PCPS 離脱後に PCPS と関連のない多臓器不全を発症(1例)し死亡していた。また,不良群でありながら生存した症例は,PCPS の導入遅延により脳後遺症(1例),補助流量設定不良により肝腎機能障害(1例)など,いずれも後遺症を残していた。心機能の回復が得られなかった症例を除き,ガイドラインの有用性は十分に立証されていると考えられる。

今後の課題

劇症型心筋炎の早期診断法の確立は,予後改善に大いに貢献するものであるが,未だに不明であり,厳重な経過観察以外にその対処法はないのが現況である。

また,提示されたガイドラインはもとより,さらなる救命率の向上のためには,心機能の障害を軽減,予防し,その回復度を助長させる治療が必要である。今後,劇症型心筋炎の原因が究明され,炎症性不全心筋に対する根治治療の確立が望まれる。それは補助循環法からの早期離脱を容易にし,予後改善に寄与するばかりでなく,補助循環法の導入や慢性期の心機能障害の出現を予防すると期待される。

<文献>

1) Kato S, Morimoto S, Hiramitsu S, et al : Use of percutaneous cardiopulmonary support of patients with fulminant myocarditis and cardiogenic shock for improving prognosis. Am J Cardiol 1999 ; 83 : 623-625
2) 青山直善:救命治療を必要とする心筋炎. Heart View 1998 ; 2 : 642-649
3) 和泉 徹,磯部光章,今泉 勉,他:日本循環器学会学術委員会:心肺補助循環を用いた劇症

型心筋炎の治療と予後に関する調査研究. Jpn Circ J 2000 ; 64(suppl III) : 985-992
4) Aoyama N, Izumi T, Hiramori K, et al : National survey of fulminant myocarditis in Japan—Therapeutic guidelines and long-term prognosis of using percutaneous cardiopulmonary support for fulminant myocarditis (special report from a scientific committee)—. Circ J 2002 ; 66 : 133-144
5) 青山直善, 井関砂絵, 和泉 徹:劇症型心筋炎—救命できる疾患へのあゆみ. 日本医事新報 1999 ; 3914 : 1-12
6) 松田兼一, 平澤博之, 志賀英敏:CHDF による SIRS の制御. 集中治療 1998 ; 10 : 863-872
7) Kawamura T, Inada K, Akasaka N, et al : Ulinastatin reduces elevation of cytokines and soluble adhesion molecules during cardiac surgery. Can J Anaesth 1996 ; 43 : 456-460

IV 劇症型心筋炎の治療

慢性期治療のプロトコール　B

猪又孝元

劇症型心筋炎生存例における慢性期治療の背景

　劇症型心筋炎の治療は，その劇的な進展を呈する病像のため急性期の対処法に大部分の意識が集中していると言っても過言ではない。経皮的心肺補助装置(percutaneous cardiopulmonary support；PCPS)使用症例に限ってではあるが，このほどわが国における劇症型心筋炎の生命予後[1]が初めて報告された。この結果をみると，急性期に約4割もの症例が死亡しており，急性期治療が本症の最大の焦点であることに異論はない。

　しかし，社会復帰例の長期予後の追跡調査結果をみると，入院以上の心イベント発症率は2割に及び，うち慢性期死亡症例は1割も存在している(図1)。残念ながら本報告では，心エコー所見や血漿BNP値など慢性期心機能を反映する詳細なデータは提示されていない。筆者もその予後調査に携わったひとりであるが，慢性期データの欠落が顕著で，患者管理が必ずしも十分に行われていない現状がうかがえた。その背景として，「劇症型心筋炎は急性期さえ乗り切ってしまえば正常に近い心機能に回復する」という一種の油断が見え隠れしているように思えてならない。

　さらに追い討ちをかけるように，「劇症型心筋炎

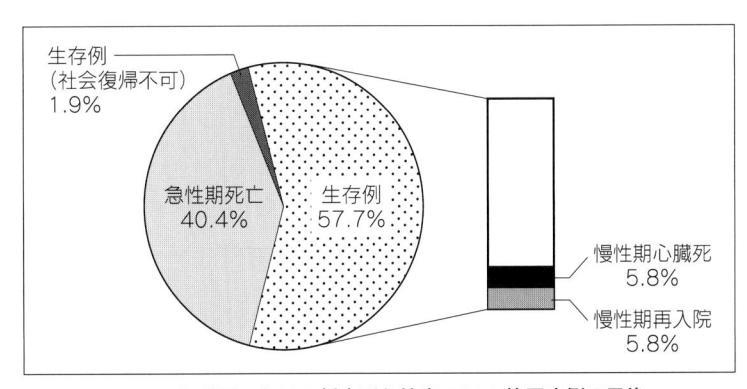

図1　わが国における劇症型心筋炎PCPS使用症例の予後
(日本循環器学会学術委員会「心肺補助循環を用いた劇症型心筋炎の治療と予後に関する調査研究」[1]より)

- 生存例(社会復帰不可) 1.9%
- 急性期死亡 40.4%
- 生存例 57.7%
- 慢性期心臓死 5.8%
- 慢性期再入院 5.8%

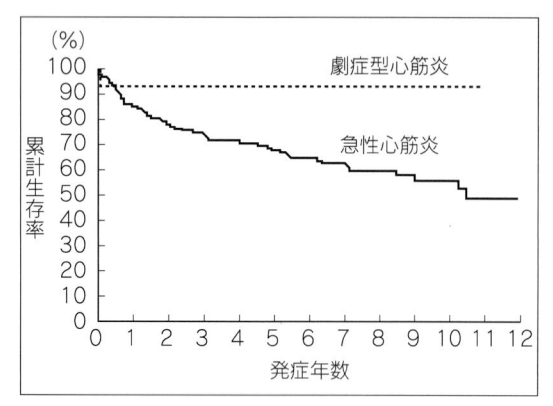

図2 McCarthyらの報告[2]による「劇症型心筋炎」の予後（一部改変）

は通常の急性心筋炎より予後が良い」と結論づけたMcCarthyらの報告[2]（図2）がNew England Journal of Medicineに掲載され，本症の経験が少ない臨床医を中心にますますその「誤解」を拡大させていることに危惧の念すら感じられる。同論文に関しては，劇症型心筋炎の定義がわが国で通常用いられているものとは大きく異なっていることに注意が必要である。すなわち，論文中の「劇症型心筋炎」がわが国で用いられている「『通常の』急性心筋炎」を広く含有しており，一方，「急性心筋炎」は遷延性の慢性心筋炎を含有していることが読み取れる。また生命予後曲線を見てみると，同論文中の劇症型心筋炎群では急性期にわずか1割に満たない症例しか死亡しておらず，前述のわが国の予後調査結果とは大きく食い違っていることに本論文の問題点が浮き彫りになっている。

いずれにせよ，心筋細胞の脱落を中心に心筋炎後の心臓は全体として何らかの問題を有しており，以下に示す慢性期管理上の強調点を十分に意識して，適切な経過観察と治療を展開していく必要がある。

心機能低下の病態と心室リモデリング

急性心筋炎における劇症化の発症機序に関しては不明な点が多い。しかし，いずれにせよ致死的状況を随伴しない通例の急性心筋炎との最大の相違点は，より重篤な心ポンプ不全をきたすことである。心筋炎の心機能低下は，炎症後の心筋細胞脱落という「構造的変化」と，サイトカインなどの炎症性物質による心収縮抑制という「機能的変化」との総和で構成される。実際心筋生検や心筋シンチグラムなどの所見から検討すると，同程度の心機能低下を呈している急性心筋炎でも，極めて心筋細胞の融解・脱落が激しい例から，一見正常な心筋構造を保持しているような例まで幅広いスペクトラムを有していることがわかる。当然のことながら，不可逆的要素の大きい前者の心筋炎後は心機能低下が持続することが予想されるし，一方，可逆的要素を持つ後者では心筋炎回復後は心機能がより回復に向かうことが期待される。

心筋炎の結果として生じた心筋細胞の脱落により，残存した心筋細胞は過剰な機械的負荷に対抗すべく肥大という変化により適応し，心室全体としては肥厚と拡大を生じる。心筋梗塞後を代表とする心室リモデリングの現象である。心筋炎後の心室リモデリングは心筋炎消褪後比較的早期に出現し，発症3か月後には特有な球状の心室をきたしうるとされる[1]。このような慢性負荷が継続した場合は，心室全体の不可逆的形態・機能変化がもたらされることになり，いわゆる「拡張型心筋症」様の病態を呈することとなりうる。

急性心筋炎での炎症遷延化

先進諸国において劇症型心筋炎の病態として最も頻度が多いと考えられているのは，通常の急性心筋炎と同様にウイルス感染を契機に出現した感

染・免疫反応である。コクサッキーBウイルスなどの感冒ウイルスが心筋感染の代表であるように，心筋炎は「心臓のカゼ」ともみなすことができる。通常の感冒が自己の免疫力のみで治癒に向かうように，急性心筋炎も通常は1〜2週間で炎症は消褪していく。

しかし中には，炎症がくすぶるような形で遷延する症例や，一見治癒したように思われても断続的に再発を繰り返す症例が報告されている[4,5]。確かに慢性心筋炎の診断ガイドライン[6]に示されているように，心筋炎の炎症持続のパターンとしては，明らかな炎症の始まりがとらえられている場合と，当初から不顕性に持続する場合とが存在する。慢性心筋炎の診断がなされたものの大部分は後者のパターンを有しており，劇症型心筋炎に引き続いて炎症が遷延化する症例は，極めてまれではあろう。

しかしながら一方で，拡張型心筋症のBatista手術例での切除心室筋を用いた検討では，高率に心筋組織内の持続炎症像が認められるとの報告がなされ[7]，ウイルス持続感染[8]やウイルス感染に引き続く自己免疫機序[9]の想定がさらにクローズアップされてきている。急性期を幸運にも乗り切った劇症型心筋炎例の心筋組織に炎症が残存・遷延していないかどうかは，その後の治療選択や予後に影響を及ぼす重要な要因であることに間違いはない。

心筋炎に随伴する不整脈

急性期には心ブロックや頻拍性心室性不整脈といった致死的不整脈がときに出現し，不整脈治療は急性期管理の重要な柱になっている。一方，これらの重症不整脈の多くは一過性で，炎症の消褪とともに軽減する。しかし，慢性期に至っても，脚・分枝ブロックや心室頻拍などが残存する例も少なくない。すなわち，劇症型心筋炎慢性期に出現する不整脈は，拡張型心筋症に類似していると考えてもよかろう。傷害心筋内での自動能亢進やリエントリー回路の形成，刺激伝導系への傷害などさまざまな機序が考えられる。

心ポンプ不全に対する治療

心室リモデリングの予防

心筋炎後のポンプ不全には，一般的な心不全・心機能低下時に準じて治療を展開していけばよい。特に心筋炎後の収縮能低下や左室拡大など心筋細胞脱落とそれに引き続く心室リモデリングの状況を呈している場合は，心筋梗塞後に準じ臨床的エビデンスを有するACE阻害薬[10]の投与を速やかに開始する。無症候性であっても心機能低下が残存する場合は，SOLVD予防試験[11]の結果から判断するにACE阻害薬を継続投与したほうが無難であろう。

心筋炎後のβ遮断薬の使用に関しては明確な治療指針は存在しない。しかし，心筋炎後の拡張型心筋症様病態には有効であると思われる。ただし，心筋炎後はさまざまな程度の心ブロックが残存することも多く，また，まれながら心筋内の炎症が遷延もしくは再発をきたす例が存在し心機能の進行性悪化をきたすことがあることより，その導入には十分に慎重な対応が必要と思われる。劇症型心筋炎の場合，筆者の施設では発症1か月以上経た慢性期に^{67}Ga心筋シンチグラフィと心筋生検を施行することが多いが，それらを含めて炎症の遷延所見が認められず，左脚ブロック以上の心ブロックが残存していないことを条件に，早期のβ遮断薬導入の適応を考えている。しかし，これまで13例の自験例からはこれを必要とした症

表1 ステロイド反応性心筋炎識別のためのスコアシステム

臨床所見	スコア					
	−2	−1	0		1	2
発症様式	急性				不顕性	
免疫異常を伴う全身性疾患の合併			なし			あり
ウイルス感染の徴候	確信	疑い	不明			
炎症構成細胞		NK, CD8+T	不明		マクロファージ, CD4+T	
巨細胞			なし			あり
遷延期間	14日以内		不明, 15日〜60日			61日以上

上記6項目のスコア合計が0〜+6になる症例はステロイド治療への反応が良好である。
文献14)より改変

例には遭遇していない。

持続炎症への対処

前述のごとく,劇症型を始めとする急性心筋炎後の炎症の遷延化例は極めてまれである。しかし,慢性期に以下の所見に遭遇した場合は,これを疑う必要がある。
① 発症2〜4週間を経ても持続する心機能低下
② 心筋構成成分(CK-MBや心筋トロポニンT)の持続高値
③ ^{67}Gaや^{99m}Tcピロリン酸の心筋集積像
④ 心筋生検での細胞浸潤を含む組織炎症像

心筋炎の慢性化・遷延化の機序を考えた場合,次のアプローチが想定される。

1) ウイルスの持続感染

これまで拡張型心筋症では心筋組織内へのウイルスゲノムの発現,すなわち,ウイルス持続感染を疑わせる報告が多数なされてきた。しかし,急性心筋炎後の症例でウイルス持続感染を認めうるのかどうかは不明のままである。ウイルス持続感染に対して施行しうる特異的治療法には,抗ウイルス薬投与とγグロブリン大量療法が考えられる。抗ウイルス薬の有効例は,C型肝炎ウイルス抗体陽性例に対してのインターフェロン投与の1例報告[12]がされているのみにすぎない。一方,γグロブリン大量療法も拡張型心筋症での治験例から判断すると,心筋組織に炎症性変化を認める例に限っても付加的有効性は確認できておらず[13],心筋炎症例に関して多大な期待は求めることは困難に思われる。

2) 自己免疫を中心とする免疫反応

免疫現象の抑制に最も使用されている薬剤は副腎皮質ホルモン,すなわちステロイドである。心筋炎急性期のステロイド使用の是非はいまだに決着を見ていないが,慢性炎症持続例へのステロイド投与の有効性はときに経験するところである。Kodamaら[14]は,自己免疫機序の関与する心筋炎の鑑別を念頭に,ステロイド治療反応例を識別するためのスコアシステムを提起している(表1)。スコアシステムの有効性を確認するには前向きの大規模試験が必要ではあるが,症例の層別化をはかるという概念は注目に値すると思われる。

不整脈に対する治療

劇症型心筋炎での急性期心ブロックの合併は比較的高率であるが,その出現は一時的で慢性期に恒久式ペースメーカー植込みを必要とする心ブ

ロック症例は極めてまれである。むしろ，ときに問題となるのは心室性不整脈の残存である。前述のようにその治療方針は拡張型心筋症と同様に判断されているのが現状である。すなわち，アミオダロンや植込み型除細動器の長期有効性，電気生理検査ガイドの有用性に関しては一定の見解は存在せず，各症例の所見から適切な治療法を選択していくしかないと思われる。

劇症型心筋炎後慢性期治療プロトコールの実際

上述の議論を踏まえ，われわれが実際に行っている慢性期治療プロトコールを以下に記す。

急性期を乗り切った後に心機能がほぼ正常化した急性心筋炎例では，無治療下での経過観察のみでよい例も存在する。しかし，急性期に補助循環を用いたような劇症型心筋炎においては，慢性期に心機能が正常化する症例は比較的少数である。心不全症状の有無にかかわらず，心ポンプ不全出現時はACE阻害薬の使用を必須とし，これに必要に応じて利尿薬を追加する。β遮断薬は拡張型心筋症の使用法を踏襲するが，原則的には炎症が完全に消褪するのを確認した後に開始する。ジギタリスも心ブロック増悪の可能性を念頭に，亜急性期は注意して使用する。なお，心室リモデリングの進展を予防するため，心機能低下例では急性期後1か月は入院下でリハビリテーションを進め，その後も少なくとも1年間は激しい運動は禁止とする。

心筋炎の遷延化が認められる場合は，ステロイド使用を考慮する。通常プレドニゾロン40〜60 mg/日から開始し，2〜4週ごとに5 mg/日ずつ漸減していく。15〜20 mg/日以下では漸減期間を3か月ごとに延長させ，自己免疫機序を特に強く疑う場合は5〜10 mg/日で維持させている。当然のことながら，病状進展を注意深く観察しながら投与法を選択していく必要がある。なお，急性心筋炎の遷延化で，ステロイドパルス療法が必要な例はまれと思われる。

不整脈の治療方針に関しては，心筋炎後慢性期に特有な治療方針は存在せず，一般的治療指針に基づく。1年ごとのホルター心電図施行は必要と思われる。

いずれにしても劇症型心筋炎において慢性期治療のコンセンサスはなく，各病状に合わせて適切な治療法を模索していく態度が重要である。

<文献>

1) 和泉 徹，磯部光章，今泉 勉，他：日本循環器学会学術委員会：心肺循環補助を用いた劇症型心筋炎の治療と予後に関する調査研究．Jpn Circ J 2000；64(Suppl III)：985-992
2) McCarthy RE, Boehmer JP, Hruban RH, et al：Long-term outcome of fulminant myocarditis as compared with acute (nonfulminant) myocarditis. N Engl J Med 2000；342：690-695
3) Mendes LA, Picard MH, Dec GW, et al：Ventricular remodeling in active myocarditis. Am Heart J 1999；138：303-308
4) Tsukimata JK, Kodama M, Hirono S, et al：Two cases of persistent myocarditis developing into dilated cardiomyopathy. Acta Med Biol 1995；43：109-115
5) Kodama M, Hanawa H, Saeki M, et al：A case of giant cell myocarditis with evidence of cardiac autoimmunity. Cardiovasc Pathol 1995；4：127-131
6) Japanese Circulation Society Task Force Committee on Chronic Myocarditis：Guideline for diagnosing chronic myocarditis. Jpn Circ J 1996；60：263-264
7) Terasaki F, Okabe M, Hayashi T, et al：

Myocardial inflammatory cell infiltrates in cases of dilated cardiomyopathy: light microscopic, immunohistochemical, and virological analyses of myocardium specimens obtained by partial left ventriculectomy. J Card Surg 1999 ; 14 : 141-146

8) Fujioka S, Kitaura Y, Ukimura A, et al : Evaluation of viral infection in the myocardium of patients with idiopathic dilated cardiomyopathy. J Am Coll Cardiol 2000 ; 36 : 1920-1926

9) Rose NR, Herskowitz A, Neumann DA : Autoimmunity in myocarditis: models and mechanism. Clinical Immunol Immunopathol 1993 ; 68 : 95-99

10) Sharpe N, Smith H, Murphy J, et al : Early prevention of left ventricular dysfunction after myocardial infarction with angiotensin-converting-emzyme inhibition. Lancet 1991 ; 337 : 872-876

11) The SOLVD Investigators : Effect of enalapril on mortality and the development of heart failure in asymptomatic patients with reduced left ventricular ejection fraction. N Engl J Med 1992 ; 327 : 685-691

12) Sato Y, Takatsu Y, Yamada T, et al : Interferon treatment for dilated cardiomyopathy and striated myopathy associated with hepatitis C virus infection based on serial measurements of serum concentrations of cardiac troponin T. Jpn Circ J 2000 ; 64 : 321-324

13) McNamara DM, Holubkov R, Starling RC, et al : Controlled trial of intravenous immune globulin in recent-onset dilated cardiomyopathy. Circulation 2001 ; 103 : 2254-2259

14) Kodama M, Okura Y, Hirono S, et al : A new scoring system to predict the efficacy of steroid therapy for patients with active myocarditis-a retrospective study. Jpn Circ J 1998 ; 62 : 715-720

IV 劇症型心筋炎の治療

ステロイドパルス療法　C

大内田昌直・今泉　勉

　劇症型心筋炎は，今なお原因不明の特発性のものが大部分を占め，急激な循環不全から致死的な経過をたどる極めて予後不良な疾患である。劇症型心筋炎は，いわゆる急性心筋炎で用いられる内科的薬物療法に治療抵抗性を示し，γグロブリン[1]，インターフェロン[2]，免疫抑制薬[3]，アンジオテンシン変換酵素阻害薬[4]などが試みられたが，いずれも明らかな治療効果は認められていない。近年，経皮的心肺補助装置（percutaneous cardiopulmonary support；PCPS）の普及に伴い一時的に致死状態に追い込まれた心筋炎患者の社会復帰が相次いで報告されている。しかしながら，PCPSはいまだごく限られた施設でしか使用できないのが現状である。筆者らは1984年よりPCPS導入前の劇症型心筋炎に対しステロイドパルス療法を用い，良好な成績を収めてきた。実験的心筋炎ではステロイドの投与は心筋炎を増悪させることが知られ，むしろ禁忌とされており，今回の日本循環器学会学術委員会「心肺補助循環を用いた劇症型心筋炎の治療と予後に関する調査研究」でも施設間での投与時期や使用量，使用期間の違いなどがみられ，その有用性についてはまだ検討すべき問題が残されている。本項では，われわれの施設での使用経験をもとに，劇症型心筋炎に対するステロイドパルス療法の有用性と問題点について述べる。

ステロイドの薬理作用

　現在，臨床の多くの分野でステロイドの有効性については確立され，難病や重篤な疾患に対し大きな成果を上げている。さらにその適応も拡大される一方で，メカニズムについて言及する多数の研究がなされているにもかかわらず，まだ不十分なのが現状である。実際ステロイドの効果として，生体内で生理的な量で働くホルモン作用と，治療薬として十分な量を投与した際にみられる薬理作用があるが，一般的な薬理作用としては，①抗アレルギー作用，②抗炎症作用，③免疫抑制作用，④抗腫瘍作用，⑤抗ショック作用などが挙げられる。

　これらの作用の中で，抗腫瘍作用はステロイドのアポトーシスを引き起こす性質を利用したものであるが，その他の作用については，広義の炎症反応の制御を目的としていると言ってよい。おそらく劇症型心筋炎に対するステロイドの効果は，こうした抗炎症的な働きが関与しているものと思われる。ステロイドの抗炎症薬としての作用機序として，炎症の重要なメディエータであるプロスタグランジンやロイコトリエンの生成を抑制する

表1 副腎皮質ステロイドの薬理作用

1. アラキドン酸代謝物
   ・産生抑制
   　　プロスタグランジン，ロイコトリエン
2. サイトカイン
   ・産生抑制
   　　IL-1, IL-2, IL-3, IL-4
   　　IL-5, IL-6, IL-8, G-CSF
   　　GM-CSF, TNF-α
   ・産生増強
   　　TGF-β
3. 接着分子発現
   ・産生抑制
   　　ICAM-1, ELAM-1
4. 抗体産生
   　　in vitro で産生増強，in vivo で産生抑制
5. 急性期反応蛋白
   　　in vitro で産生増強，in vivo で産生抑制
6. 炎症細胞の有する機能分子
   ・産生抑制
   　　スーパーオキサイド
   　　NO
   　　プロテアーゼ
   ・産生増強
   　　プロテアーゼインヒビター
   　　MnSOD(super oxide dismutase)
7. 炎症細胞の崩壊
   ・促進(アポトーシスによる？)
   　　リンパ球，好酸球

文献6)より引用

ことで，抗炎症作用を発揮すると考えられていた。これについては，ほぼ確実であると考えられているが[5]，最近ではアラキドン酸代謝物よりもサイトカインが炎症に大きく関与しているという見解が多い。現在，ステロイドによる多くのサイトカインに対する産生抑制作用が見出されている(表1)[6]が，実際にはこれ以外にも多くのサイトカイン産生抑制が想像される。このように広範にわたるステロイドのサイトカインに対する作用が，抗炎症作用の最も大きな部分であると考えられる。

また，さらに，接着分子の発現抑制作用[7]や抗体産生に対し抑制作用を有する。生体レベルでは，ステロイドパルス療法で明らかに産生抑制がかかるが，直接的ではなくサイトカインの産生抑制を介して抗体産生抑制しているものと考えられる。C反応性蛋白(CRP)や補体などの急性期反応蛋白についても抗体と同様であり，in vitro ではステロイドは産生増強に働くが[8]，生体にステロイドを投与した場合は，CRPが抑制されることは臨床の場でよく経験される。そのほか，プロテアーゼ産生抑制[9]や一酸化窒素(NO)，スーパーオキサイドなど酸化物の産生抑制[10]，さらにはプロテアーゼインヒビターの産生亢進やスーパーオキサイドのスカベンジャーであるMnSODの産生増強[11]などの作用も抑える働きを有する。

以上のようなステロイドの諸作用に関するデータは多くが in vitro で，生体内の複雑な炎症系の中でまったくそのとおりに発現しているかどうかは疑問もある。しかし，ステロイドがこれだけ多くの作用を持てば，抗炎症薬としての薬理作用は説明しうるものと考えられる。

ステロイドパルス療法

ステロイドパルス療法(以下，パルス療法)は1969年Kountzらにより腎移植の際の免疫療法として初めて導入された[12]。初期の報告では移植腎の定着率の改善が認められ，一方，重大な副作用を認めなかったことから，腎移植の際の治療法としてより安全で有効であるとの考えに至った。1975年にはDe Torrenteら[13]によりGoodpasture症候群に奏効した1例が報告され，1976年にはCathcartら[14]によるループス腎炎，Coleら[15]による小児の重症糸球体腎炎での治療例が報告され，これらのケースでは劇的な治療効果が認めら

れ，さらにパルス療法後のステロイド減量が可能となり，従来の長期大量ステロイド投与に伴う副作用を軽減しうる可能性を示唆した。以後その適応範囲は広がり，慢性関節リウマチ，強直性脊椎炎，多発性動脈炎，敗血症性ショックなどに加え，最近では急性脊髄損傷患者への大量持続投与が新たに保険適応となった。このようにステロイドは未知の能力を秘めており，今後も多岐にわたりその臨床効果を発揮してくれると思われる。

筆者らの施設では1984年，2例の劇症型心筋炎を経験し，いずれもカテコラミン，大動脈内バルーンパンピング(intraaortic balloon pumping：IABP)，体外式ペースメーカーなどを用い治療にあたったが救命できなかった[16]。その後，わらをもつかむ思いで抗ショック療法としてのパルス療法を用い，完全房室ブロックとwide QRS波を，劇的に改善し救命できた。以後，筆者らは症例を積み重ねパルス療法の使用適応と時期，用量について独自の見解を見出している。

次にパルス療法が有効であった自験例を紹介する。

症例

症例1

〔患者〕 50歳，女性，ゴム工場勤務(図1)
〔現病歴〕 生来健康であったが，仕事が多忙であった。1995年7月24日頃から発熱と胸痛があり，近医で点滴治療を受ける。以後も症状が持続し自宅にて安静臥床していたところ，27日午後9時，眼前暗黒感と意識消失発作を繰り返し救急車で来院する。
〔入院時現症〕 意識Japan Coma Scale (JCS) I -1，血圧100/70 mmHg，脈拍30/min，体温38.8℃，呼吸音，心音正常。
〔経過〕 図1aの心電図はCCU搬入時のもので，I，aVLのST上昇，陰性T波，二枝ブロックやときおり，完全房室ブロックの所見を認めた。心エコー図では，左室は全体的に浮腫状に肥厚し左室内腔の狭小化と心嚢液を認めた。血行動態は心係数1.9 l/min/m^2，肺動脈楔入圧20 mmHgとForrester IV型に相当しドパミン開始後，ブロックに対し体外式ペースメーカーを挿入した。しかし，搬入後約12時間で図1bのようにQRS幅が開大し，心室補充調律も20台となり，このときコハク酸メチルプレドニゾロンナトリウム(以下，MPSL) 1,000 mg静注を行った。その後しばらくは図1cのように心室静止が続いたが，28日23時30分，静注後12時間で完全房室ブロックは消失し，QRS幅もnarrowとなった。結局2日間のパルス療法を行った。後の冠動脈造影では異常がなく，発症1か月後の心筋生検では心筋細胞の粗鬆化と空胞変性や間質の線維化がみられたが，リンパ球を含む炎症細胞浸潤は軽度で非活動性の心筋炎の所見を得た。本患者は現在，罹患後5年以上であるが，心電図にて不完全右脚ブロックを認めるものの心機能障害もなく社会復帰している。

症例2

〔患者〕 21歳，女性，大学生(図2)
〔現病歴〕 生来健康であったが，夏休みの大学のサークル合宿以後やや疲れ気味で，1998年9月10日より喉頭違和感と動悸を自覚していた。13日より呼吸困難，悪心，嘔吐が出現し14日某病院を受診する。この時の心電図で完全房室ブロックと心エコー図で心筋肥大，心嚢液を指摘され，同日CCUへ緊急入院となる。
〔入院時現症〕 身長156 cm，体重43 kg，意識清明，呼吸数14/min，脈拍56/min，血圧102/70

74 　IV　劇症型心筋炎の治療

a　1995年7月27日　22時50分　CCU搬入時　BP 100/70 mmHg，ドパミン 2.5 μg/kg/min

b　1995年7月28日　12時　80/54 mmHg，ドパミン 4 μg/kg/min，MPSL 1,000 mg iv

c　1995年7月28日　18時　ドパミン 4，ドブタミン 5 μg/kg/min，ペーシングを止めると心室静止を呈する

d　1995年7月28日　23時30分　BP 92/50 mmHg，ドパミン 5，ドブタミン 6 μg/kg/min

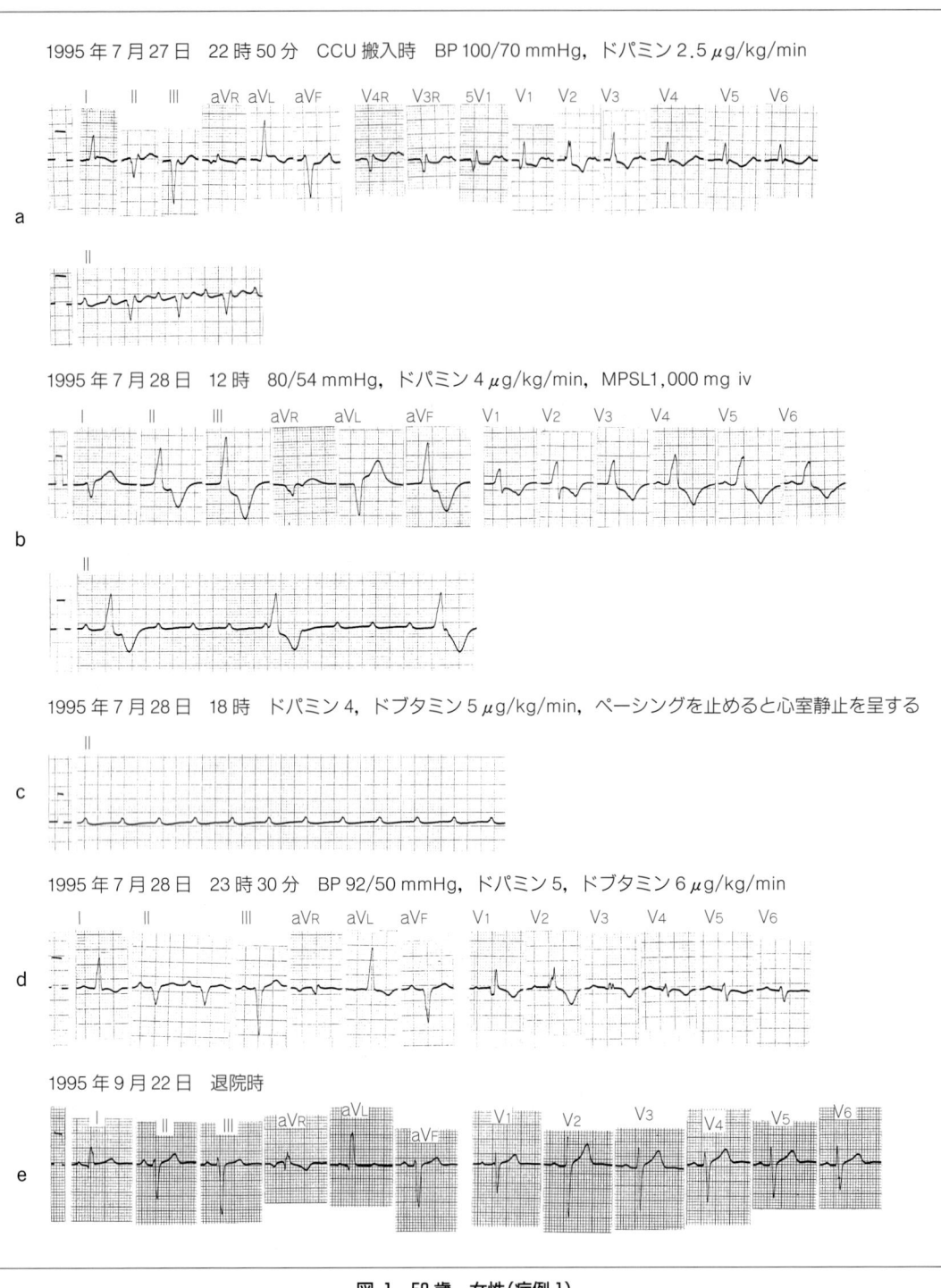

e　1995年9月22日　退院時

図1　50歳　女性（症例1）

C ステロイドパルス療法　75

a　1998年9月14日午後2時　CCU搬入時

ときおり，三枝ブロックによる完全房室ブロックが出現する

b

c　1998年9月14日午後4時　BP 78/44 mmHg　冷汗あり

d　1998年9月14日　ステロイド使用前

e　1998年9月15日　心室中隔の浮腫が軽減

f

g

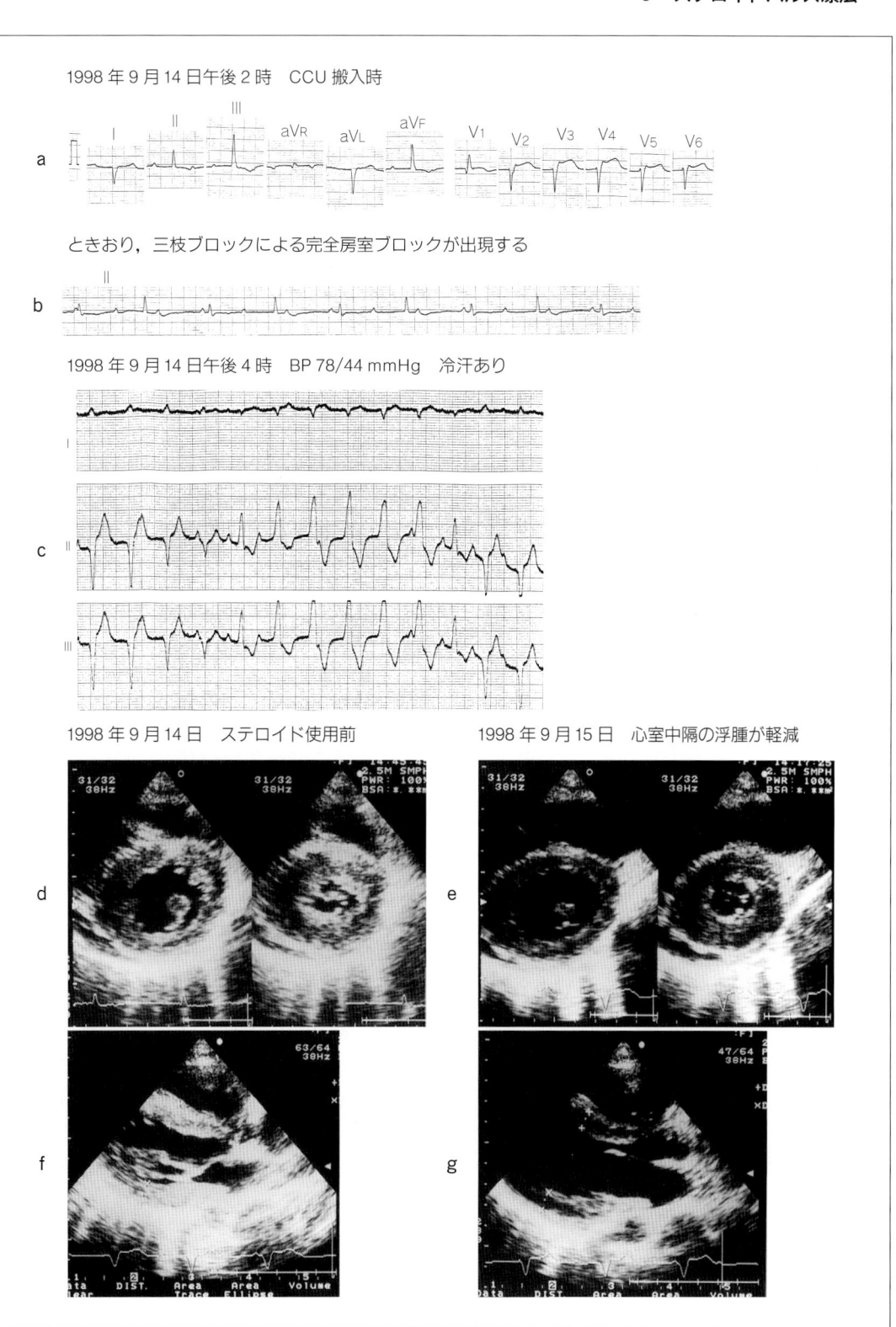

図2　21歳　女性（症例2）

mmHg（ドパミン2μg/kg/min 使用下），体温 36.4℃，心音，呼吸音正常，チアノーゼなし。
〔既往歴〕 14歳 Rumsay-Hunt 症候群，20歳カンジダ腟炎。
〔経過〕 図2a 心電図は14日 CCU 搬入時のものであるがⅠ，aVL，$V_{1\sim6}$でQ波とST上昇を認め，同時に左脚後枝ブロックを思わせる高度な右軸偏位と右脚ブロックなど二枝ブロックの出現を認め，広範な心筋傷害を疑わせた。またときおり，図2bのように三枝ブロックによる完全房室ブロックがみられ急性心筋炎を強く疑わせる所見であった。体外式ペーシングの準備中に突然の冷汗とチアノーゼを認め，末梢動脈触知不能となる。モニタで心室頻拍確認，ただちにリドカインを用いてことなきを得たが，以後も図2cのように心室性頻拍が繰り返し起こり，ショックレベルに達したためMPSL 1,000 mg 静注を行った。

翌15日の心エコー図では心室中隔の浮腫が，15 mmから11 mmへやや軽減し，ショックからも離脱したが，完全房室ブロックは残存し，QRS幅も0.12秒以上あり，再度MPSL 1,000 mgを追加した。計2日のステロイド使用により，20日には完全房室ブロックが消失し一般病棟へ転棟となった。その後，心筋生検を含めた心臓カテーテル検査では，冠動脈には有意狭窄がなく，生検では心筋細胞の大小不同，配列の乱れ，心筋の断裂，融解像を認めたが，炎症細胞浸潤は軽微であった。また本症例はウイルス抗体価検査よりインフルエンザBウイルスが2,048倍とペア血清で高値を示した。

症例3

〔患者〕 62歳，男性，市議会議員（図3）
〔現病歴〕 生来健康であったが，2000年3月中旬に家族，友人とともにキャンプに出かけた後から全身倦怠感，食欲低下が出現した。24日より38.8℃の発熱を認め，感冒の診断で某医院で加療を受けるが，倦怠感が増悪するので，翌25日に近医公立病院を受診する。そこで完全房室ブロック，wide QRS 波を認め，急性心筋炎の疑いで当院CCUへ紹介される。
〔入院時現症〕 意識清明，呼吸数18/min，脈拍82/min，血圧90/68 mmHg，体温36.4℃，心音，呼吸音正常，末梢冷汗あり。
〔経過〕 図3aに搬入時の心電図を示すが，すでにQRS波はwideになりST上昇と二枝ブロックが認められた。緊急冠動脈造影では有意狭窄はなく，急性心筋炎と判断し心筋生検を行った。心原性ショックに対し，ただちにカテコラミン，IABP，ペーシングを開始するが心係数1.8 l/min/m^{2}以上得られず，26日午前8時には図3bのように，Ⅱ，Ⅲ，aVFにQ波を伴った心室内伝導障害により単相曲線様の異様な心電図を示した。意識レベルが低下し，脈拍触知不能となったため，心肺蘇生を行いながらPCPSを装着した。また同時にMPSL 1,000 mgを静注する。2時間後から血圧上昇を認め，同日午後2時にはペーシングに反応がみられ，12時間後には図3cに示すようにQRS波がはっきりととらえられP波も出現した。血行動態の改善は認めたが，著しい伝導障害は残っており，計3日間のパルス療法を行なった。1週間後PCPSを離脱したが，退院時心電図ではⅠ度房室ブロックや二枝ブロックは残存し，左室駆出分画は40％であった。生検結果は多数のリンパ球有意の炎症細胞浸潤と心筋細胞の脱落，壊死を認め，劇症型心筋炎に相違ない所見であった。本症例は心肺蘇生による脳障害を認め，リハビリテーションを要したものの，発症後1年経過するが心不全の再燃はない。

a 2000年3月25日CCU入院時

b 2000年3月26日午前8時　意識障害，脈拍触知不能となりMPSL1,000 mg ivとPCPS開始

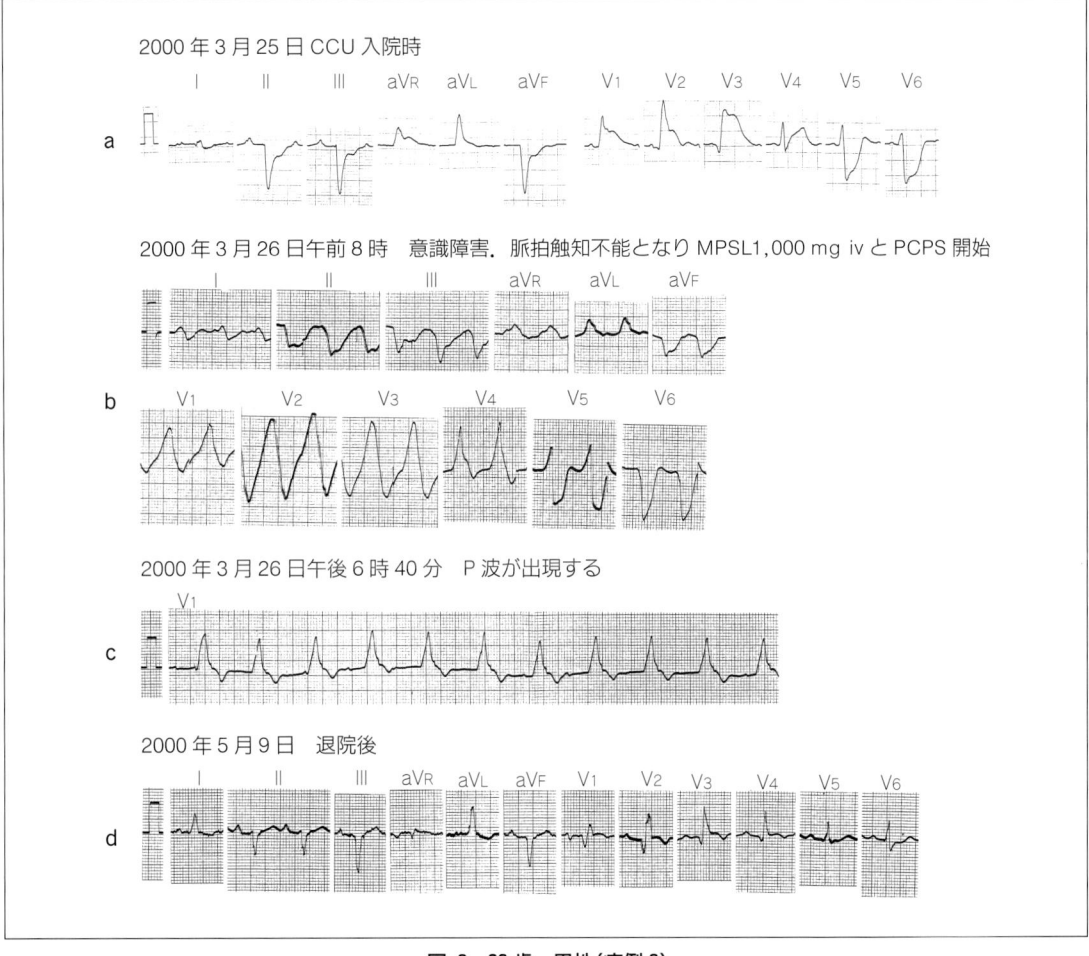

c 2000年3月26日午後6時40分　P波が出現する

d 2000年5月9日　退院後

図3　62歳　男性（症例3）

表2　ステロイドパルス療法の効果が期待される臨床像

1. 心電図における心室内伝導障害の出現（wide QRS波や二枝あるいは三枝ブロックの出現）
2. 心エコー図における心筋の著しい浮腫像
3. 心原性ショック例

まとめ

　以上の症例は，いずれも致死的状況から救命できた劇症型心筋炎である。このような重度の伝導障害やショック状態からの劇的な回復は，劇症型心筋炎の自然歴やPCPSによるmechanical supportのみの力ではとうてい説明しきれず，パルス療法が治癒に一役買っていると考える。筆者らはこれまで20例以上の劇症型心筋炎にパルス療法を実施したが，急性期死亡は1例のみで今のところ，ほかはすべて救命している。自験例をもとに，パルス療法が著効した心筋炎の臨床像を表2に挙げた。劇症型心筋炎は初期に心筋の浮腫とこれに引き続く伝導障害がみられ，この時期の心電図は，

表 3　搬入時の臨床所見の比較

	ステロイド投与群 ($n=23$)	ステロイド未投与群 ($n=13$)	p 値
年齢	48.7±15.5	53.2±15.3	0.407
性差(男/女)	9/14	9/4	0.164
搬入時血行動態			
収縮期血圧	77.3±17.4	102.8±21.8	**0.001**
心拍数	90.5±35.9	97.3±31.7	0.576
肺動脈楔入圧	17.7±8.3	15.4±5.6	0.462
心係数	2.2±0.7	3.1±0.8	**0.004**
搬入時血液検査所見			
白血球数	11,871.4±6,042.2	10,846.2±5,346.3	0.619
CRP	9.1±6.7	7.3±3.1	0.380
血清酸素			
max. CK	1,127.0±1,852.1	368.7±363.8	0.156
max. CK-MB	141.6±177.3	30.9±21.2	0.060
max. GOT	704.4±1566.5	750.2±1634.4	0.937
max. LDH	2,759.4±3,702.8	2,182.5±266.5	0.638
心胸郭比(%)	55.5±5.6	56.3±4.2	0.639
心電図			
wide QRS	15	5	0.169
complete AV block	11	3	0.175
心エコー			
心室中隔壁厚(mm)	12.9±3.7	11.8±3.2	0.376
心室後壁(mm)	12.2±3.1	11.0±1.1	0.233
左室拡張期径(mm)	44.8±6.1	48.9±7.2	0.090
左室駆出分画(%)	53.6±14.1	52.2±18.1	0.800
合併症			
IABP 併用数	8	1	0.114
院内死亡	1	2	0.787

文献 19)より改変

wide QRS 波の出現や，ヒス束以下のブロックの形で現れる．その後，急速に心筋の収縮能，拡張能の障害が加わり，極度の低心拍出状態へと進んでいく．

筆者らは，刺激伝導系の障害が認められた段階でのパルス療法が最も効果的であるという印象を持っている．これは心筋炎モデルで見られるウイルスによる直接的な心筋傷害後の T 細胞による傷害時期に相当する[17]と想定され，この時期のパルス療法は，前述の薬理作用からみても妥当かもしれない．筆者らは劇症化を早期に見極めてパルス療法を行うことでショックを"bail out"することが，最も適切な使用法と考えている．症例1, 2は PCPS を開始しても差し支えない状況であったが，実際はステロイドパルス療法とカテコラミン，ペーシングのみでショック状態から回復できた．症例3はむしろもっと早期にステロイドを使用すべきであったと反省している．逆に PCPS 開始後の最終手段としてのパルス療法は，急性期予後の改善に結びつかないことが多いようである．

また用量，期間については，MPSL 1,000 mg/日×3日間を原則としているが，自験例の多くが何らかの改善効果を24～48時間以内に認めており，その時点で終了する場合が多い．目的がショックの"bail out"にあるため，病状の進行が食い止められれば使用を中止する．逆に，深追いして長期連用となるのは禁忌と考える．筆者らもパルス療法後の再QRS波の延長に対し，長期にプレドニンを使用して慢性心筋炎に移行した苦い1例を経験している．

長期予後

急性期のステロイド使用が死亡率を増加させるという報告[18]に対し，筆者らは1984～2000年まで当院の高度救命救急センターCCUに搬入された36例の急性心筋炎の予後調査を行った[19]．36例中23例にステロイドが用いられていたが，これらの急性期死亡は1例のみで，他はすべてCCUをリカバリーできた．その後筆者らは，これらステロイド投与群と非投与群について退院後の心機能と心事故について予後調査を行った（表3）．ステロイド投与群の観察期間は平均5年で重篤な心事故は認められなかった．これに対し非投与群の観察期間は平均5.5年で急性期に2例が死亡し，観察4年後に1例がペースメーカー植込み術を施行していた．心エコー図での左室駆出分画は両群間で有意差を認めず，心事故および心機能は両群間で明らかな相違は認めなかった．ステロイド使用群はいずれもショックを呈していたにもかかわらず，予後に違いが認められなかった事実は，パルス療法が劇症型のショックの"bail out"に有効であると同時に，長期予後にも悪影響を及ぼさない可能性を示唆している．

今後の展望

劇症型心筋炎に対するステロイドパルス療法の有用性，長期予後について述べた．今回自験例を中心に述べたが，パルス療法の有用性に関する報告はほかにも見られる[20]反面，日本循環器学会学術委員会研究班の調査研究ではPCPS運用中のパルス療法はむしろ死亡群に多く見られた．これらは，劇症型心筋炎の病理組織の違いによる反応性の問題や，施設間での使用方法，使用時期の違いなどの影響も考えられるため，その有用性については多施設臨床試験が必要であると考える．

最後に，パルス療法は「使うタイミング」が重要であり，現時点では劇症型と判断した場合の急性期の"bail out"という概念で，PCPS開始前に用いる治療法として位置づけたい．

<文献>

1) McNamara DM, et al：Intravenous immune globulin in the therapy of myocarditis and acute cardiomyopathy. Circulation 1997；95：2476
2) Miric M, et al：Long-term follow up of patients with dilated heart muscle disease treated with human leukocytic interferon alpha or thymic hormones. Heart 1996；75：596
3) Mason JW, et al：A clinical trial of immunosuppressive therapy for myocarditis. N Engl J Med 1995；333：269
4) Takada H, et al：Captopril suppresses interstitial fibrin deposition in coxackievirus B 3 myocarditis. Am J Physiol 1997；272：H 211
4) Gibb W, et al：Studies on the action of dexamethasone on prostaglandin production by freshly dispersed amnion cells. Acta Endocrinol 1993；128：563

6) 大澤伸昭：新・副腎皮質ステロイド剤の作用と使い方．ライフサイエンス・メディカ，1994
7) van de Stople A, et al：Glucocorticoid mediated repression of intercellular adhesion molecule-1 expression in human monocytic and bronchial epithelial cell lines. Am J Respir cell Mol Biol 1993；8：340
8) Baumann H, et al：Interaction of cytokine- and glucocorticoid-response elements of acute-phase plasma protein genes. J Biol Chem 1990；265：22275
9) DiBattista JA, et al：Glucocorticoid receptor mediated inhibition of interleukin-1 stimulated neutral metalloproteinase synthesis in nomal human chondrocytes. J Clin Endocrinol Metab 1991；72：316
10) Gilbert RS, et al："Macrophage" nitric oxide synthase is a glucocorticoid-inhibitable primary response gene in 3T3 cells. J cell Physiol 1993；157：128
11) Dougall WC, et al：Manganese superoxide dismutase：a hepatic acute phase protein regulated by interleukin-6 and glucocorticoids. Endocrinology 1991；129：2376
12) Kountz, SL, et al：Initial treatment of renal allografts with large intrarenal doscs of immunosuppressive drugs. Lancet 1969；1：338
13) Dc Torrente A, et al：Scrious pulmonary hemorrhage, glomerulonephritis, and massive steroid therapy. Am. Int. Med 1975；83：218
14) Cathcart ES, et al：Beneficial effects of methylprednisolone "pulse" therapy in diffuse proliferative lupus nephritis. Lancet 1976；1：163
15) Cole BR, et al："pulse" methylprednisolone therapy in the treatment of severe glomerulonephritis. J. Pediatr 1976；88：307
16) 戸嶋裕徳：ウイルス性心筋炎．日本内科学会雑誌 1994；83(9)：276
17) Matumori A, et al：Viral myocarditis：Immunopathogenesis and effect of immunosuppressive treatment in a murine model. Jpn Circ J 1989；53：58
18) Tomioka N, et al：Effects of prednisolone on acute viral myocarditis in mice. J Am Coll Cardiol 1986；7：868
19) 池田久雄：ステロイドと劇症型心筋炎　循環器科 1998；44：449
20) 長尾伊知朗：早期ステロイド剤投与が奏功したと考えられた劇症型心筋炎の4症例．心臓 1997；29(1)：32

IV 劇症型心筋炎の治療

D γグロブリン大量療法

岸本千晴

　心筋炎(myocarditis)とは,壊死を伴った心筋の炎症性疾患のことで[1],ウイルス,細菌など種々の原因で生じる。原因不明(idiopathic)のこともあり,また全身疾患の部分症状として生じる(secondary)こともある。心筋炎に対する治療のうち,ステロイドパルス療法および免疫抑制療法に関しては,以前より賛否両論があった。1995年に,アメリカで100例以上の確定診断された心筋炎症例を,プレドニン,サイクロスポリン,アザチオプリンを含む治療群と対照群に分け,約6か月間治療し,その後5年間にわたって観察した多施設共同研究が発表された[2]。その結果,進行性心筋炎および慢性心筋炎に対しての免疫抑制療法の有効性はないことが明らかになった。

γグロブリン大量療法の登場

　近年,原因不明の自己免疫疾患や炎症性疾患でのγグロブリン大量療法の有効性が注目されている[3~7]。その作用機序は不明であるが,ウイルス感染症に対する予防効果に代表される中和抗体としての作用,特発性血小板減少性紫斑病での成功でみられるように,Fcレセプターのブロック作用,あるいは活性化された補体の不活化や,炎症性サイトカインに対する抑制作用などが仮定されている[8~10]。事実,これらの作用が複合的に働き,川崎病[3]や多発性筋炎[7]では著効を示している。さらに,川崎病に伴った心筋炎でも著効をみたとの報告が続いた[4]。

　そこで筆者らは,γグロブリン大量療法が,病原体としてのウイルスのみならず,T細胞や炎症性サイトカインが大きな役割を果たしている劇症型心筋炎(fulminant myocarditis)や炎症性心筋炎(inflammatory cardiomyopathy)でも有効なのではと考え,現在臨床トライアル中であり,若干の知見を得つつある。本項では本療法の理論的な背景と現時点での問題点について概説する。

基礎的検討

　マウスのコクサッキーB3ウイルス性モデルでγグロブリンの効果をみた[11]。in vitroではγグロブリン(ベニロン)中に抗コクサッキーB3ウイルス中和抗体活性がみられた。in vivoではウイルスが生体に存在する急性期およびウイルスが生体から排除された慢性期ともに著効を示した[11]。急性期の著効の有無に関しては,γグロブリン中に含まれる抗コクサッキーB3ウイルス抗体によると思われたが,慢性期でのメカニズムは不明であった。

次に，マウスでヒト非親和性のウイルス性心筋炎モデルを用いて，γグロブリンの効果を検討した[13]。このウイルスは親和性はマウスに特有でヒトには感染性を示さない。したがって，ヒトγグロブリン中には，本ウイルスに対する抗体は含まれていない。ところが，本モデルでもγグロブリンは心筋炎を有意に軽減し，さらに重要なことは，腫瘍壊死因子，インターロイキン(IL)-1β，インターフェロン(IFN)-γなどの炎症性サイトカインを抑制したことである[12]。この作用が，前述のコクサッキーB3ウイルス性心筋炎モデルの慢性期の効果と考えられた。従って，γグロブリンは，抗ウイルス作用のみならず，抗炎症性サイトカイン効果も併せ持ち，心筋炎を抑制することが示された。

さらに筆者らの最近の研究では，ラットでのミオシン感作自己免疫性心筋炎(劇症型心筋炎モデルに相当)で，γグロブリンのFc部分がいわゆる樹状細胞(dendritic cells)に代表されるFcレセプターを有する細胞のレセプターと結合することにより，その抗原提示能をブロックし炎症性サイトカインを抑制することが明らかになりつつある[13]。

γグロブリン大量療法の臨床への導入

臨床的には，心筋炎と診断されたもののうち，ウイルス性と確定できるのは15〜30％であり，残りの大半が原因不明(特発性＝idiopathic)のものである。これまでの基礎的検討により，抗ウイルス作用のみならず，広範な抗炎症作用を持つことが示されたγグロブリン大量療法は，ウイルス性のみならずさまざまな原因で生じる心筋炎の臨床的応用により近づいた。

現在までのγグロブリンの作用機序をまとめると，免疫学的修飾作用と抗炎症作用の二大作用にまとめられる[8,9]。前者には，抗イディオタイプ抗体作用，網内系へのブロック作用や抗自己抗体作用が含まれる。後者には炎症性サイトカイン抑制作用が含まれる。この広範なγグロブリンによる治療を"スーパー療法"と称して，期待する者も多い[14,15]。

すなわち，各種の感染症の他，ギラン・バレー症候群・多発性筋炎・川崎病に著効を示すことが報じられ，心筋炎での治療も試みられている。正常ヒトγグロブリンは，心臓親和性を有するウイルスに対する抗体を本来的に有しており，ウイルス性心筋炎の急性期に著効する。さらにγグロブリンは，強力な免疫調節作用も合わせ持つことから，慢性期の心筋炎，あるいは原因の特定できない心筋炎でも効果が期待できる。すでに，川崎病に合併した心筋炎症例で有効性は示されている[4]。

症例

γグロブリン大量療法を行った劇症型心筋炎症例を呈示する。

〔患者〕 32歳，女性
〔主訴〕 胸痛
〔現病歴〕 2001年2月末より発熱，全身倦怠感，胸痛が出現し，来院時は心室細動であった。除細動後の心電図(図1)では，洞頻脈のほか，$V_{1〜3}$にかけてpoor R wave progressionであり，またST低下が$V_{4〜6}$にみられ，強い心筋傷害を示唆した。緊急で行った心カテーテル検査では，左・右冠動脈は正常であった。左室造影では，左室駆出分画は18％で，左室の全体的な収縮能の低下がみられた(図2)。この時点では心内膜心筋生検は行うこ

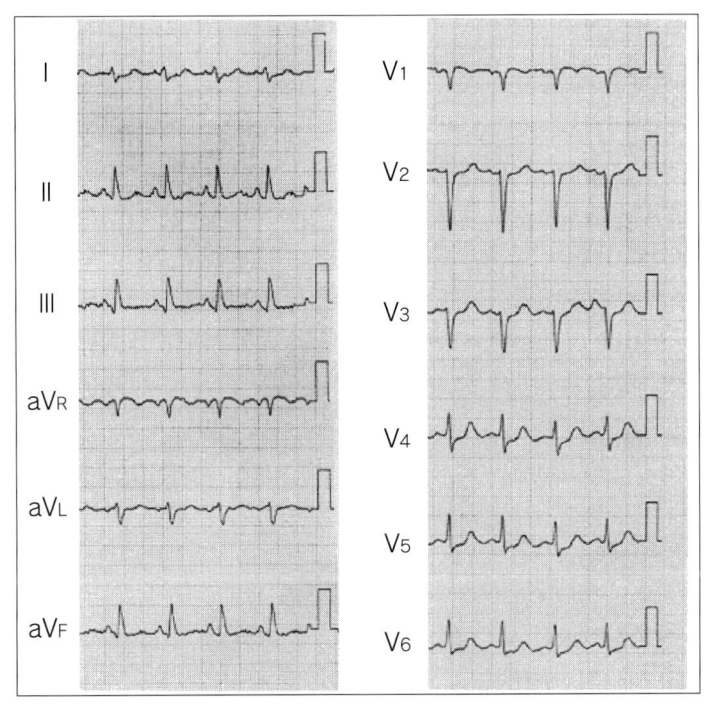

図1 洞リズムに復したのちの心電図
心拍数108/minで，$V_{1〜3}$にpoor R wave progressionがみられる他，$V_{4〜6}$にST低下がみられる。

とができなかったが，後日（第20病日，3月23日）に行った左心室心内膜心筋生検では，広範な心筋壊死・細胞浸潤と軽度の線維化がみられ，臨床所見と併せていわゆる劇症型心筋炎の診断と矛盾しなかった（図3）。

診断後，1日50gのヒトγグロブリン（ヴェノグロブリン®-IH）を2日間点滴を行うとともに，大動脈内バルーンパンピング（intraaortic balloon pumping；IABP）および経皮的心肺補助装置（percutaneous cardiopulmonary support；PCPS）を用いた（図4）。その結果，症状，検査データおよび心エコーより求めた左室駆出分画は急激に改善をみた。

ステロイドとの差異について

それでは，γグロブリンとステロイドとの差異はどのようなものであろうか？ 抗炎症作用のみを期待するのであれば，ステロイドでも良いのではないであろうか？ ステロイドの使用方法として，本剤の持つさまざまな副作用をキャンセルすべく，いわゆるパルス療法（短時間・大量療法）が主流だが，その使用法で十分ではなかろうか？ また，なぜγグロブリンは大量に必要なのだろうか？ これらの疑問に対して答えてみる。

抗炎症作用に限って言えば，ステロイドとγグロブリンに本質的に差はないが，ステロイドは，hostの免疫能をブロックすることにより，いろい

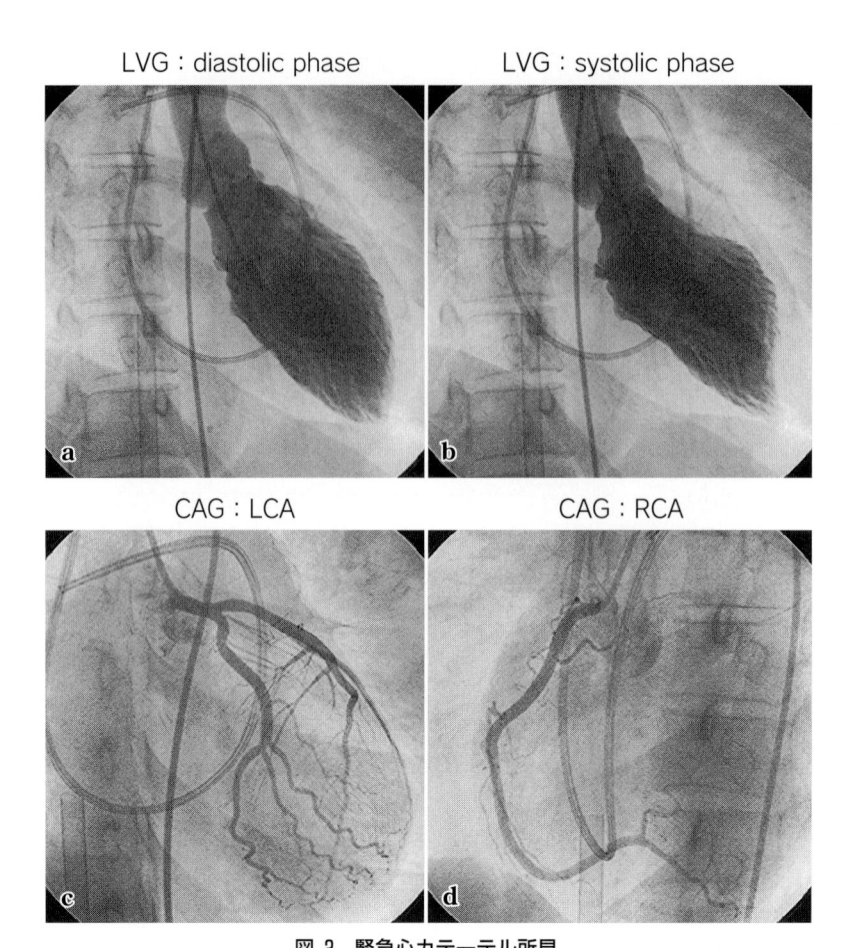

図2 緊急心カテーテル所見
左室造影（上段）では，左室は全体的に収縮不良で，左室駆出分画は20％。左・右冠動脈（下段）は正常であった。

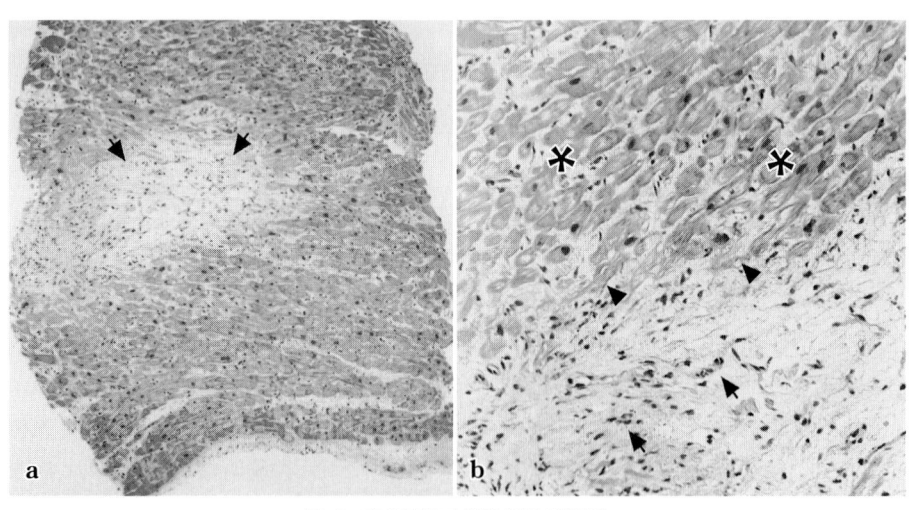

図3 左心室心内膜心筋生検所見
広範な心筋壊死（図a，矢印）・細胞浸潤（図b，矢印）と軽度の線維化がみられる。また，心筋の横紋の消失（図b，＊）と錯線配列（図b，▲）もみられる。
（HE染色，a：×10，b：×180）

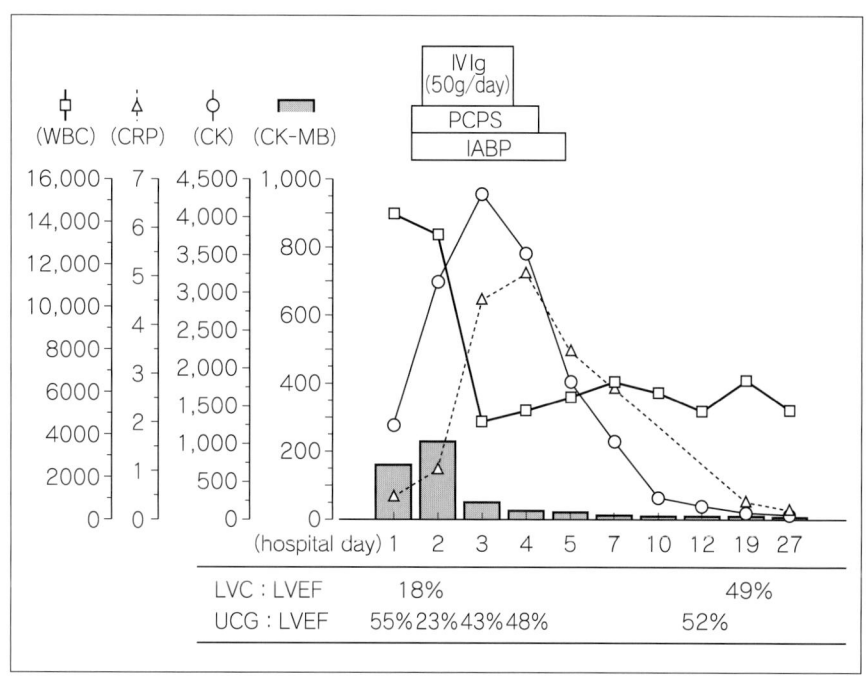

図4 臨床経過

劇症型心筋炎の診断確定後，1日50gのヒトγグロブリン(ヴェノグロブリン® -IH)の点滴と補助循環サポートを行った。その結果，CRP，白血球数などの炎症マーカーは低下し，CK，CK-MBの心筋逸脱酵素も低下した。
IVIg＝ヒトγグロブリン，PCPS＝経皮的心肺補助装置，IABP＝大動脈内バルーンパンピング

ろな感染症(日和見感染症など)を招きやすく，逆にγグロブリンは，ウイルスや病原体に感受性を持つことから，何らかの欠陥を有するであろうhostの免疫能を抑制するが，好都合なことに正常の免疫能(正常ヒトγグロブリン)を移注することにより，宿主の免疫能は正常化する。つまり，γグロブリンを移注されたhostは，より免疫能が強固になるので，日和見感染症の心配はほとんどない，ということになる。ここに，宿主の免疫能を正常化させうる，あるいはより強固にさせうるために大量療法が必要になるゆえんがある。さらに，先に述べたことであるが，心筋疾患での免疫抑制療法は臨床的な有効性をみていないことも忘れてはならない。

臨床トライアル

最近アメリカの一派は，心筋炎のみならず経過の早い拡張型心筋症でもγグロブリン大量療法が著効を示したと報じた[16]。さらに，同グループは周産期性心筋症(peripartum cardiomyopathy)にも有効であるとの見解も示した[17]。一方，心筋炎・心筋症の治療法に，同患者血中に存在する自己心筋抗体を除去する目的として免疫吸着療法の有効性に着目しているドイツのグループは，免疫吸着療法に引き続いて，γグロブリンを投与すること

で治療効果はさらに上昇することを最近報告している[18]。

筆者らも現在，小規模ではあるが若干の臨床例をまとめる機会を得た[19]。症状出現3か月以内の経過の早い拡張型心筋症ないし劇症型心筋炎を対象にした。全例左室駆出分画は40%以下であり，心内膜心筋生検を含む確定診断後，できるだけ速やかに，1〜2 g/kgのγグロブリンを2日間にわたって点滴静注するというプロトコールである。全7症例(NYHAはⅢ，Ⅳ度)で左室駆出分画は15%から33%へと改善をみて，NYHAはⅠ，Ⅱ度となった[19]。

γグロブリンの持つ免疫修飾作用が，慢性心不全でも有効との報告もみられている[20]が，今後の検討が必要であろう。

今後の課題

基礎的検討では著効を示すγグロブリン大量療法であるが，臨床例では必ずしも有効な症例ばかりとは限らない。1999年度にアメリカ・アトランタで行われたアメリカ心臓学会で，McNamara[21]らは，randomized placebo controlled IMAC studyにて左室駆出分画が40%以下の活動性および非活動性心筋炎を伴った心筋症約80例を対象にした成績で，γグロブリン治療群でその治療効果は明らかでなく，また心機能改善効果もみられなかったと報告した。

血中のサイトカインレベルが高くない急性心筋炎での有効疑問症例の報告もある[22]。臨床例では，その病像の進展に多因子の関与が考えられることによると思われる。

今後の問題点として，いわゆる生物学製剤としてクリアしなければならない，患者からのインフォームド・コンセントの取得の困難さや保険適応外治療に伴うコストの問題などが考えられる。さまざまな障害は存在するものの，病因エピトープに対するブロック作用や抗サイトカイン作用などが期待でき，疾患のetiologyに志向した新しい治療法として，劇症心筋炎でのγグロブリン大量療法は，今後ますます脚光を浴びるものと思われる。

<文献>

1) Lin PP, Opavsky MA：Viral myocarditis；Receptors that bridge the cardiovascular with the immune system? Circ Res 2000；86：253-254
2) Mason JW, O'Connell JB, Herskowitz A, et al：A clinical trial of immuno-suppressive therapy for myocarditis. N Engl Med 1995；333：269-275
3) Newburger JW, Takahashi M, Beiser AS, et al：A single intravenous infusion of gamma globulin as compared with four infusions in the treatment of acute Kawasaki syndrome. N Engl J Med 1991；324：1633-1639
4) Drucker NA, Colan SD, Lewis AB, et al：γ-globlin treatment of acute myocarditis in the pediatric population. Circulation 1994；89：252-257
5) Jayne DR, Davies MJ, Lockwood CM：Treatment of systemic vasculitis with pooled intravenous immunoglobulin. Lancet 1991；337：1137-1139
6) Clarkson SB, Bussel JB, Kimberly RP, et al：Treatment of refractory immune thombocytopenic purpura with an anti-Fc-receptor antibody. N Engl J Med 1986；314：1236-1239
7) Dalakas MC, Illa I, Dambrosia JM, et al：A controlled trial of high-dose intravenous immune globulin infusions as treatment for dermatomyositis. N Engl J Med 1993；329：1993-2000

8) Wolf HM, Eibl MM : Immunomodulatory effect of immunoglobulins. Clin Exp Rheum 1996 ; 14 : S 17-S 25
9) Rosen FS : Putative mechanisms of the effect of intravenous gamma-globlin. Clin Immunol Immunopathol. 1993 ; 67 : S 41-S 43
10) Takei S, Arora YK, Walker SM : Intravenous immunoglobulin contains specific antibodies inhibitory to activation of T cells by staphylococcal toxin superantigens. J Clin Invest 1993 ; 91 : 602-607
11) Kishimoto C, Takada H, Hiraoka Y : Therapy with immunoglobulin suppresses myocarditis in a murine coxsackievirus B 3 model. Antiviral and anti-inflammatory effects. Circulation 1995 ; 92 : 1604-1611
12) Kishimoto C, Takamatsu N, Ochiai H : Immunoglobulin treatment ameliorates murine myocarditis associated with reduction of neurohumoral activity andimprovement of extracellular matrix change. J Am Coll Cardiol 2000 ; 36 : 1979-1984
13) Shioji K, Kishimoto C, Sasayama S : Therapy with immunoglobulin ameliorates giant cell myocarditis in rats by suppression of the expression of dendric cells. Circulation Res (in press)
14) Rich RR : Intravenous IgG : Supertherapy for superantigens? J Clin Invest 1993 ; 91 : 378
15) Kishimoto C, et al : Intravenous IgG. Supertherapy for myocarditis and acute DCM. Circulation 1999 ; 99 : 975
16) McNamara DM, Dennis M, Warren D : Intravenous immune globulin in the therapy of myocarditis and acute cardiomyopathy. Circulation 1997 ; 95 : 2476-2478, 1995 ; 155 : 2737-2746
17) Bozkurt B, Villaneuva FS, Holubkov R, et al : Intravenous immune globulin in the therapy of peripartum cardiomyopathy. J Am Coll Cardiol 1999 ; 34 : 177-180
18) Felix SB, Staudt A, Doerffel WV, et al : Hemodynamic effects of immunoadsorption and subsequent immunoglobulin substitution in dilated cardiomyopathy. J Am Coll Cardiol 2000 ; 35 : 1590-1598
19) 岸本千晴, 塩路圭介, 木下 慎, 他：劇症型心筋炎と急性拡張型心筋症患者に対する免疫グロブリン療法. Prog Med 2000 ; 20 : 93-95
20) Gullestad L, Aass H, Fjeld JG, et al : Immunodulating therapy with intravenous immunoglobulin in patients with chronic heart failure. Circulation 2001 ; 103 : 220-225
21) McNamara DM, Dec GW, Torre-Amione G, et al : Intervention in mycarditis and acute cardiomyopathy with immune globulin. Results from the randomized placebo controlled IMAC trial. The 73 ed Scientific Sessions of American Heart Association. November 8-11, Atlanta, 1999
22) 渡辺康志, 田中喜美夫, 渡辺慎太郎, 他：早期大量免疫グロブリン療法が奏功しなかった劇症型心筋症の1救命例. 心臓 2001 ; 33 : 239-244

IV 劇症型心筋炎の治療

E IL-10療法

中野 敦・西尾亮介・松森 昭

急性心筋炎におけるサイトカインの動態とIL-10の役割

　心筋においてもサイトカインネットワークが形成されており，急性心筋炎の病態に密接に関与することが示唆されている。

　急性期にはウイルスによる心筋の直接傷害と免疫応答を介した傷害，あるいはNOや酸素ラジカルによる傷害が考えられている。脳心筋炎ウイルス(encephalomyocarditis；EMCV)心筋炎モデル[1]ではウイルス接種3日後にすでにインターロイキン(IL)-1βや腫瘍壊死因子(TNF)-αの発現が認められる[2]。ウイルス接種4～5日目から死亡するマウスが出現し，ウイルス接種7日目になるとナチュラルキラー(NK)細胞やT細胞の浸潤が著明になり，この時期に一致してIL-2とインターフェロン(IFN)γの発現が亢進する。したがって，NK細胞やT細胞がIL-2，IFN-γの産生源となっていると考えられる。

　ウイルス接種4～14日目の亜急性期になると誘導型一酸化窒素(NO)合成酵素(iNOS)の発現が亢進し，iNOSによる過剰なNO産生は心筋傷害的に作用する。逆に，心筋炎モデルに有効とされる多くの治療において，心筋におけるiNOSの発現は抑制される。EMCVそのものがNO産生を促すというデータはなく，EMCV感染により産生された炎症性サイトカインを介してiNOSが誘導される主な産生細胞はマクロファージであると考えられる。また炎症性サイトカインによる細胞傷害作用や陰性変力作用の少なくとも一部はNOを介する作用であることが知られている。

　IL-10やIL-4などのいわゆる抑制性サイトカインの発現も急性期から慢性期にかけて亢進する。IL-10はTh2サイトカインに属し，Bリンパ球・Th2細胞・単球・マクロファージなどから産生される。作用としては，Tリンパ球・NK細胞・マクロファージの活性を抑制し，炎症性サイトカイン産生を抑制する作用や，胸腺細胞・肥満細胞・B細胞の増殖を促進すること，あるいは単球・マクロファージの抗原提示能を低下させる作用が知られている。この細胞性免疫の抑制作用を利用して，臓器移植や免疫複合体病，敗血症に対するIL-10の治療効果が検討されている[3]。

心筋炎モデルに対するIL-10の効果

　そこで筆者らは，EMCV心筋炎マウスモデルに対するリコンビナントIL-10の治療効果を検討

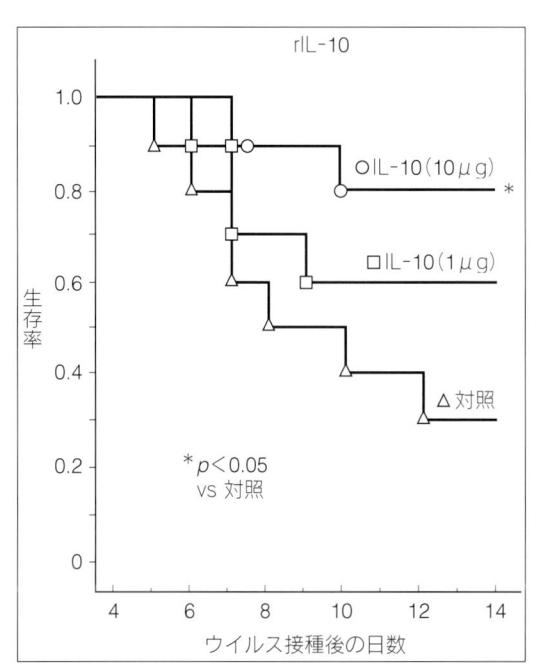

図1 マウス心筋炎モデルに対するIL-10の治療効果
EMCV腹腔内接種後2週間目までの生存曲線を示す。リコンビナントIL-10を投与した群では，容量依存的に生存率が改善している。

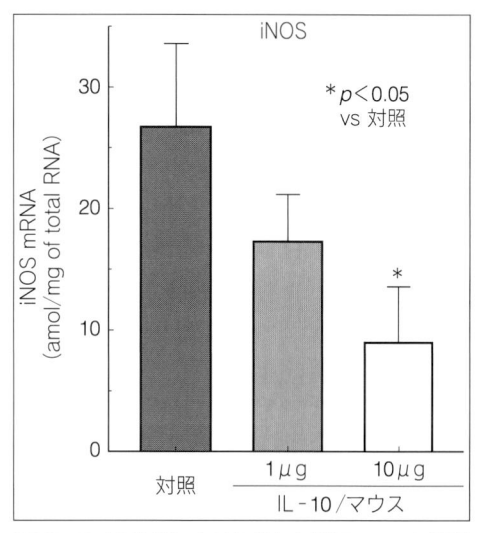

図2 IL-10治療による心筋におけるiNOSの発現
EMCV腹腔内接種後6日目の心筋におけるiNOSの発現を競合的PCR法により定量。治療群ではiNOSの発現が抑制されている。

した[4]。以下の4群に分けてIL-10(あるいは抗IL-10中和抗体)を投与し，EMCV接種後の生存率を検討した。

① 対照群
② IL-10 1μgをEMCV接種当日より連日皮下注
③ IL-10 10μgをEMCV接種翌日より連日皮下注

生存率の結果を図1に示す。グラフから明らかなように，EMCV接種当日あるいは翌日からIL-10投与を開始した場合に生存率の有意な改善が認められた。逆に，抗IL-10中和抗体を投与すると，EMCV接種当日あるいは翌日から投与開始した場合に生存率の悪化が認められた。EMCV接種3日目よりIL-10あるいは抗IL-10中和抗体投与を開始した群では効果が認められなかったことから，IL-10投与時期によって効果的なタイミングとそうでないタイミングがあり，IL-10はウイルス感染早期の免疫反応の制御に深く関わっていることが示唆される。さらに，効果的であった治療群において心筋内の遺伝子発現を検討すると，iNOSの発現が抑制されていることが明らかとなった(図2)。したがって，治療効果の一部は免疫反応に伴って産生されるNOの抑制によるものと考えられる。一方，心筋内のウイルスタイターには影響はなかった。

viral IL-10を用いた治療

IL-10に類似のタンパク質としてviral IL-10 (vIL-10)がある。vIL-10はEBウイルスのコード

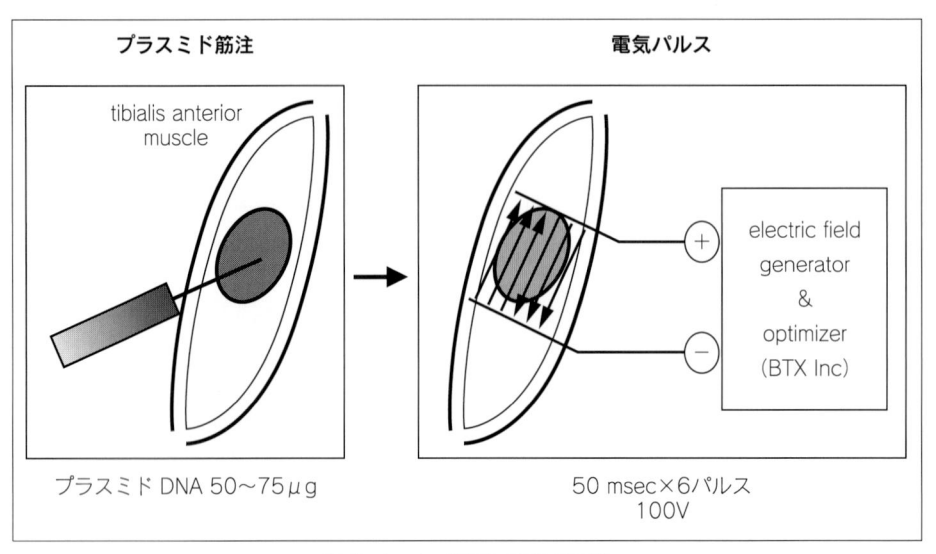

図 3　*in vivo* 電気穿孔法の原理
発現プラスミドを前頸骨筋に筋注ののち，筋注部位をはさむようにして電気パルスを与える。

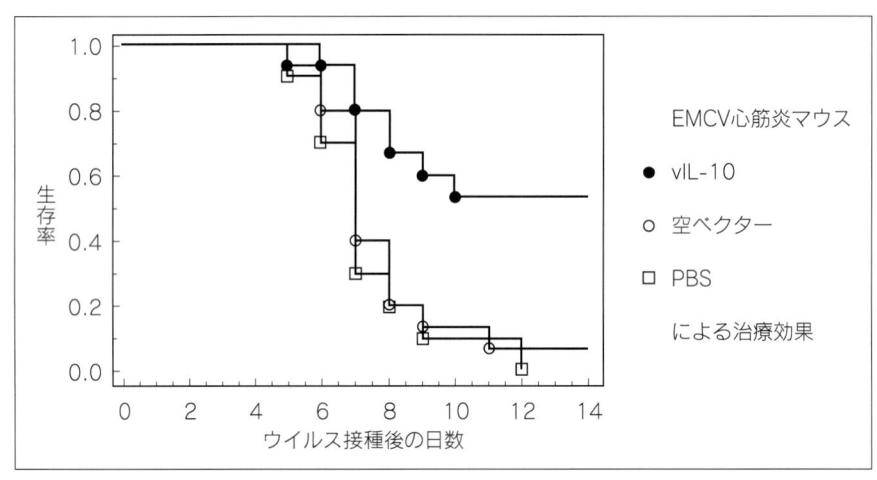

図 4　マウス心筋炎モデルに対する vIL-10 の治療効果
vIL-10 を導入した群では生存率が改善している。

するタンパク質で，ヒト IL-10 と DNA レベルで71%，アミノ酸レベルで84%のホモロジーをもつ[5]。EB ウイルスが進化の過程で宿主の免疫反応を抑制するために取り込んだものと考えられており，IL-10 のもつ免疫抑制作用を有しつつ，その免疫刺激作用(肥満細胞や B リンパ球の活性化)をもたない。したがって，IL-10 よりも高い免疫抑制効果が期待されている[6]。この vIL-10 を用いた心筋炎モデルの治療を以下に紹介する[7]。

本検討では，*in vivo* 電気穿孔法を用いた。この

方法は，発現プラスミド筋注直後に筋肉に電極を刺し込み電気パルスを与えることによって筋肉内への発現プラスミドの導入効率を飛躍的に向上させる方法である(図3)[8]。リコンビナントタンパク質を投与する方法に比べて1回の導入で2〜3週間発現が持続するため，持続投与の必要がなく，これまで明らかにされていない半減期の短いタンパク質の効果を検討するのに優れた方法である。

EMCV接種後に *in vivo* 電気穿孔法を用いてvIL-10を導入した群と対照群の生存曲線を図4に示す。グラフに示すとおり，vIL-10治療群で生存率が有意に改善していた。心筋の組織所見を比較すると，vIL-10治療群で改善しており(図5)，さらに上述のIL-10の場合と同様に心筋内のIFN-γ, IL-1β と iNOS の発現は有意に抑制されていた(図6)。したがって，vIL-10の効果は心筋における炎症性サイトカインの抑制と iNOS の抑制を介したものであることが考えられる。

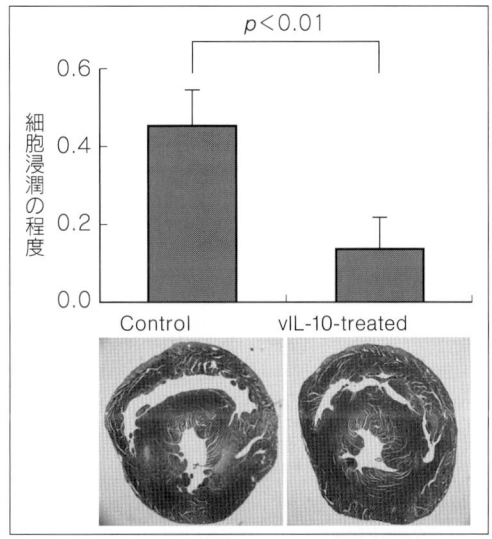

図5 vIL-10治療による心筋傷害の軽減
バーグラフはウイルス接種5日目の心臓組織における細胞浸潤の程度をコンピュータ処理で定量化したもの。下段は各群の典型的な組織像。

おわりに

むろん，IL-10およびvIL-10に関するこれらのデータをそのままヒトへ応用できるわけではな

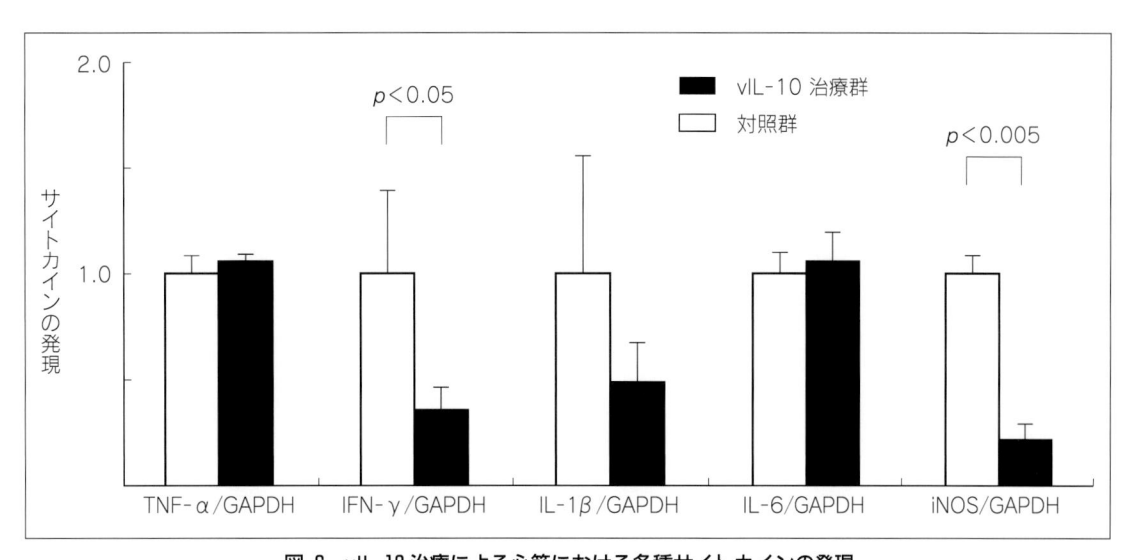

図6 vIL-10治療による心筋における各種サイトカインの発現
発現レベルはリアルタイムPCR法で定量し，対照群との相対値を示した。

い。長期的な副作用や導入方法，異種タンパク質導入に対する安全性への配慮など，基礎的検討の余地はまだまだたくさんある。しかし，海外においてはすでに他の疾患で治験が試みられており，補助循環で急性期を凌ぐほかに確立された治療法のない劇症型心筋炎に対しても，積極的な治療法の有望な候補のひとつとして，今後のさらなる検討が期待される。

また，こうした心筋局所における炎症性サイトカイン発現の亢進は，心筋炎のみならずさまざまな原因による不全心でも認められる現象であり，不全心の進行は慢性炎症性疾患と類似の側面があると考えられる。したがって，心筋における炎症性サイトカイン発現を抑制するという治療は，上述した急性心筋炎のみならず，いわゆる慢性心不全の新たな治療概念として期待される。

<文献>

1) Matsumori A, Kawai C : An experimental model for congestive heart failure after encephalomyocarditis virus myocarditis in mice. Circulation 1982 ; 65 : 1230-1235
2) Shioi T, Matsumori A, Sasayama S : Persistent expression of cytokine in the chronic stage of viral myocarditis in mice. Circulation 1996 ; 94 : 2930-2937
3) Shanley TP, Schmal H, Friedl HP, et al : Regulatory effects of intrinsic IL-10 in IgG immune complex-induced lung injury. J Immunol 1995 ; 154 : 3434-3460
4) Nishio R, Matsumori A, Shioi T, et al : Treatment of experimental viral myocarditis with interleukin-10. Circulation 1999 ; 100 : 1102-1108
5) Benjamin D : Interleukin-10 (IL-10), Kluwer Academic Publishers, 1995
6) Kawamoto S, Nitta Y, Tashiro F, et al : Suppression of Th 1 cell activation and prevention of autoimmune diabetes in NOD mice by local expression of viral IL-10. Intern. Immunol 2001 ; 13 : 685-694
7) Nakano A, Matsumori A, Kawamoto S, et al : Cytokine Gene Therapy for Myocarditis by *in vivo* Electroporation. Hum Gene Ther 2001, 12(10) : 1289-1297
8) Aihara H, Miyazaki J : Gene transfer into muscle by electroporation *in vivo*. Nat Biotechnol 1998 ; 16 : 867-870

IV 劇症型心筋炎の治療

F 抗ウイルス療法

北浦　泰・出口寛文・浮村　聡・平沢将男・藤岡重和

　劇症型心筋炎とは急性心筋炎のうち，ポンプ失調のため心原性ショックが内科的治療ではコントロールできないものを指す。ポンプ失調がコントロール困難になる要因として心室性不整脈や高度房室ブロックが働いていることもしばしばである。劇症型心筋炎は心肺補助循環を用いても死亡率が40.4％と極めて高く，その26.9％にウイルス病因が証明されている[1]。ここでは，劇症型心筋炎の抗ウイルス療法について述べるが，ウイルス性心筋炎に対する抗ウイルス療法は未だ確立されたものではない。その最も大きな理由は，心筋炎の重要な起因ウイルスであるコクサッキーウイルスに対する抗ウイルス薬が開発されていないことである。また，抗ウイルス薬が開発されたとしても病因ウイルスを迅速に特定することは容易でない。さらに，コクサッキーウイルス性心筋炎では，心筋炎極期には心筋細胞傷害がウイルス自身より免疫機序の関与が主であるなどの理由が挙げられる。

　ここでは，1）まずウイルス性心筋炎の病因診断，2）ついで治療に際して考慮すべき心筋細胞傷害機序について述べ，3）最後にピコルナウイルス特異抗ウイルス薬であるF-PABによるマウスのコクサッキーB3ウイルス性心筋炎の治療成績を紹介する。

表1　ヒトの心筋炎・心膜炎をきたす主なウイルス

RNAウイルス	DNAウイルス
ピコルナウイルス科	ポックス科
コクサッキーA*	痘瘡
コクサッキーB（1-5型）*	ワクシニア
エコー（1, 6, 19型など）*	ヘルペスウイルス科
ポリオ*	単純ヘルペス
オルトミクソウイルス科	水痘・帯状疱疹
インフルエンザA	サイトメガロ
インフルエンザB*	EB*
パラミクソウイルス科	アデノウイルス科
麻疹	アデノ
ムンプス	
パラインフルエンザ	
RS	
トガウイルス科	
チクングンヤ	
デング	
黄熱	
風疹	
ラブドウイルス科	
狂犬病	
アレナウイルス科	
リンパ球性脈脈絡膜炎	
レトロウイルス科	
HIV	

*心膜炎のみをきたすことがある

心筋炎の診断とウイルス病因の診断

心筋炎の診断

心筋炎の診断は，ウイルス性ないし特発性急性心筋炎の臨床診断の手引[2]に従って行うが，心筋炎の存在を念頭において診療を行えば，劇症型心筋炎の臨床診断は必ずしも困難ではないが，心筋生検によりはじめて診断可能な症例もある。

ウイルス病因の診断

心筋炎をきたす主なウイルスを表1に挙げる。和泉らの報告[1]では劇症型心筋炎の52例中14例（26.9%）にウイルス病因が証明されており，われわれの心筋炎218例における成績も類似し[3]，病因ウイルスとして最も頻度が高いウイルスはコクサッキーB群ウイルスである。

インフルエンザ，麻疹，風疹やムンプスなどは臨床像より病因ウイルスの推定が可能であるが，病因ウイルスとして重要なコクサッキーB群ウイルスは臨床像からの病因ウイルスの特定は不可能である。心筋からのウイルス証明が最も確実であるが，糞便や咽頭ぬぐい液からのウイルスの証明や血清ウイルス抗体価測定によっても間接的に病因ウイルスを推定できる。

ウイルスの証明は，(a)ウイルス分離，(b)電顕によるウイルス粒子の証明，(c)蛍光抗体法によるウイルス抗原の証明，(d)一部のウイルスでは封入体などの証明，(e)ウイルスゲノムの証明により行なう。しかし，臨床では(a)〜(d)の方法でウイルスが証明できるのは極めてまれである。最近，PCR法を用い高感度でかつ迅速にウイルス遺伝子を検出できるようになった[4]。この方法はエンテロウイルスをはじめとしてインフルエンザウイルス，アデノウイルス，サイトメガロウイルスなどについても生検心筋からの検出に応用されている。従来より行われている血清ウイルス学的検査は，患者の急性期と回復期に採取した組血清についてウイルス抗体価を測定し4倍以上の上昇を陽性とするため診断に長期間を要し，治療には役立たない。

コクサッキーB群ウイルスによる心筋細胞傷害機序

ウイルスは心筋細胞に感染し生合成系を利用して増殖し，直接心筋細胞を破壊する。しかし，ウイルス性心筋炎で重要なのは免疫，特に細胞性免疫を介する心筋細胞傷害である[5]。

ウイルスによる心筋細胞の破壊は，(1)心筋細胞膜上のウイルスレセプターへの吸着，(2)心筋細胞内への取り込み，(3)ウイルスゲノムの放出，(4)ウイルスRNAの複製，(5)ウイルス粒子の合成，(6)心筋細胞の融解とウイルス粒子の放出の順におこる[6]。ピコルナウイルスでは種および組織特異性が高く，免疫グロブリンスーパーファミリーに属するレセプターが推定されている。ウイルスは粗面小胞体などの膜系の蛋白合成能を利用して増殖し，ウイルス接種第5日より心筋細胞壊死が始まる。壊死心筋細胞では形質膜の破壊，筋原線維の融解，ミトコンドリアのカルシウム沈着などが見られる[7]。免疫電顕では心筋細胞の筋小胞体様の管腔様構造物や壊死心筋細胞などにウイルス関連抗原が確認でき，心筋 in situ hybridization 法によりウイルスRNAの局在が明らかにされている[8,9]。光顕的にウイルスゲノムが心筋炎病巣部および周辺の心筋細胞胞体内や間質細胞にみられ，電顕的には心筋細胞内の管腔状構造物やミト

コンドリアの周辺に存在し，これが形質膜に運ばれると推定される．心筋炎急性期以後は心筋細胞内のウイルスゲノムは急速に減少し，むしろ間質のマクロファージや線維芽細胞などの胞体内に検出される．ウイルスの直接作用による心筋細胞傷害はウイルス性心筋炎の早期に限られると考えられているが，急性期後も心筋にウイルスゲノムが存在しているため，ウイルスの直接侵襲による心筋傷害が長期間存在する可能性も否定はできない[8]．

細胞性免疫による心筋細胞傷害機序に関して，マウスのコクサッキーB3ウイルス心筋炎では早期は主にナチュラルキラー(NK)細胞が浸潤し，経時的にヘルパーT細胞および細胞傷害性T細胞などのT細胞が増加する[10]．これらのNK細胞や細胞傷害性T細胞は感染心筋細胞を標的細胞として認識し，接着する[7,9]．この過程において，まずウイルス感染心筋細胞に通常発現していないICAM-1やMHCクラスI抗原が発現する[11,12]．MHCクラスI抗原は小胞体中にみられ，同時に発現したウイルスペプチドとともに形質膜上に発現すると考えられている．細胞傷害性T細胞はこれら形質膜上に発現したMHCクラスI抗原とウイルスペプチドを認識し，心筋細胞に接着すると推測される[8]．心筋病巣に浸潤したNK細胞やCTL標的細胞は心筋細胞に接着し，パーフォリンを放射することによって心筋細胞膜に孔を開ける[11]．孔を開けられた心筋細胞にはカルシウムが流入し壊死をきたす．これらのキラー細胞の心筋細胞への接着は心筋細胞傷害の始まりとして重要な現象で，壊死に陥った心筋細胞はマクロファージなどによって貪食処理される．これらのマクロファージは貪食処理したウイルス抗原などの情報をヘルパーT細胞に伝達し，インターロイキン(IL)-2などの活性化を促す．

表2 In vitro におけるF-PABのエンテロウイルスに対する抗ウイルス活性

ウイルス種(株)	培養細胞	IC_{50} (μg/ml)
Poliovirus 2 (Sabin)	HeLa-S3	0.84
Echovirus 5 (Noyce)	HeLa-S3	0.066
Echovurus 11 (Gregory)	HeLa-S3	0.14
Coxsackievirus A4 (High Point)	RD	0.18
Coxsackievirus A9 (Bozek)	RD	0.16
Coxsackievirus B3 (Nancy)	FL	0.14
Enterovirus 70 (J670/71)	RD	0.036

実際，われわれはヒトにおいても同様にリンパ球が心筋細胞に接着する所見をしばしば認めている．中にはリンパ球が心筋細胞の中に深く侵入する emperipolesis の像も観察される[9]．これらの心筋細胞とリンパ球との接触像は細胞傷害の第一段階として重要であり，心筋炎の組織診断において「リンパ球の心筋細胞への近接効果」として重要視されている．

心筋炎病巣における浸潤NK細胞，T細胞およびマクロファージなどはそれぞれ特異的なサイトカインを放出している．急性期ではNK細胞などよりインターフェロン(IFN)-γや腫瘍壊死因子(TNF)-αなどが合成され，ICAM-1やMHC抗原の発現が誘導される[11]．また，マウスのencephalomyocarditisウイルスによる心筋炎では血中TNF-αが上昇し，TNF-αを投与すると心筋のウイルス量が増加し，抗TNF-α抗体投与により生存率と心筋傷害の改善がみられる[13,14]．これらTNF-α，IL-1β，IL-6などのサイトカインはT細胞の活性化やCTLの細胞傷害活性を増強し，IFN-γとともに感染心筋細胞を破壊することによってウイルスを排除する方向に働く[15]．

また最近，これらのサイトカインは心筋の誘導型一酸化窒素合成酵素(iNOS)のほか，心内膜，冠

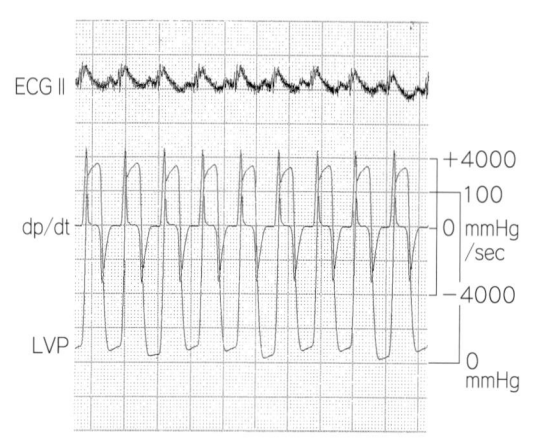

図1 コクサッキーB3ウイルス性心筋炎における左室圧曲線とそのdp/dtおよび心電図

抗ウイルス薬F-PABをウイルス接種当日より投与したマウスの左室圧で，左室収縮期圧116 mmHg，拡張期圧3 mmHg，+peak dp/dt 3200 mmHg/sec，−peak dp/dt 2800 mmHg/secと，非投与マウスに比較して左心機能が良い。

血管のiNOSを誘導し，これらのiNOSにより合成されたNOが心筋細胞傷害，心機能障害をきたすと考えられている[16,17]。しかし，比較的大量のNOS阻害薬を投与した場合は心筋ウイルス量が増加し死亡率も上昇するという成績がある[18]。これはNOが防御因子としても働く可能性を示すものであり，NOの持つ二面性を表わすものと考えられる。

一方，液性免疫反応としてウイルス感染に際してに抗ウイルス抗体が産生される。抗ウイルス免疫グロブリンは心筋細胞や心筋細胞の筋鞘に対する交差抗原性があり，補体存在下で心筋細胞傷害が出現する可能性が指摘されている[19]。コクサッキーB3ウイルス性心筋炎ではαミオシンに対する抗体が血中に出現する[20,21]。また最近，連鎖球菌のM蛋白に対するマウスの抗体がコクサッキーB3ウイルスやヒト心筋ミオシン，そのほかαヘリックス構造を有する多くの蛋白と反応することが示されている。これはそれぞれのαヘリックス構造の中に類似のエピトープが存在するためと考えられ，病原微生物に対して過剰に反応する個体においては，自己免疫的な機序により心筋細胞傷害が発症する可能性も示唆されている[22]。その他，ミトコンドリアのADP/ATP translocatorに対する抗体[23,24]，心筋細胞膜上のカルシウムチャンネルに対する抗体[25]，抗β受容体抗体[26]など様々な抗心筋抗体の出現が報告されている。特にミトコンドリア膜上に存在するADP/ATP translocatorに対する抗体は心筋細胞を傷害しエネルギー代謝に影響を与える[23,24]。

しかし，これらの自己抗体は心筋傷害の原因ではなく，ウイルス性心筋炎における一連の免疫応答の結果誘導されたもので，病因的意義を疑問視する考え方もある。さらに，最近はウイルス性心筋炎における心筋細胞傷害にアポトーシスが関与している可能性も示唆されている[27,28]。

ピコルナウイルス特異抗ウイルス薬のF-PABを用いたマウスのコクサッキーB3ウイルス性心筋炎の治療成績

F-PABは新しく開発されたベンズイミダゾール誘導体のピコルナウイルス特異抗ウイルス薬である。表2に示すように本薬はコクサッキーB群ウイルスを含む諸種エンテロウイルスに対して*in vitro*で強力な抗ウイルス活性を示す。われわれは，本薬の投与効果をマウスのコクサッキーB3ウイルス性心筋炎において検討した。F-PABをウイルス接種当日および心筋炎の発病時期に当たる接種5日より投与を開始する群に分けて非投与群と比較した。非投与群(C群)では接種第7日までに10匹中4匹が死亡したのに対して，接種当日

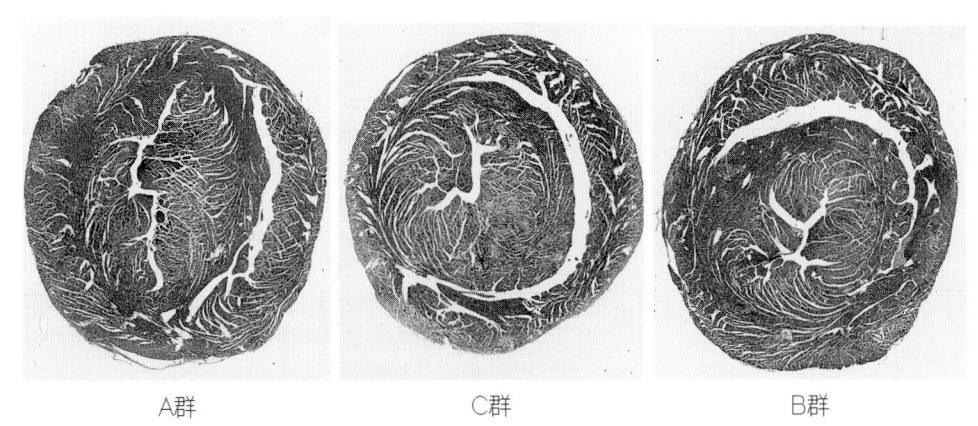

図2 コクサッキーB3ウイルス性心筋炎マウスにおける心筋炎極期（接種第7日）の光顕像
両心室横断面切片のHE染色で，A群（接種当日よりF-PAB投与），B群（接種5日目よりF-PAB投与）およびC群（非投与）の代表的な標本を示す．C群に比較してA群は著しく病巣が少なく範囲も狭い．B群はC群に比べて病巣がやや狭いが，統計的には明らかでない．

から投与した群（A群）には死亡がなく，5日から投与した群（B群）では2匹が死亡した．以上のように本薬は接種当日より投与を開始した場合に急性期死亡率を減少させる．急性心筋炎極期の接種第7日の心筋におけるウイルス濃度は，A，B群とも非投与のC群に比較して著しく低かった．しかし，心血行動態に対する影響は心筋ウイルス濃度に比較して明らかではなく，ウイルス接種当日より投与した場合は左心機能の改善がみられるが，心筋炎発病後の投与ではその効果が明らかでない（図1，表3）．また，心筋組織所見もB，C群間では統計的に有意差を認めなかった（図2）．このことは，抗ウイルス薬単独では発病後に投与しても臨床的効果があまり期待できないことを示唆している．

これらの結果は，先に述べたコクサッキーB3ウイルス性心筋炎における心筋細胞傷害機序を考慮すれば理解が容易で，心筋炎発病後においては抗ウイルス薬療法に免疫療法を併用する必要を示すものである．ウイルス性心筋炎に対する免疫療

表3 コクサッキーB3ウイルス性心筋炎マウスに対するF-PAB投与の心血行動態における効果

	心筋炎極期 （接種第7日）
接種日よりの投与群（A群）	
	($n=10$)
左室収縮期圧（mmHg）	97±8*
左室拡張終期圧（mmHg）	4±2
+peak dp/dt（mmHg/sec）	2880±310*
－peak dp/dt（mmHg/sec）	2410±400*
第5日よりの投与群（B群）	
	($n=8$)
左室収縮期圧（mmHg）	90±6*
左室拡張終期圧（mmHg）	4±2
+peak dp/dt（mmHg/sec）	2410±390
－peak dp/dt（mmHg/sec）	2020±340
非投与群（C群）	
	($n=6$)
左室収縮期圧（mmHg）	80±7
左室拡張終期圧（mmHg）	4±2
+peak dp/dt（mmHg/sec）	2060±370
－peak dp/dt（mmHg/sec）	1820±350

*非投与群（C群）に比較して $p<0.05$

法については他項に述べられているので，省略する．

ここでは，ウイルス性心筋炎の抗ウイルス療法に関して病因診断およびウイルス性心筋炎における心筋細胞傷害機序について述べ，ピコルナウイルス特異抗ウイルス薬の実験的コクサッキーB3ウイルス性心筋炎の治療成績を紹介した．劇症心筋炎では迅速かつ的確な診断と治療を要するため心肺補助循環を含む最新の対症療法が最優先され，抗ウイルス薬による治験は未だ行われていない．

ウイルス性心筋炎においては，抗ウイルス薬が開発され病因ウイルスの迅速診断が可能になっても，ウイルスによる心筋細胞傷害機序を考慮すれば抗ウイルス薬単独療法には限界があり，免疫療法などとの併用療法が不可欠であるため臨床応用にはまだしばらくの日時を要するものと思われる．

<文献>

1) Aoyama N, Izumi T, Isobe M, et al : National survey of fulminant myocarditis in Japan. -Therapeutic guidelines and long-term prognosis of using percutaneous cardiopulmonary support for fulminant myocarditis(Special report from a scientific comitee)-. Circul J 2002 ; 66 : 133-144
2) 河村慧四郎：分科会総括報告，病因II（炎症・免疫）分科会，厚生省特定疾患特発性心筋症調査研究班（班長安田寿一）平成2年度研究報告書, 16, 1991
3) 河村慧四郎，北浦　泰，森田　大，他：病因分科会：ウイルス性あるいは特発性心筋炎にかんする全国アンケート調査．厚生省特定疾患特発性心筋症調査研究班　昭和57年度研究報告集，16-27, 1983
4) Koide H, Kitaura Y, Deguchi H, et al : Genomic detection of enteroviruses in the myocardium-Studies on animal hearts with coxsackievirus B 3 myocarditis and endomyocardial biopsies from patients with myocarditis and dilated cardiomyopathy-. Jpn Circ J 1992 ; 56 : 1081-1093
5) Woodruff JF : Viral myocarditis : a review. Am J Pathol 1980. 101 : 425-484
6) Huber SA : Animal models : Immunological aspects. In : Banatvala JE(ed) : Viral Infections of the Heart, Edward Arnold, New-York, 1992, 83-109
7) 出口寛文，浮村　聡，北浦　泰，他：ウイルスによる心筋細胞障害―ウイルス性心筋炎．細胞 1995 ; 27 : 13-17
8) Ukimura A, Deguchi H, Kitaura Y, et al : Intracellular viral localization in murine Coxsackievirus-B 3 myocarditis : Ultrastructural study by electron microscopic in situ hybridization. Am J Pathol 1997 ; 150 : 2061-2074
9) 出口寛文，北浦　泰，河村慧四郎：心筋炎の微細構造病変．呼吸と循環 1993 ; 41 : 335-342
10) Deguchi H, Kitaura Y, Hayashi T, et al : Cell-mediated immune cardiocyte injury in viral myocarditis of mice and patients. Jpn Circ J 1989 ; 53 : 61-77
11) Seko Y, Matsuda H, Kato K, et al : Expression of intercellular adhesionmolecule-1 in murine hearts with acute myocarditis caused by Coxsackievirus B 3. J Clin Invest 1993 ; 91 : 1327-1336
12) 世古義規：心筋細胞障害とT細胞．循環器 Today 1997 ; 1 : 639-646
13) Shioi T, Matsumori A, Sasayama S : Persistent expression of cytokine in the chronic stage of viral myocarditis in mice. Circulation 1996 ; 94 : 2930-2937
14) Yamada T, Matsumori A, Sasayaam S : Therapeutic effects of anti-tumor necrosis factor-α antibody on the murine model of viral myocarditis induced by encephalomyocarditis virus. Circulation 1994 ; 89 : 846-851

15) Henke A, Mohr C, Sprenger H, et al : Coxsackie B 3-induced production of tumor necrosis factor-α, IL-1β, and IL-6 in human monocytes. J Immunol 1992 ; 148 : 2270-2277
16) Hiraoka Y, Kishimoto C, Takada H, et al : Role of oxygen derived free radicals in the pathogenesis coxsackievirus B 3 in mice. Cardiovasc Res 1993 ; 27 : 957-961
17) Mikami S, Kawashima S, Kanazawa K, et al : Expression of nitoric oxide synthase in a murine model of viral myocarditis induced by coxsackievirus B 3. Biochem Biophys Res Comm 1996 ; 220 : 983-989
18) Lowenstein CJ, Hill SL, Lafond-Walker A, et al : Nitric oxide inhibits viral replication in murine myocarditis. J Clin Invest 1996 ; 97 : 1837-1843
19) Maisch B, Trostel-Soeder R, Stechemesser E, et al : Diagnostic relevance of humoral and cell-mediated immune-reactions in patients with acute viral myocarditis. Clin Exp Immunol 1982 ; 48 : 533-545
20) Neu N, Beisel KW, Traystman MD, et al : Autoantibodies specific for the cardiac myosin isoform are found in mice susceptible to coxsackievirus B 3-induced myocarditis. J Immunol 1987 ; 138 : 2488-2492
21) Rose NR, Wolfgram LJ, Herskowitz A : Two distinct phases of Coxsackievirus B 3-induced myocarditis. Ann NY Acad Sci 1986 ; 475 : 146
22) Herkowitz A, Ahmed-Ansari A : Myocarditis. Current Opinion in Cardiology 1993 ; 8 : 473-479
23) Schultheiss HP, Bolte H-D : Immunological analysis of autoantibodies against the adenine nucleotide translocator in dilated cardiomyopathy. J Mol Cell Cardiol 1985 ; 17 : 603-617
24) Schultheiss HP, Schulze K, Schauer R, et al : Antibody-mediated imbalance of myocardial energy metabolism. A causal factor of cardiac failure? Circ Res 1995 ; 76 : 64-72
25) Ulrich G, Kuhl U, Melzner B, et al : Antibodies against the adenosine di-/triphosphate carrier cross-react with the Ca channel-functional and biochemical data. Schultheiss HP (ed) : New Concept in Viral Heart Disease Springer-Verlag. Berlin, 1988 ; 225-235
26) Limas CJ, Goldenberg IF, Limas C : Autoantibodies against β-adrenoreceptor in human idiopathic dilated cardiomyop Cardiomyopathy Circ Res 1989 ; 64 : 97-103
27) Kawano H, Okada R, Kawano Y, et al : Apotosis in acute and chronic myocarditis. Jpn Circ J 1994 ; 35 : 745-750
28) Seko Y, Takahashi N, Yagita H, et al : Effects of *in vivo* administration of anti-B 7-1/B 7-2 monoclonal antibodies on the survival of mice with chronic ongoing myocarditis caused by Coxsackievirus B 3. J Pathol 1999. 188 : 107-112

IV 劇症型心筋炎の治療

補助人工心臓使用　G

中谷武嗣

　大動脈内バルーンパンピング(intraaortic balloon pumping；IABP)，経皮的心肺補助装置(percutaneous cardiopulmonary support；PCPS)および補助人工心臓(ventricular assist system；VAS)などの補助循環は，従来の治療法の限界を越えた重症心不全症例に対する強力な循環補助手段である．劇症型心筋炎は，補助循環の対象となる急性重症心不全のひとつであり，本項では，劇症型心筋炎治療における補助循環の適応についてVASを中心に述べる．

わが国で用いられる補助循環とその適応

IABP

　IABPは，大腿動脈から経皮的に下行大動脈に挿入したバルーンの収縮と膨張によるカウンタパルゼイションにより心収縮力の改善を図る圧補助法で，その補助能力は自己心機能に依存し，その補助効果は自己心拍出量の10～15%程度である．このため，心不全が高度な場合あるいはコントロールできない不整脈を合併する場合には，有効な補助効果が得られず，流量補助法が必要となる．

PCPS

　PCPSは，遠心ポンプと膜型人工肺を用いた閉鎖回路の人工心肺装置で，送・脱血管を大腿動・静脈から挿入する流量補助法である．簡便に使用でき，肺(呼吸)補助も可能であり1週間程度の補助が行える．通常ヘパリンによる抗凝固療法を必要とするが，ヘパリンコーティング回路の普及により，出血のコントロールが容易になった．送血管挿入部の下肢血流の維持に注意し，血行障害があれば人工血管を吻合して挿入するか，細いカニューレを末梢側に挿入し血流を確保する必要がある．

　PCPSの補助量は自己心拍出量の50～70%程度であり，高流量補助を行う場合には，溶血などの問題が生じてくる．また，自己の左心に対しては直接前負荷の軽減を行わず，さらに，補助量を増加させるのに伴い左室の後負荷が増大する．このため通常IABPが併用されるが，自己心の収縮が不良の場合には，左室内に血液が充満し，心機能の回復が得がたくなるとともに，肺水腫をきたす危険性がある．また長期の補助が必要な場合には，遠心ポンプや人工肺の交換を頻回に行わなければならない．

　肺機能障害を伴い自己心からの拍出がある症例

では，冠動脈や頸動脈に自己肺からの不十分な酸素化血が流れることになる。このため，自己心や脳が低酸素状態をきたすことになるため，呼吸器の設定などに注意が必要である。

補助人工心臓（VAS）

VAS は，血液移送を行う血液ポンプ，送・脱血用カニューレ，血液ポンプを適正に駆動させる制御駆動装置，およびエネルギー源からなる。わが国では東洋紡製国循型および日本ゼオン/アイシン精機製東大型の2種の体外設置空気圧駆動システムの開発が進められ，1980年代初頭から臨床応用が開始された。両者とも1994年4月から急性心不全に対し保険適応となった[1]。また，左心補助装置（LVAS）においては，従来左房脱血方式が用いられてきたが，最近左室脱血方式が導入されている。諸外国では米国での Thoratec 製サック型，ドイツでの Berlin 大学型ダイアフラム型などがある。これらの血液ポンプは，通常腹壁上に設置され，状態が安定すれば，病棟内歩行や自転車こぎなどを行うことができ，長期補助も可能である。これに対し，血液ポンプ部を身体から離した場所に設置する ABIOMED 製 BVS 5000（チューブ型）も臨床応用されている。このシステムでは，ベッド上安静が必要で，長期補助は困難である。

また，体内収納型として，プッシャープレート型の HeartMate LVAD〔空気圧駆動型（IP）とモータ駆動携帯型（VE）〕と，電磁力駆動プッシャープレート携帯型の Novacor LVAS がある。

なお，VAS 装着手術は全身麻酔，開胸下に体外循環を使用して行われる。

補助循環の適応と開始時期

急性心原性ショックのため内科的治療にかかわ

表1 急性重症心不全の判定基準

主徴	
左心不全	
心係数	$<2.0 l/min/m^2$
収縮期動脈圧	$<80 \sim 90 mmHg$
左房圧	$>18 mmHg$
右心不全	
心係数	$<2.0 l/min/m^2$
収縮期動脈圧	$<80 \sim 90 mmHg$
右房圧	$>18 mmHg$
左房圧	$<5 mmHg$
副徴	
尿量	$<0.5 ml/kg/h$
SVO_2	$<65\%$
$A\text{-}VDO_2$	$>7.0 Vol\%$
臨床的印象	

らず表1に示す重症心不全の判定基準を離脱しない症例が，補助循環の適応となる[2]。通常，簡便さより最初に IABP が適応される。しかし，IABP の補助能力の限界を越えた症例や，ショックの進行が急激な症例に対しては，PCPS を適応し全身循環の安定を図る必要がある。補助循環により全身状態安定後，心エコー法や冠動脈造影などによりショックの原因を明らかにし，適切な治療を行う。その治療を行ったにもかかわらず心不全が改善せず，長期の循環補助により救命が図れると判断される場合にはVASの適応を考慮する。

補助循環は，心臓ポンプ機能の補助手段であるため，循環を維持しても回復しない諸臓器障害に対しては，治療効果を期待できない。このため，補助循環の適応判定を行う時には，救命の可能性を判断する必要がある。ショックの進行が早く時間的余裕がない場合には，まず PCPS により全身循環を安定させ，その後に心臓や諸臓器機能の検索を行い，治療方針を立てる。この場合，救命の可能性がないと判断される場合には，補助循環の中止を考慮する。

表 2 劇症型心筋炎による心不全に対する補助循環(1)

システム	患者数	回復離脱例	回復退院例	移植例	移植退院例	生存例
ECMO	37	27(73%)	26 [96%]	0	—	26(70%)
ABIOMED BVS5000	32	18(56%)	12 [67%]	6(19%)	5〈83%〉	17(53%)
Thoratec	40	16(40%)	14 [88%]	18(45%)	17〈94%〉	31(78%)
HeartMate	17	2(12%)	—	6(35%)	—	8(47%)
Novacor	20	2(10%)	2 [100%]	8(40%)	4〈50%〉	6(30%)

( )：回復退院例/回復離脱例(%)，〈 〉：移植退院例/移植例(%)
ECMO：extracorporeal membrane oxygenation with peripheral cannulation,
文献3)より一部改変

劇症型心筋炎に対する補助循環の現状

欧米の報告

劇症型心筋炎の治療においては，通常の急性心不全と同等の治療により対応することで，心機能の回復あるいは緩やかに拡張型心筋症へ進行する場合が多い。また，補助循環を必要とする場合は少ないとされているが，Ackerによる146例の集計を表2に示す[3]。ECMO(多くは日本におけるPCPS例)症例は回復離脱率73%，生存(離脱退院)率70%と良好である。これに対し，体外設置型VAS例ではABIOMED BVS 5000が回復離脱率56%，心臓移植19%，生存(離脱/移植退院)率53%で，平均補助期間は9.5日であった。また，Thoratecはおのおの40%，45%，78%であった。この両者はおおむねECMOと同等の生存率であるが，移植を必要とする症例が多かった。体内収納型LVAS(HeartMateおよびNovacor)の成績は上記のシステムと比べると不良で，劇症型心筋炎への適応においては慎重であるべきと考えられた。また，VASの適応において問題となる補助形式を表3に示すが，72%の症例が両心補助(biventricular assist system；BVAS)を必要と

表 3 劇症型心筋炎による心不全に対する補助循環(2)

システム	患者数	両心補助	左心補助	右心補助
ABIOMED BVS5000	32	24(75%)	6(19%)	2(6%)
Thoratec	40	28(70%)	12(30%)	—
計	72	52(72%)	18(25%)	2(3%)

文献3)より

した。

補助循環適応時の問題点のひとつに心機能の回復可能性の判定と必要と思われる補助期間の予測がある[4~7]。最近の報告では，3週間の左心補助のみで心機能が回復した症例がある[4]。また最近のPennsylvania大学での経験で，Thoratecによる両心補助例で，10日間心室細動が続き，その後洞調律へ自然復帰し，心機能も徐々に改善し，3週間後離脱した症例が報告されている[3]。その他にも，両心補助後2週間で右心補助から離脱し，さらに50日後に左心補助から離脱したが，その2時間後に心機能の悪化を認め，20時間後に緊急で心臓移植を施行し，救命した症例が報告されている[5]。

わが国における経験

日本循環器学会学術委員会による52例のPCPS症例の検討では，10例(19.2%)が非離脱死亡，11例(21.2%)が離脱後死亡，31例(59.6%)が離脱退院で，その補助期間は7.8±5.6日であっ

表 4 わが国における心筋炎への補助人工心臓適応例

	患者数	回復離脱例	回復退院例	移植待機例	補助期間(日)(平均)
(システム)					
NCVC-Toyobo	14	4	2	1#	0.04～451(53)
ABIOMED BVS5000	1	1	1	—	12
HeartMate-IP	1	—	—	1*	288*
(補助法)					
両心	4	2	2	—	12～35(19)
左心(LA脱血)	8	3	1	—	0.04～73(25)
左心(LV脱血)	4	—	—	2#*	10～451(193)*

#：1例移植待機中死亡, *：1例施行中
日本臨床補助人工心臓研究会 2001年レジストリーより

た[8]。また，合併症として下肢疎血と多臓器不全が問題であった。退院社会復帰30例での長期予後調査では，心イベントによる入院3例(10%)(その内，2例は心不全増悪，1例は心筋炎の再燃)，死亡3例(10%)(その内，2例は心不全死)であった。また，投薬中止は17例(56.7%)で，その経過は安定していた。

日本臨床補助人工心臓研究会2001年レジストリー報告では，16例のVAS適応例が報告されている(表4)。多くは東洋紡製国循型VASで，平均補助期間は53日であった。また，LVASのみの補助によるものが12例(75%)であった。死因としては，多臓器不全が4例，脳障害3例，心不全1例，呼吸不全1例であった。

最近筆者らが経験した劇症型心筋炎症例は，次のようなものである。ショック状態で他院に入院，IABP，ペースメーカー挿入後当施設へ搬送された。入院後血圧低下著明で，心マッサージ下にPCPS装着，人工呼吸管理を開始した。しかし，血行動態改善せず，肺水腫も認める状態となり，救命にはVAS装着が必要と判断し，手術を行った。左室脱血方式の東洋紡製国循型LVASを装着したが，呼吸状態不良のため，右心バイパス＋ECMOを併用した。その後循環呼吸補助を続けたが，呼吸不全は改善せず，23日後死亡した。病理検査では，劇症型心筋炎で心筋壁の高度菲薄化を認めた。左心不全が高度で急速に肺機能障害を伴う症例への対応の困難さを痛感した症例である。

劇症型心筋炎に対する補助循環の適応

補助循環は，次のステップまでの時間を得る(earn the time)ために適応されるもので，通常自己心機能の回復(bridge to recovery)を目指して数日～数か月程度の補助が想定される。さらに，自己心機能の回復が得られない場合には，心臓移植までのつなぎ(bridge to transplant)として，数か月以上の補助が考慮される。このため，診断が明らかで，他の臓器機能の評価が行われている場合には適応決定は比較的容易に行うことができる。劇症型心筋炎においても，冠動脈造影および心筋バイオプシーにより診断がついている場合には，血行動態指標をもとに適応時期を判断すればよいことになる[9,10]。しかし，診断がついていない場合には，特にVASの適応においては，慎重に行

う必要がある。

　最近のMcCarthyらによるJohns Hopkins大学における急性心筋炎（132例）と劇症型心筋炎（15例）の予後比較を行った報告によると，心臓移植を必要としない生存率は1年後および11年後において，前者は85％，45％であったのに対し，後者はともに93％であったとしている[11]。この検討では，予後不良とされる巨細胞性心筋炎を除外しているが，適切な循環補助が行われれば，劇症型心筋炎においても心機能の回復を期待でき，心臓移植も避けられるとしている[12,13]。したがって，劇症型心筋炎に対する補助循環は積極的に考慮されるべきと考える。

　補助手段の選択においては，欧米ではわが国のようにPCPSが一般化していないため，IABPの限度を越えた症例においては，体外設置型VASが考慮され，BVASで開始される場合が多い[3]。

　わが国においては，PCPSが一般的に用いられるようになっており，また，PCPSにより1〜2週間程度の補助は可能である。このため，PCPSの限界を越えた重症心不全症例がVASの適応となる。PCPSの調査において問題とされている多臓器不全については，流量不足によると考えられる場合にはVASへの移行を考慮すべきである。またVASへの移行に時間がかかった場合，VASによる循環補助を行っても，すでに回復不能な臓器不全に至っている場合には，救命できない。また，PCPS施行時の下肢血行障害において，下肢への血流保持を試みても改善できない場合にはVASへの移行を考慮すべきである。さらに，左心機能が不良で肺水腫をきたす場合には早急に直接左室の減負荷を行うLVASの適応を行わないと，呼吸不全のためVASのみでは全身循環を維持できず，ECMOの併用が必要となり，その循環呼吸管理に難渋することになる。また，VASの適応には，患者・家族への説明のみならず，機器の準備，手術室・ICUの手配，手術要員の確保など準備に時間を要する。このため，PCPSを適応した劇症型心筋炎の治療においては，常にVASへの移行を考慮した管理を行うことが肝要である。

　これまでの報告より，補助循環の適応をまとめる。PCPSによる補助を開始し，循環が維持され臓器障害などを引き起こさず，下肢血行障害も問題がない場合，1週間程度PCPSによる管理を行う。その後，自己心の評価を行い，高流量の補助を必要とする場合にはVASへの移行を考慮する。この場合，病態により左心あるいは両心補助を選択する。経過中呼吸状態への注意が必要で，高流量補助が必要で，肺水腫をきたすような状況では早期にLVASあるいはBVASへ移行する。

　また，回復の可能性および必要な補助期間の予想は困難であり，東洋紡製など長期の補助が可能で，両心補助も選択できる体外設置型システムを第一選択とする。

　今後，簡便に左心系の直接的な減負荷が行える補助システムが臨床へ導入されれば，新たな治療体系が構築される可能性がある[14]。

おわりに

　劇症型心筋炎において，PCPSは有力な循環補助手段であるが，強力な循環補助が長期必要あるいは左心系への直接減負荷が必要と判断される症例に対しては，タイミングを失することなくVASの適応を考慮すべきである。

＜文献＞

1) Takano H, Nakatani T : Ventricular assist systems : Experience in Japan with Toyobo pumpand Zeon Pump. Ann Thorac Surg

1996；61：317-22
2) 中谷武嗣：4. 補助循環の適応と開始時期：外科. 心臓病診療プラクティス4. 心疾患の手術適応と至適時期. 吉川純一（編），文光堂，1995；266-270
3) Acker MA.：Mechanical circulatory support for patients with acute-fulminant myocarditis. Ann Thorac Surg 2001；71：S 73-S 76
4) Ueno T, Bergin P, Richardson M, et al：Bridge to recovery with a left ventricular assist device for fulminant acute myocarditis. Ann Thorac Surg 2000；69：284-286
5) Houel R, Vermes E, Tixier DB, et al：Myocardial recovery after mechanical support for acute myocarditis：Is sustained recovety predictable? Ann Thorac Surg 1999；68：2177-2180
6) Chen JM, Spanier TB, Gonzalez JJ, et al：Improved survival in patients with acute myocarditis using external pulsatile mechanical ventricular assistance. J Heart Lung Transplant 1999；18：351-357
7) Martin J, Sarai K, Schindler M, et al：MEDOS HIA-VAD Biventricular assist device for bridge to recovery in fulmainant myocarditis. Ann Thorac Surg 1997；63：1145-1146
8) 和泉 徹，磯部光章，今泉 勉，他：心肺補助循環を用いた劇症型心筋炎の治療と予後に関する調査研究. Jpn Circ J 2000；64(Suppl III)：985-992
9) 青山直善，井関砂絵，和泉 徹：劇症型心筋炎―救命できる疾患へのあゆみ. 日本医事新報 1999；3914：3-12
10) 青山直善：劇症型心筋炎に対する経皮的心肺補助法の治療指針. 日集中医誌 2001；8：5-9
11) McCarthy RE, Boehmer JP, Hruban RH, et al：Long-term outcome of fulminant myocarditis as compared with acute(nonfulminant)myocarditis. N Engl J Med 2000；342：690-695
12) Karliner JS. Fulminant myocardtis [editorial]．N Engl J Med 2000；342：734-735
13) Cooper LT, Berry GJ, Shabetai R：Idiopathic giant cell myocarditis-natural history and treatment. N Engl J Med 1997；336：1860-1866
14) Thiele H, Jauer B, Hambrecht R, et al. Reversal of cardiogenic shock by percutaneous left atrial-to-femoral arterial bypass assistance. Circulation 2001：104：2917-2922

V 私の劇症型心筋炎経験例

A PCPSにより急性期は救命できたが重症心不全で死亡した1例

吉田圭子・木村一雄

経皮的心肺補助装置(percutaneous cardiopulmonary support；PCPS)は劇症型心筋炎の極期を乗り切るうえで強力な補助循環法であり，最終的に自己の心機能が良好に回復して初めてその使用意義があったと考えられる。本例は最長8時間の心室静止を合併した無収縮状態が80時間以上持続したにもかかわらず，カテコラミンから離脱するまでには回復した。しかし，その後もNYHA IV度の入院生活を余儀なくされ，約3年9か月の経過で心臓移植待機中に死亡した。PCPSの効果，限界とそれに対する体制について考えさせられる症例である。

症例

〔患者〕 23歳，男性
〔主訴〕 呼吸困難
〔既往歴〕 特記すべきことなし
〔現病歴〕 1996年11月19日より発熱・全身倦怠感に加え胸痛，呼吸困難が出現したため，21日16時前医を受診した。ショック状態であり，病歴，諸検査より，急性心筋炎が疑われ21時当センターへ転院となった。
〔来院時現症〕 身長170cm，体重51kg，意識清明。
　血圧70/mmHg(ドパミン5μg/kg/min投与下)，脈拍85/min，不整。心音，III音聴取，心雑音なし，両肺野に湿性ラ音聴取。腹部および神経学的所見に異常なし。
〔来院時検査所見〕 末梢血・生化学的検査では白血球数，CRP，および心筋逸脱酵素の上昇を認めた(表1)。胸部X線上心胸郭比63%で肺うっ血像あり。心電図(図1)は80/minの心室調律。
〔入院後経過〕 大動脈内バルーンパンピング(intraaortic balloon pumping；IABP)挿入後，カテコラミンを増量するとともに心拍数の減少に

表1　入院時検査所見

白血球数：	13,800/μl	TP：	5.6 g/dl
ヘモグロビン：	14.1 g/dl	Alb：	3.7 g/dl
血小板数：	19.6×10⁴/μl	Glu：	164 mg/dl
CRP：	9.7 mg/dl	総ビリルビン：	0.5 mg/dl
		直接ビリルビン：	0.2 mg/dl
Na：	134 mEq/l	CK：	1514 IU/l
K：	4.1 mEq/l	CK-MB：	91 IU/l
Cl：	104 mEq/l	GOT：	271 IU/l
BUN：	20 mg/dl	GPT：	77 IU/l
クレアチニン：	1.0 mg/dl	LDH：	1432 IU/l

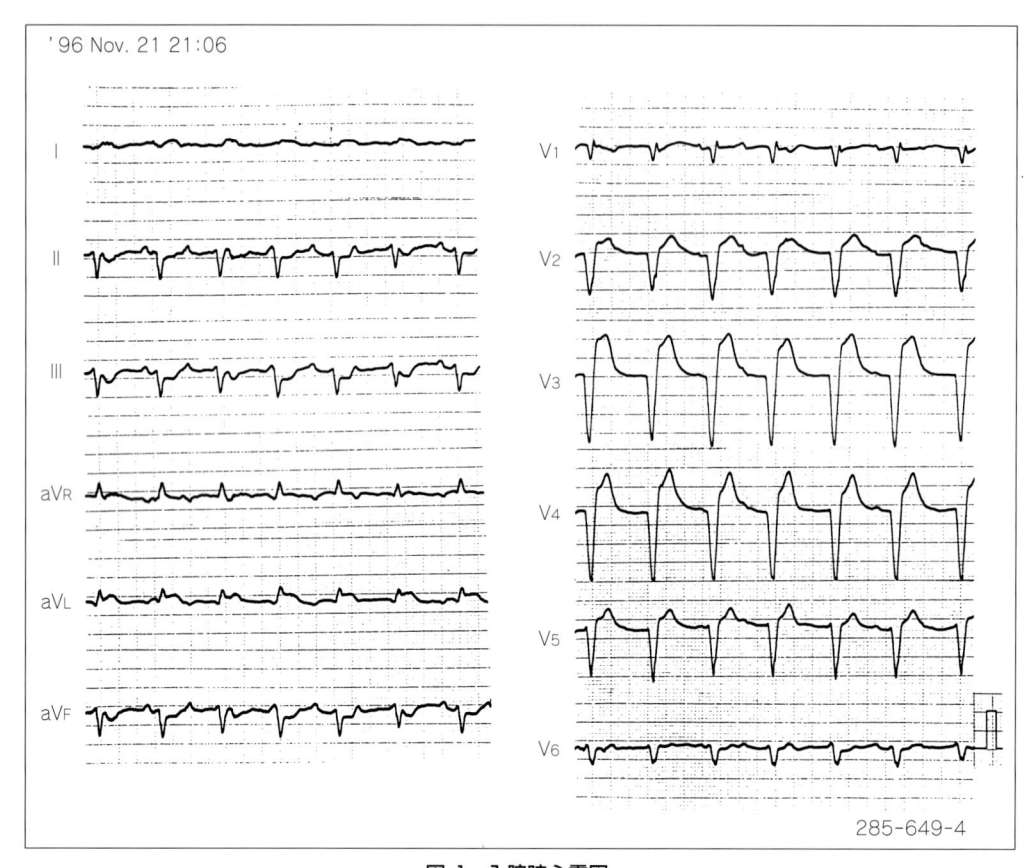

図1 入院時心電図
促迫性心室性固有調律を伴う完全房室ブロックを認めた。
(心房レート 125/min，心室レート 85/min)

対して心室ペーシングを行い，循環動態の維持に努めた．入院翌日には，ペーシング閾値上昇によりペーシング不可能となり血圧 64/48 mmHg，心拍数 30/min まで低下したため，17 時 PCPS を導入した．PCPS 導入 21 時間後より最長 8 時間を含む断続的な心室静止が出現したが(図 2)，PCPS 流量を 3.5 l/min に維持することにより，血圧・尿量は保たれていた．第 5 病日に 40/min の QRS 波が持続的に出現する電気収縮解離の状態となり，第 7 病日には心拍出に伴う動脈圧波形を認めるようになった．

徐々に心エコー図上も壁運動の回復がみられ第 16 病日の 12 月 6 日に PCPS から，さらに 12 月 20 日に IABP から離脱することができた．総 PCPS 施行時間は 329 時間であり，PCPS 施行中には送・脱血管刺入部からの出血，心室内血栓，血小板減少，血痰，下肢の阻血，溶血などの合併症がみられたが大きな後遺症を残すことはなかった．

心エコー上の経時的な左室壁運動(wall motion score index；WMSI)を示す(図 3)．入院直後，左室壁運動はびまん性に著明に低下しており，左室

'96 Nov. 24 18:00

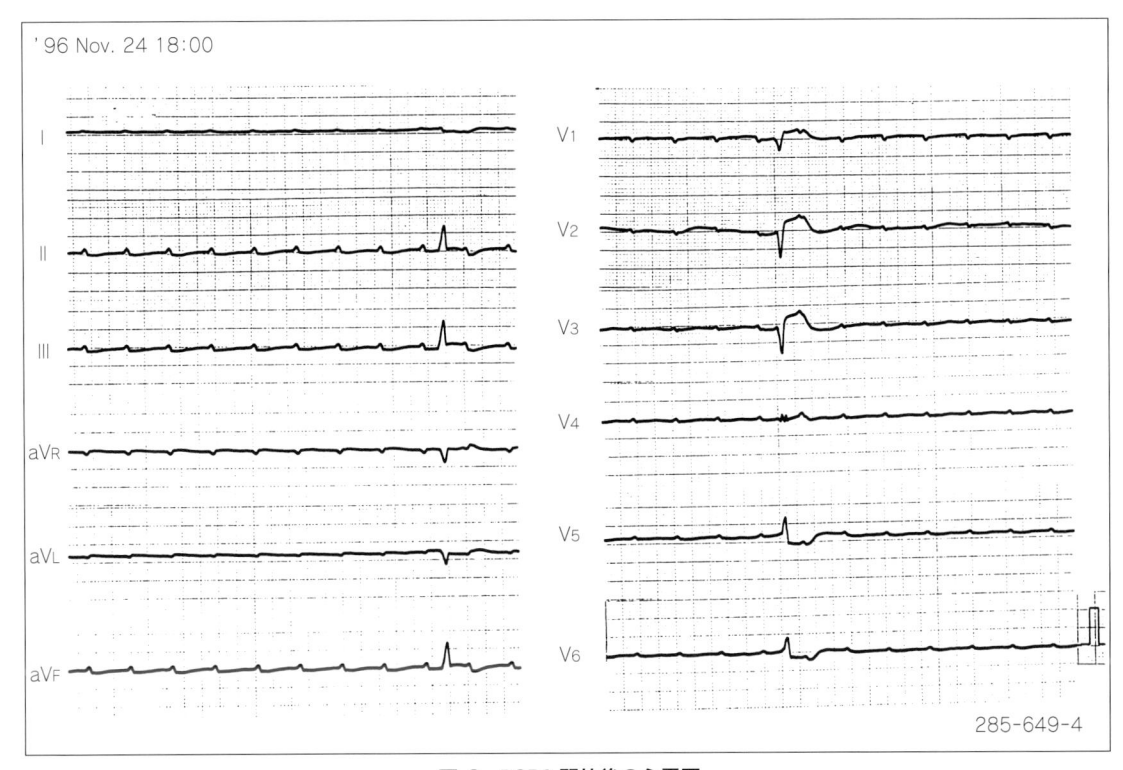

図 2 PCPS 開始後の心電図
第5病日までの4日間，最長8時間を含む断続的な心室静止が出現した。

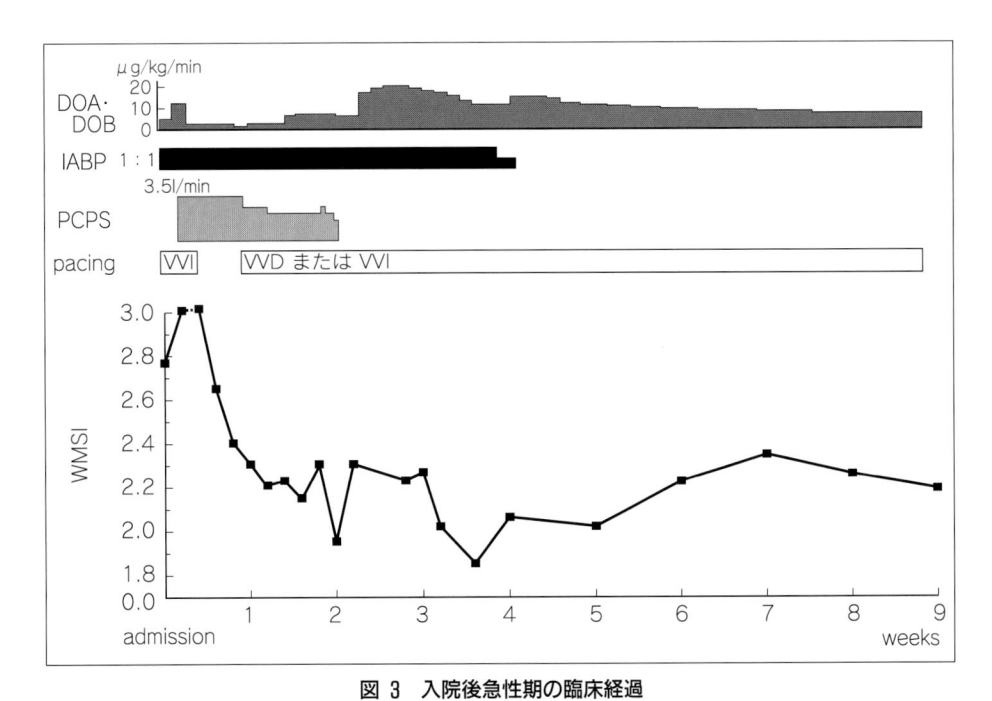

図 3 入院後急性期の臨床経過
PCPS=percutaneous cardiopulmonary support, IABP=intraaortic balloon pumping,
DOA=dopamine, DOB=dobutamine, WMSI=wall motion score index.
VVI=ventricular inhibited pacing, VDD=atrial synchronous pacing

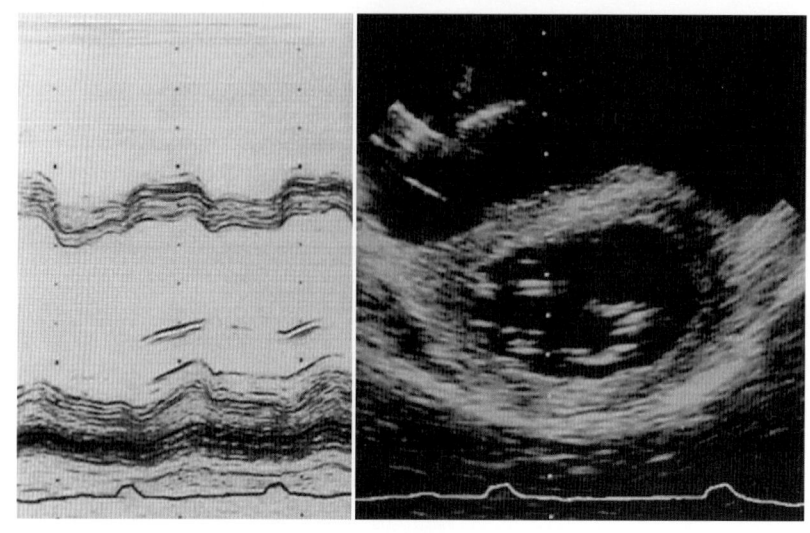

図4　入院1か月後の心エコー図
右室の拡大と中隔の奇異性運動を認め、両心室の壁運動は著明に低下していた。
(左図：Mモード、右図：Bモード短軸像)

壁は全周性に浮腫状で肥厚していた。心室静止中は当然のことながら壁運動は全く消失していたが、QRS波が出現するとともに主に側壁と下壁で徐々に壁運動がみられた。一方、右室は入院1か月後には著しく拡大し、前・後壁の無収縮は持続し、心室中隔では奇異性運動が見られた(図4)。

発症4か月後にカテコラミンより離脱し、完全房室ブロックの持続に対し房室同期による心機能向上を期待し、4月24日にDDDペースメーカーを植え込んだ。ペースメーカー植込み後は心エコー図上右室は軽度縮小し、心室中隔の奇異性運動はほぼ消失したが、両心室壁運動の低下は持続した。その後も右心不全症状が強く、うっ血肝の進行を抑える目的で1999年7月以降、再びカテコラミン点滴静注を開始した。なお、1998年2月2日心臓移植の適応と判断されたが、その後の2年6か月間、発症から3年9か月間NYHA IV度の状態が持続し、そのほとんどを心臓集中治療室で過ごした。この間、移植待ちの不安・焦燥が強く神経科治療を必要とした。2000年5月10日心臓移植準備目的で転院後、気道感染症から多臓器不全を併発し、2000年8月8日、転院先の病院で死亡した。

考察

最長8時間の心室静止を含む長時間の心停止に対して、PCPSを用いることにより救命できた劇症型心筋炎を経験した。急性心筋炎の病像は、無症状で終わり良好な経過をたどるものから、急性期に多臓器不全で死亡するものまで、またその長期予後においても、完全に回復するものから拡張型心筋症に至る例があるなど多彩である[1]。この中で急性期最も重症である劇症型心筋炎においては、急性(非劇症型)心筋炎と比べて長期予後はむしろ良好という報告がある[2]一方で、慢性期にも

心機能障害を残すとの報告もある[3]。心筋炎の循環不全に対して補助循環を用いた報告はこれまで数多くなされているが，過去の報告例で今回筆者らが経験したような長時間の心室静止状態からの救命例は調べた限りでは1例もなかった[3~5]。

劇症型心筋炎の急性期には不可逆的な心筋壊死のみならず，炎症に伴い放出されるサイトカインが心筋収縮力を低下するとされている[3,6]。このように心筋傷害の一部は可逆性で心機能は炎症の消褪とともに回復するため，PCPSはこの心機能回復までのブリッジとして有効であると考えられている[3,4,5,7]。

本症例でも，心エコー図で左室壁が著しく浮腫上で肥厚しており，収縮力の低下およびペーシング不応性の心室静止の原因として，心筋の浮腫を伴う炎症の影響が考えられた。このため，PCPSによる循環動態維持を行ったが，極期にみられた心室静止を含む心停止状態は一過性であった。第5病日以後はQRS波は持続的に出現し完全房室ブロックの状態となり，4か月後にはカテコラミンを必要としないまでには心機能は回復した。しかし，その後もNYHA Ⅳ度の心不全状態が持続し，長期間の入院の後死亡した。

PCPSの適応，管理の進歩は，本症例のように従来救命不可能であった急性期の重篤な状況を乗り切ることを可能とした。しかしながら，その結果として遷延する重度心機能不全が問題となることがあり，急性期からの対策が必須である。γグロブリン大量療法，ステロイドパルス療法，抗ウイルス薬，免疫調整療法などの薬物療法なども病状により有効である可能性はある[6~9]。しかし，本例のような病状においては心臓移植が唯一の治療法であると考える。

<文献>

1) D'Ambrosio A, Patti G, Manzoli A, et al：The fate of myocarditis between spontaneous improvement and evolution to dilated cardiomyopathy：a review. Heart 2001；85：499-504
2) McCarthy RE, Boehmer JP, Hruban RH, et al：Long-term outcome of fulminant myocarditis as compared with acute (nonfulminant) myocarditis. N Engl J Med 2000；342：690-695
3) 曽根孝仁：致死性激症心筋炎の臨床—PCPSによる救命とその長期予後．岐内医会誌 1998；12：1-9
4) Kato S, Morimoto S, Hiramitsu S, et al：Use of percutaneous cardiopulmonary support of patients with fulminant myocarditis and cardiogenic shock for improving prognosis. Am J Cardiol 1999；83：623-625
5) 青山直善：救命治療を必要とする心筋炎；和泉 徹（編）：Heart View 1998；2(6)：18-25
6) 豊﨑哲也：心筋障害の発症機序に基づく新たな治療法；和泉 徹（編）：Heart View 1998；2(6)：78-85
7) Feldman AM, McNamara D：Myocarditis. N Engl J Med 2000；343：1388-1398
8) Mason JW, O'Connell JB, Herskowitz A, et al：A clinical trial of immunosuppressive therapy for myocarditis. N Engl J Med 1995；333：269-275
9) Kodama M, Okura Y, Hirono S. et al.：A new scoring system to predict the efficacy of steroid therapy for patients with active myocarditis-a retrospective study. Jpn Circ J 1998；62：715-720

V 私の劇症型心筋炎経験例

B

PCPSを必要とした劇症型心筋炎
慢性期にリンパ球浸潤を認めた1例

瀬川郁夫

　最近まで重症の劇症型心筋炎は，ほとんど致死的であり，救命例が1例報告されるほど，救命が困難であった．最近，大動脈内バルーンパンピング(intraaortic balloon pumping；IABP)や経皮的心肺補助装置(percutaneous cardiopulmonary support；PCPS)の改良と普及により，本症の救命例が増加している[1~4]．

　当院でもIABPとPCPSが短時間で導入可能となり，時期を失せず適応することで，ここ7年間は本症の死亡例はない．最近，IABPとPCPSを適応し急性期を乗り切ったものの，心不全症状と炎症が遷延し，治療に難渋した症例を経験した．

症例

〔患者〕 71歳，男性
〔主訴〕 全身倦怠感
〔家族歴〕 特記事項なし
〔既往歴〕 19歳時に虫垂切除術と，68歳時に胃癌のため胃切除術を施行．
〔現病歴〕 2000年2月10日から37℃台の発熱と感冒様症状が出現した．その後，全身倦怠感を自覚し，2月16日に近医を受診した．心電図(図1)で完全右脚ブロックを呈し，Q波(II, III, aVF)とST低下($V_{3~6}$)を認めた．急性心筋梗塞症の疑いで，同日，当科に緊急入院した．

〔現症〕 血圧76/42 mmHg，心拍数82/min・整，体温36.6℃，呼吸数24/min，両側肺野に湿性ラ音を聴取し，心音は奔馬調律を呈していた．

〔検査所見〕 白血球数は8,870/μlで，CRP 3.7 mg/dlと炎症反応陽性であった．BUN 76.6 mg/dl，クレアチニン2.7 mg/dl，GOT 1,885 IU/l，GPT 1,830 IU/l，LDH 2,322 IU/l，CK 513 IU/l，CK-MB 46 IU/lと上昇していた．動脈血ガス分析では，pH 7.28，PO_2 57.6 Torr，PCO_2 30.2 Torrであった．胸部X線写真(図2)では，心胸郭比62％で両側肺うっ血を認めた．心エコー図検査(図3)では，びまん性の壁運動低下を認め，左室駆出分画は24％であった．

〔経過〕 当院到着時は心原性ショック状態で，完全房室ブロックを認めたため，ただちに体外式ペーシングを開始した(図4)．緊急冠動脈造影では，冠動脈に狭窄なく，臨床的に急性心筋炎が疑われた．ドパミン，ドブタミン，オルプリノンの静脈内投与およびIABPと人工呼吸管理を開始した．その後も，循環動態の改善が認められず，心室頻拍と心室細動が頻発したため，PCPSを導入した．導入時は左室駆出分画25％，肺動脈毛細

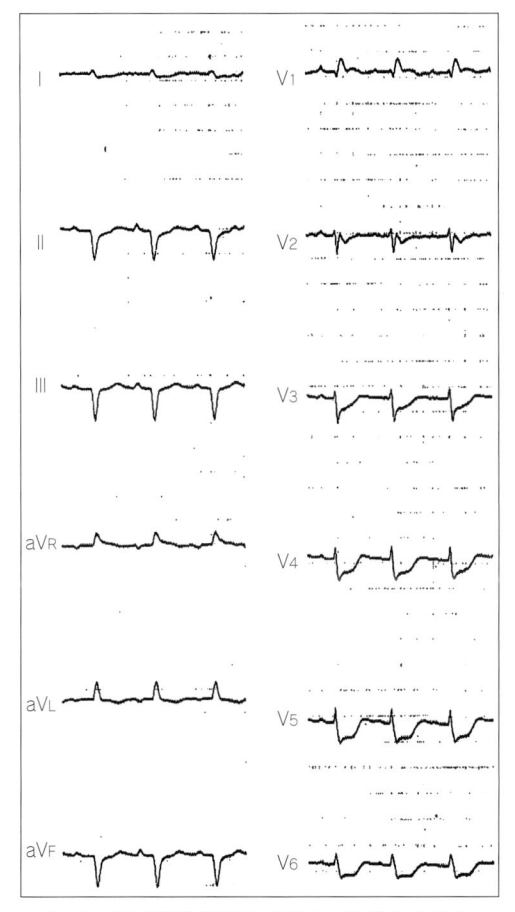

図1 近医受診時(2000年2月16日)の心電図

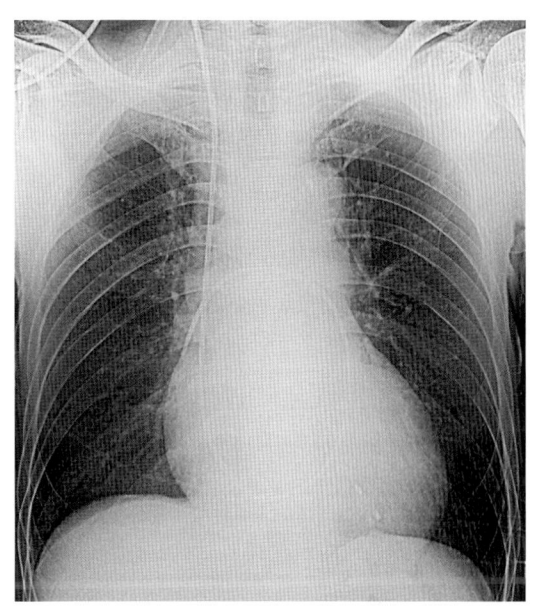

図2 当院入院時の胸部X線写真

血管圧 19 mmHg，心係数 1.6 $l/min/m^2$ であった。PCPS駆動中に播種性血管内凝固症候群(DIC)を併発し，血小板と濃厚赤血球輸血およびメシル酸ナファモスタットとヘパリンの投与を行った。しだいに血行動態は改善し，第8病日(入院8日目)にPCPSから離脱した。PCPS駆動時間は約160時間であった。

第15病日にIABPから離脱した。第16病日に人工呼吸管理を中止した。その後もカテコラミン投与を必要とし，麻痺性イレウスと誤嚥性肺炎を併発した。リハビリテーションが遅れ，第37病日に一般病棟へ転棟した。転棟時の左室駆出分画は45％に改善していたが，労作時の息切れを自覚していた。また，心室性期外収縮が多発し，加算心電図で遅延電位が陽性であった。心筋シンチグラム(図5)では集積異常を認めなかったが，第103病日の右心室心内膜心筋生検(図6)で，心筋間質に巣状線維化とT細胞とB細胞の集簇を認めた。心不全症状と炎症の遷延化がみられたため，拡張型心筋症に準じ，β遮断薬とアンジオテンシン変換酵素阻害薬の投与を行った。しだいに心機能が改善し，第150病日の心エコー図(図7)では左室駆出分画は63％であった。第157病日に退院した。

退院時の心筋生検では心筋間質にリンパ球浸潤はみられなかった。血清ウイルス抗体検査では，インフルエンザBウイルスの抗体価が32倍から128倍へと上昇後32倍へと下降した。インフルエンザの流行期であり，インフルエンザウイルスに

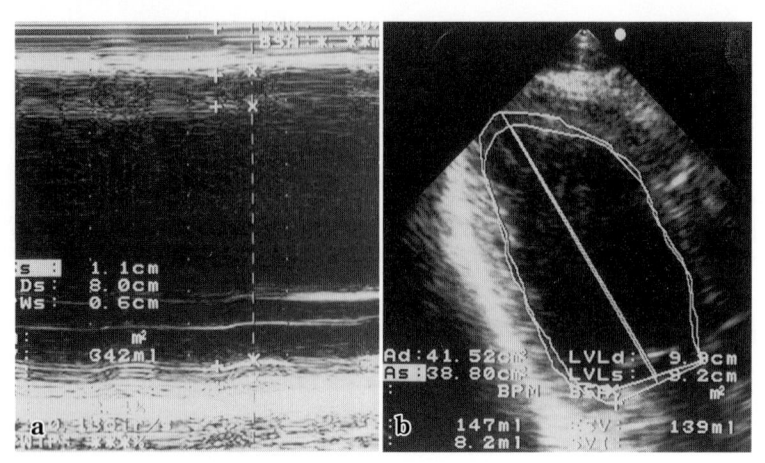

図3 入院時の心エコー図

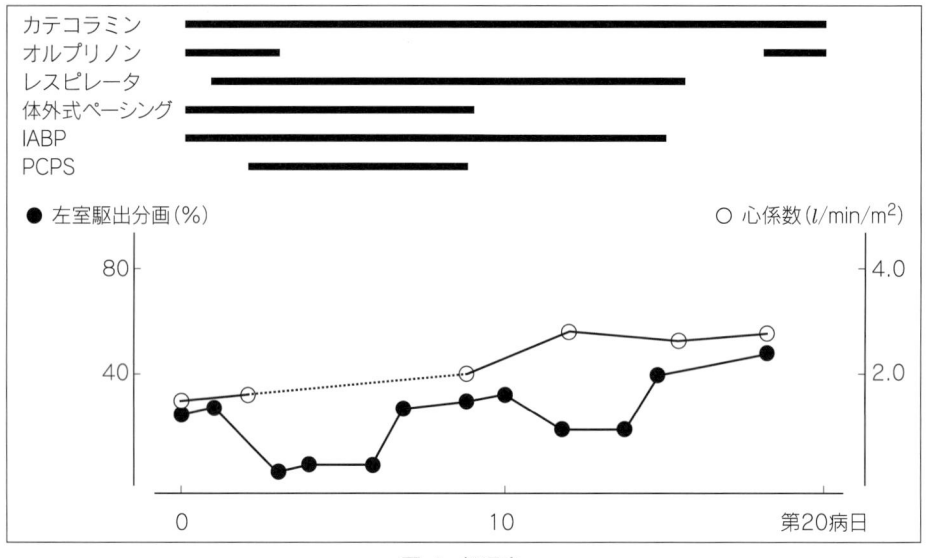

図4 経過表

よる心筋炎と考えられた。

　発症1年3か月後の現在，心電図で完全右脚ブロックを認めるが，心エコー図では異常を認めず，心機能は正常(NYHA Ⅰ度)で，心室性不整脈の散発を認める。外来で継続投与中のβ遮断薬とアンジオテンシン変換酵素阻害薬は，今後，中止予定である。

おわりに

　本例は感冒様症状出現から6日後に心不全症状が出現し，IABPとPCPSの適応により救命された重症の劇症型心筋炎であった。急性期のステロイドホルモン投与は，米国で行われた唯一の無作

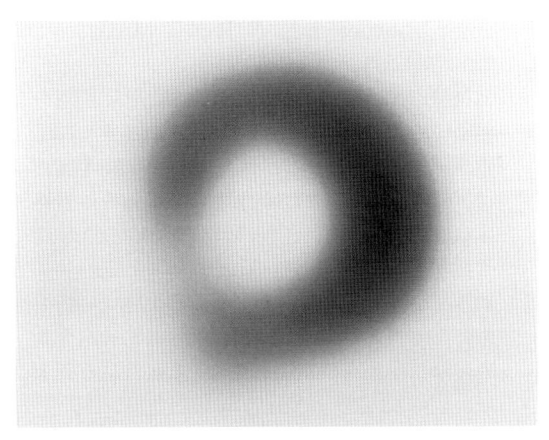

図5 99mテクネシウム・テトラホスミンによる心筋血流シンチグラム

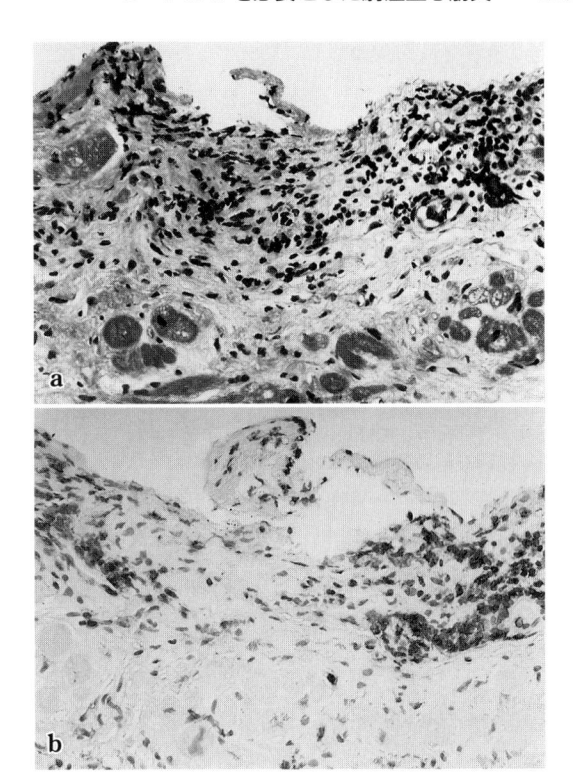

図6 右心室心内膜心筋生検組織像
a：HE染色（×400倍）
b：リンパ球免疫(UCLA-1)染色（×400倍）

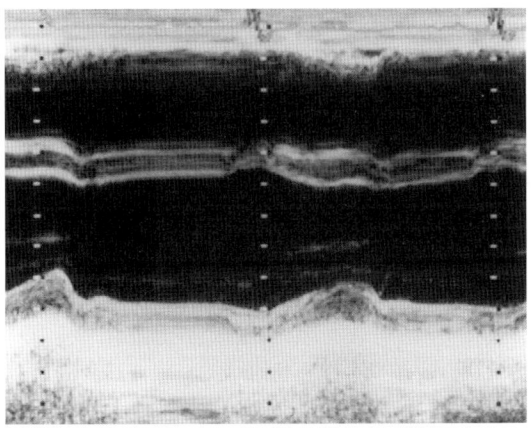

図7 退院時の心エコー図

為割付試験で心機能，心形態および予後をむしろ悪化させており，本例には投与しなかった[5]。急性期を脱した後も心不全症状を呈し，心筋間質にリンパ球の集簇が見られ，炎症の遷延化が示唆された。

わが国での急性心筋炎の長期予後調査では，完全治癒19%，後遺症持続73%，死亡6%と報告されている[6]。本例も慢性期の後遺症が懸念されたため，拡張型心筋症に準じた治療を行い，臨床的および組織学的な改善を得た。劇症型心筋炎の救命例では，急性期の心機能低下が，IABPやPCPSの適応により比較的速やかに改善することが多い。しかし，本例のように遷延化する症例があり，亜急性期から慢性期の管理には十分な注意が必要である。本症の救命には発症早期の診断[7,8]が必須である。本疾患の存在を忘れないことと，適切な時期のIABPとPCPSの適応が著効することをさらに啓蒙する必要がある。

<文献>
1) 瀬川郁夫：心筋炎・心膜炎を考える；心不全，不整脈，心原性ショック，心タンポナーデに対

する急性期救命治療. Heart View 1998; 2: 691-695
2) Kato S, Morimoto S, Hiramitsu S, et al: Use of percutaneous cardiopulmonary support of patients with fulminant myocarditis and cardiogenic shock for improving prognosis. Am J Cardiol 1999; 83: 623-625
3) 相庭武司, 伊藤智範, 伊藤 彰, 他: 急性循環不全への経皮的人工心肺補助装置の至適適用病態は何か?. 日集中医誌 1999; 6: 29-33
4) 和泉 徹, 磯部光章, 今泉 勉, 他: 日本循環器学会学術委員会: 心肺補助装置を用いた劇症型心筋炎の治療と予後に関する調査研究. Jpn Circ J 2000; 64(suppl III): 985-992
5) Mason JW, O'Connell JB, Herskowitz A, et al: A clinical trial of immunosupressive therapy for myocarditis. N Engl J Med 1995; 333: 269-275
6) 河村慧四郎, 北浦 泰, 出口宏章, 他: 病理分科会: ウイルス性あるいは特発性心筋炎に関する全国アンケート調査, 第3報—昭和57年度および昭和60年度における調査の集計. 厚生省特定疾患特発性心筋症調査研究班 昭和60年度研究報告集 1986; 23-36
7) 岡田了三, 関口守衛, 河村慧四郎, 他: 心筋生検によるウイルス性ないし特発性心筋炎病理診断基準. 厚生省特定疾患特発性心筋症調査研究班, 昭和63年度研究報告集 1989; 181-186
8) 河村慧四郎: 病因II(炎症・免疫)分科会会長報告. 厚生省特定疾患特発心筋症調査研究班, 平成2年度研究報告集 1991; 16-21

V 私の劇症型心筋炎経験例

C 急性期をPCPSで乗り切り慢性心筋炎に移行して死亡した劇症型心筋炎の1例

平光伸也・森本紳一郎・加藤　茂

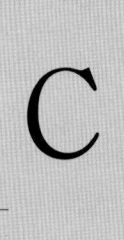

　急性期に心原性ショックに陥るような劇症型心筋炎でも，急性期を乗り切ることができればそれ以後の予後は良好であると報告されている[1]。しかし，心原性ショックを経皮的心肺補助装置（percutaneous cardiopulmonary support；PCPS）で乗り切ることができても[2,3]，心機能の改善が十分得られず，慢性心不全で遠隔期に死亡する例もわずかながら存在する．今回，PCPSにて急性期を乗り切った後に，慢性心筋炎[4,5]に移行して約4か月後に心不全死した1例を経験したので報告する．

症例

〔患者〕　78歳，男性
〔主訴〕　心電図異常
〔現病歴〕　1995年7月29日，白内障術前の心電図にてII, III, aVFでST上昇が認められ（図1），急性心筋梗塞の疑いで眼科よりCCUに転棟となった．
〔身体所見〕　身長150 cm，体重48 kg，血圧120/

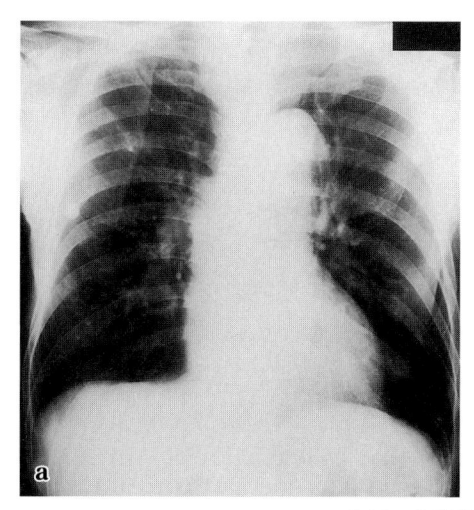

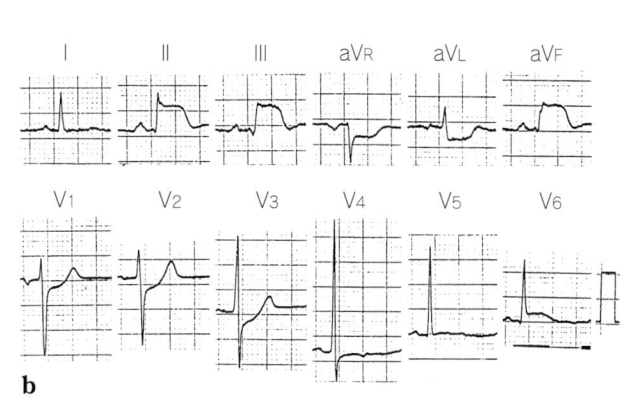

図1　入院時の胸部X線写真(a)と心電図(b)
胸部X線写真では，特記すべき異常所見は認められないが，心電図では，II, III, aVFのST上昇に加え，aVL, $V_{1\sim4}$でのST低下が認められ，急性後下壁心筋梗塞に酷似した所見を呈している．

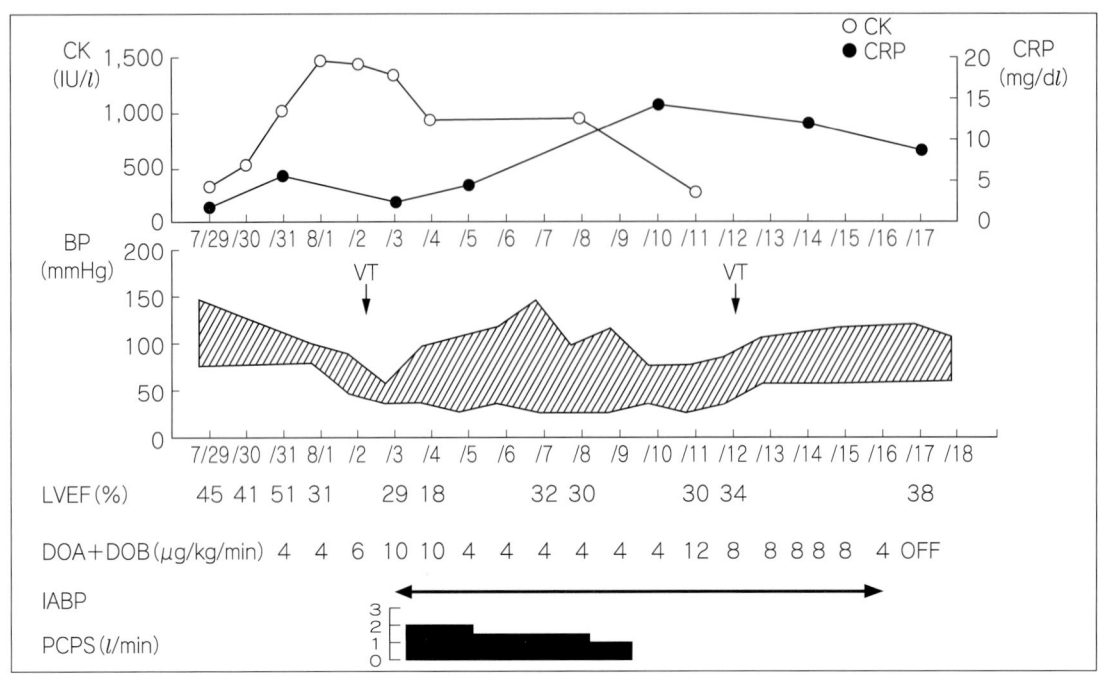

図 2　入院後の経過表
入院時正常であった心筋逸脱酵素は，徐々に上昇し第4病日をピークにゆっくりと正常化している．第6病日に心原性ショックに陥り，IABPとPSPCを導入した．

74 mmHg，脈拍数87/min，整，体温37.2℃．肺野にラ音は聴取されず，有意な心雑音も聴取されなかった．
〔検査所見〕　白血球数5,400/μl（分葉核球78%，リンパ球20%，単球1%，好酸球1%），赤血球数397×10^4/μl，ヘモグロビン13.0 g/dl，ヘマトクリット38.0%，血小板数16.3×10^4/μl，GOT 28 mU/ml，GPT 12 mU/ml，LDH 152 mU/ml（正常値50～107），CK 58 IU/l（正常値～35 IU/l），CK-MB　18 IU/l（正常値<24 IU/l），CRP 0.2 mg/dl，赤沈7 mm/h．
〔入院後経過〕
　心電図変化と心筋逸脱酵素の上昇から，急性後下壁心筋梗塞を疑い緊急冠動脈造影を施行したが，冠動脈には有意な狭窄は認められなかった．

その後徐々に心筋逸脱酵素の上昇が認められ（図2），第4病日より呼吸困難，息切れなどの心症状が出現した．第4病日の心エコー図では，心室中隔20 mm，左室後壁14 mmと著明に肥厚しており，左室後壁を中心とした全周性の壁運動低下が認められ，左室駆出分画は29%と低下していた（図3a）．第6病日に施行した心筋生検では，多数の炎症細胞の浸潤と心筋細胞の高度の融解・消失化が認められ，急性心筋炎と診断した（図4a）．同日午後，突然心原性ショックに陥ったため，人工呼吸器による呼吸管理，大動脈内バルーンパンピング（intraaortic balloon pumping；IABP）を開始したが，血行動態を維持することはできなかった．その後，突然心停止となり，心肺蘇生を行いながらPCPSを導入した（図2）．PCPS使用中，心

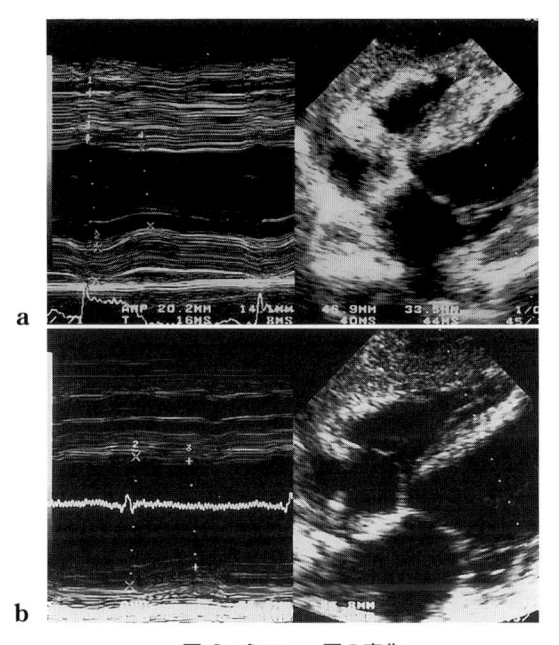

図3　心エコー図の変化

a：第4病日(1995年7月31日)
心室中隔20 mm, 左室後壁14 mmと著明な左室壁肥厚が認められ, 求心性肥大を呈している。左室駆出分画は29％と低下している。

b：発症3か月後(1995年10月20日)
心室中隔13 mm, 左室後壁11 mmと左室壁肥厚は改善しているが, 左室駆出分画は34％で心機能は改善していない。

室細動などの致死的不整脈や腎不全, 播種性血管内凝固症候群(DIC)を併発し重篤な状態が続いたが, 第10病日(PCPS開始5日目)より徐々に左室駆出分画の増加が認められ, 第13病日にはPCPSを離脱し, その後IABPも抜去し得た。なおペア血清にて単純ヘルペスウイルスの抗体価が4倍から16倍へと上昇しており, 心筋炎の原因ウイルスと考えられた。第60病日に施行した3回目の心筋生検では, まだ小円形細胞の浸潤や心筋細胞の融解・消失化が認められ, 心筋炎が遷延していると考えられた(図4b)。その後慢性心不全の状態が続き, 徐々に全身状態は悪化し, 肺炎, 多臓器不全を合併して第113病日に死亡した。

〔剖検所見〕

心重量は450 gで, 両心室腔の拡大と三尖弁, 僧帽弁輪の拡大が認められた。図4cは左室後壁のHE染色標本であるが, 慢性心筋炎に特徴的な小円形細胞の集簇[4,5]した浸潤と間質の線維化, 心筋細胞の融解, 消失化などの近接効果が観察された。心室中央部の横断面を用い, 病理組織学的検討を行った。1か所に20個以上の小円形細胞が集簇する部位が, 1横断面に36か所認められ(図5), 急性心筋炎から移行したタイプの慢性心筋炎と診断した。point counting法を用いた線維化面積率は, 左室自由壁が32.1％, 心室中隔が21.9％, 右室自由壁が27.3％と高率で, 特に左室後壁では44％と最も高度な線維化が観察された(図4d)。

重症例ではあらかじめPCPS導入の準備を

本例は, 白内障の術前に施行された心電図検査により偶然発見された心筋炎であり, 心症状が出現する前から心不全が改善するまでの全経過を観察することができた貴重な症例である。本例は入院後, 心筋逸脱酵素の上昇とともに心不全症状が出現し, 第6病日に心原性ショックに陥っている。心筋炎では入院後に重症化する症例が存在することを認識しておく必要があり, この点が, 心筋梗塞でショックに陥る症例との違いである。また本例は, 第6病日の朝は血行動態が安定していたにもかかわらず, 同日午後突然ショックに陥っており, PCPS導入に時間を要した点が反省された。血行動態が悪化する危険性のある症例では, ただちにPCPSが導入できるよう両側鼠径部に動静脈シースを挿入し, PCPSのシステムを準備しておく必要がある[6]。

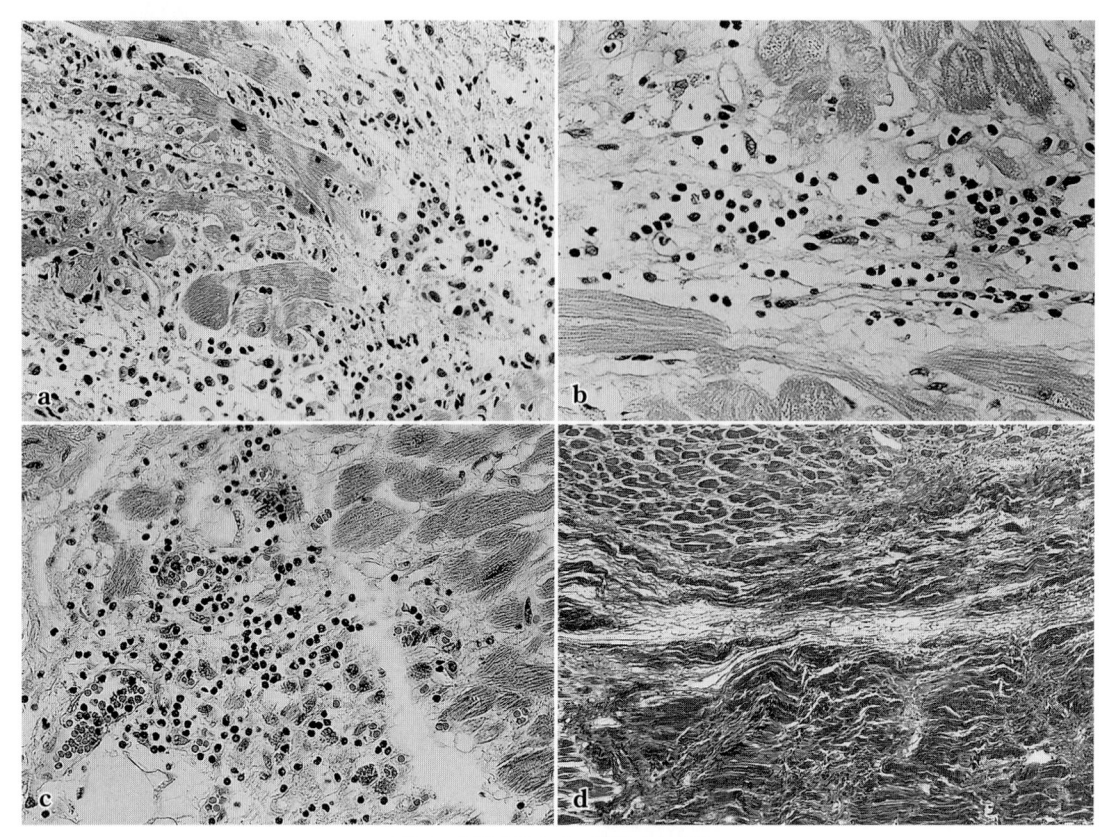

図 4　心筋生検および剖検の組織像

a：第6病日(HE 染色×66)
多数の小円形細胞および大単核細胞の浸潤に伴い，心筋細胞の高度の融解・消失化および間質の著明な浮腫が観察される。
b：発症2か月後(HE 染色×66)
小円形細胞の集簇した浸潤と近接効果が認められ，心筋炎の遷延化が疑われた。
c：剖検時の左室後壁像(HE 染色×80)
集簇した小円形細胞の浸潤に加え，心筋細胞の融解・消失化と間質の線維化が認められ，慢性心筋炎に特徴的な所見を呈している。
d：剖検時の左室後壁像(Azan Mallory 染色×20)
心筋細胞は脱落し，広汎な線維化巣に置換されている。

劇症型心筋炎では炎症を早期から抑える治療法の開発が必要

本例は，心室頻拍・腎不全・DIC などの重篤な合併症を併発したものの，8日間で PCPS からの離脱に成功した。しかし，急性期の心筋生検所見からうかがえるように，心筋の病変は極めて高度であり，重症の慢性心不全状態に陥った。PCPSは，突然の心静止や心原性ショックの際に，全身への血流を確保する手段としては有用であるが，心筋炎の炎症を改善させる治療ではないため，心

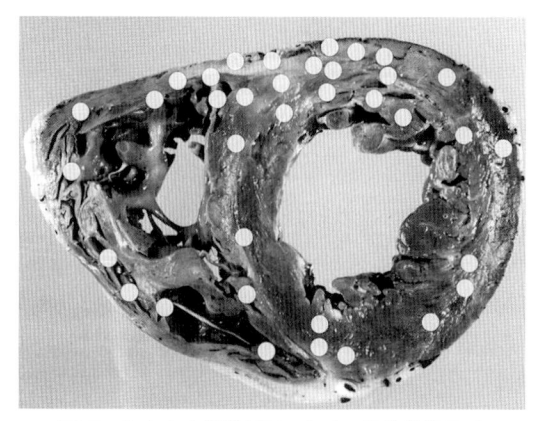

図5 心室中央部横断面における組織学的検討
集簇した小円形細胞の浸潤が36か所に認められる。
(白丸は,小円形細胞が20個以上集簇している部位を示す。)

臓における炎症が自然に消褪するのを待つことになる。そのため,炎症が高度である症例や遷延化する症例では,急性期は乗り切れても重症の慢性心不全に陥る可能性がある。現在,心筋炎の炎症に対する治療としては,γグロブリン大量療法[7,8],抗ウイルス療法[9],サイトカインや一酸化窒素(NO)をターゲットとした免疫調節療法[10,11]などが考案されているが,いずれもまだ研究段階である。PCPSは劇症型心筋炎における心原性ショックに対してきわめて有用であり,本法の効果や合併症を熟知し使いこなすことが必要であるが,今後劇症型心筋炎においては,炎症自体を早期から抑える治療法を開発する必要がある。

<文献>

1) McCarthy RE, Boehmer JP, Hruban RH, et al: Long-term outcome of fulminant myocarditis as compared with acute (non fluminant) myocarditis. N Eng J Med 2000; 342: 690-695
2) Kato S, Morimoto S, Hiramitsu S, et al: Use of percutaneous cardiopulmonary support of patients with fulminant myocarditis and cardiogenic shock for improving prognosis. Am J Cardiol 1998; 83: 623-625
3) 平光伸也,加藤茂,森本紳一郎:補助循環を用いた治療戦略.循環器科 1998; 44: 441-448
4) Japanese Circulation Society (JCS) Task Force Committee on Chronic Myocarditis: Guideline for diagnosing chronic myocarditis. Jpn Circ J 1996; 60: 263-264.
5) 平光伸也,森本紳一郎,山田健二,他:拡張型心筋症の病像を呈した慢性心筋炎の4剖検例.心臓 1992; 23: 20-27
6) 和泉徹,磯部光章,今泉勉,他:日本循環器学会学術委員会:心肺補助循環を用いた劇症型心筋炎の治療と予後に関する調査研究.Jpn Circ J 2000; 64 (Suppl III): 985-992
7) Tanaka H, Kishimoto C, Hiraoka Y, et al: Therapy with immunoglobulin suppresses myocarditis in a murine coxsackie virus B 3 model. Antiviral and anti-inflammatory effects. Circulation 1995; 92: 1604-1611
8) McNamara DM, Rosenblum WD, Janosko KM, et al: Intravenous immune globulin in the therapy of myocarditis and acute cardiomyopathy. Circulation 1997; 95: 2476-2478
9) Matsumori A, Wang H, Abelmann WH, et al: Treatment of viral myocarditis with ribavirin in an animal preparation. Circulation 1985; 71: 834-839
10) Yamada T, Matsumori A, Sasayama S, et al: Therapeutic effect of anti-tumor necrosis factor-α antibody on the murine model of viral myocarditis induced by encephalomyocarditis virus. Circulation 1994; 89: 846-851
11) Ishiyama S, Hiroe M, Nishikawa T, et al: Nitric oxide contributes to the progression of myocardial damage in experimental autoimmune myocarditis in rats. Circulation 1997; 95: 489-496

V 私の劇症型心筋炎経験例

D γグロブリン大量療法が有効と考えられた劇症型心筋炎の1例

安田　聡・宮崎俊一・野々木宏

心筋炎は，心筋に炎症性傷害をきたす疾患で，ウイルス感染によって惹起されたサイトカインなどの免疫系因子が病態形成に重要な役割を果たしていると考えられている[1,2]。急性心筋炎の中でも，急激に発症しポンプ失調や心室性不整脈，高度ブロックを併発して心原性ショックに陥り，ときに死亡に至るものを劇症型心筋炎という。このような症例に対して，近年，大動脈内バルーンパンピング(intraaortic balloon pumping；IABP)や経皮的心肺補助装置(percutaneous cardiopulmonary support；PCPS)が積極的に導入されるようになった[3,4]。これらの機械的循環補助の結果，救命例が着実に増加している一方で，遠隔期に組織学上遷延する心筋炎像が認められることも多く，心筋炎後心筋症への移行を回避する観点からも，より根本的な治療法が併せて行われることが望まれる[5]。今回，筆者らは，成人の劇症型心筋炎に対して，PCPS下にγグロブリン大量療法を併用し有効と考えられた1症例を経験したので紹介する。

症例

〔患者〕　22歳，女性
〔主訴〕　全身倦怠感
〔既往歴，家族歴〕　特記すべき事項なし
〔現病歴〕　1997年8月13日より38℃台の発熱と嘔吐が生じ，近医にて感冒として治療を受けていた。8月18日倦怠感が増悪したため，近医を再受診。胸部X線上肺うっ血と心電図上ST上昇が認められ，精査・加療の目的で同日当センター紹介・緊急入院となった。
〔入院時現症〕　身長153 cm，体重50 kg，意識傾眠，血圧86/66 mmHg，脈拍120/min，体温37.7℃。チアノーゼ，四肢冷感あり。心音：奔馬調律，肺：湿性ラ音を聴取。肝は触知せず，下腿に浮腫は認めず。
〔入院時検査所見〕

- 胸部X線：心胸郭比58％，肺うっ血像あり。
- 心電図：洞性頻拍(120/min)。I，aVL，$V_{1\sim3}$誘導にてST上昇あり。
- 血液生化学的検査：白血球数12,000↑/μl，赤血球数429×10^4/μl，ヘモグロビン12.4 g/dl，ヘマトクリット36.9％，血小板数18.3×10^4/μl，GOT 399↑U/l，ALT 413↑U/l，LDH↑1,276 U/l，CK 1,756↑U/l，CK-MB 64↑U/l，BUN 27↑mg/dl，クレアチニン0.8 mg/dl，TP 7.4 g/dl，Na 134↓mEq/l，K 3.8 mEq/l，Cl 96 mEq/l，CRP 6.6↑mg/dl。
- 血液ガス検査(O_2 1 l/min投与)：PaO_2 102

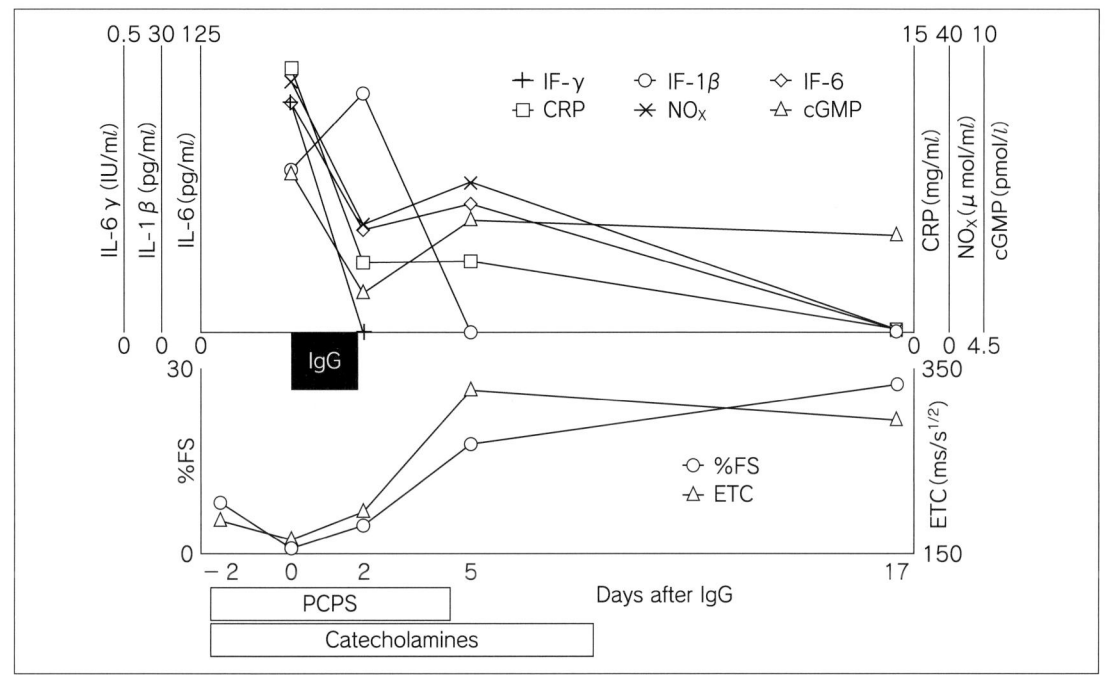

図1 大量γグロブリン療法後の炎症性物質と左室収縮能の経時的変化
IFN-γ：インターフェロン-γ, IL-1β：インターロイキン-1β, IL-6：インターロイキン-6, CRP：C反応性蛋白, NOx：(亜)硝酸イオン, cGMP：サイクリックグアノシン一リン酸, FS：左室短縮率, Etc：駆出時間(RR間隔の平方根で補正), PCPS：経皮的心肺補助装置, IgG：γグロブリン大量療法(2g/kg体重)。

mmHg, $PaCO_2$ 35 mmHg, pH 7.47。
・心臓超音波検査：全体的に壁運動が著明に低下。左室拡張末期径(LVDd)54↑mm, 左室短縮率(FS)4↓%。
・心血行動態：平均肺動脈楔入圧23↑mmHg, 平均右房圧12↑mmHg, 心拍出量係数1.2↓$l/min/m^2$。

〔入院後経過〕
臨床経過と入院時各種検査結果より, 急性心筋炎に伴う心原性ショックと診断し, ただちにカテコラミンの投与を開始したが, むしろ心室性不整脈を誘発し, 血行動態の改善反応は得られなかった。肺うっ血に伴う呼吸状態の悪化も伴い, 入院当日の8月18日に, 人工呼吸管理下にPCPSを導入した。PCPS 2.5 l/minにて流量補助を行ったが, 心臓ポンプ機能はさらに悪化の傾向を呈したため, 8月21日より2日間にわたりγグロブリン大量療法(2g/kg体重)を追加した。以後の経過を図1に示す。興味深いことに, γグロブリン大量療法開始後, CRPばかりではなく, インターロイキン(IL)-1β, IL-6, インターフェロン(IFN)-γなどの炎症性サイトカインや, 一酸化窒素(NO)の代謝産物である(亜)硝酸イオン(NO_x), サイクリックグアノシン一リン酸(cGMP)の血中濃度が一律に減少した。また, 可溶性細胞間接着分子(sICAM-1)も, γグロブリン大量療法後401

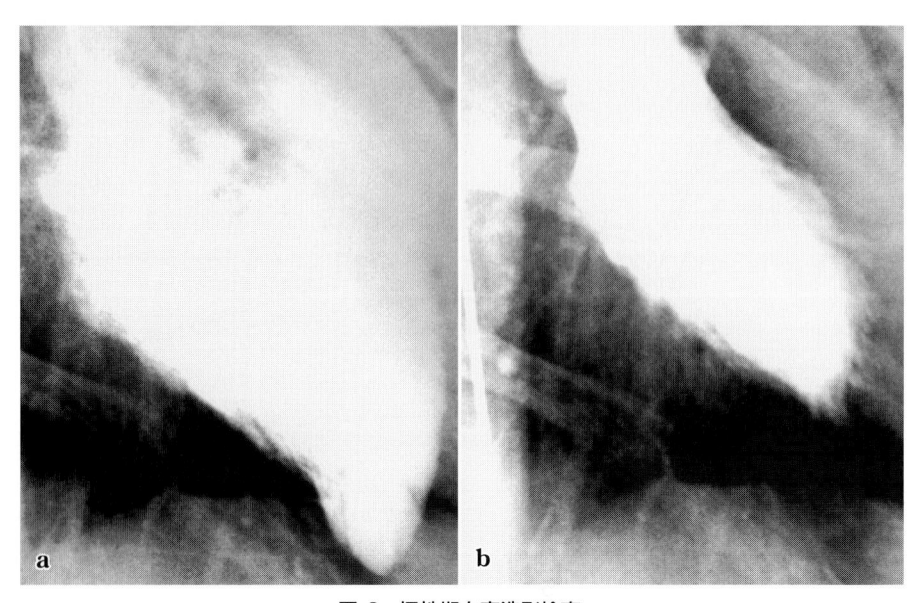

図 2 慢性期左室造影検査
a：拡張末期像，b：収縮末期像。左室駆出分画 50％，左室拡張末期容積係数 75 ml/m²。後・側壁の狭い範囲に軽度の収縮性の低下を認めるのみであった。

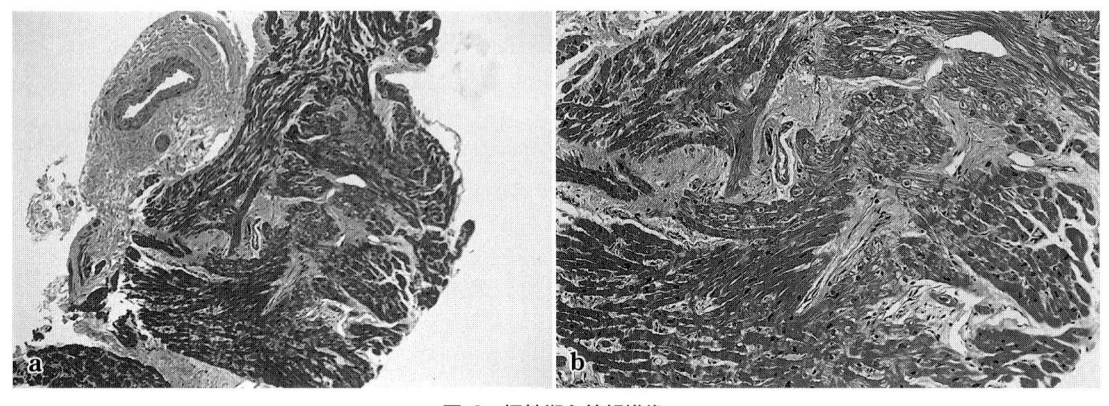

図 3 慢性期心筋組織像
a：×100，b：×200。HE 染色（右心室からの生検）
間質の軽度の線維化と心筋細胞の配列の乱れは認めるものの，炎症性細胞の浸潤は明らかではなかった。

ng/ml から 303 ng/ml に減少した。これらの変化と連動して，％FS や，RR 間隔の平方根で補正した駆出時間（ETc）などの心臓超音波検査データにも改善が認められるようになった。PCPS の補助流量は以後漸減，8 月 25 日に外科的に抜去した。8 月 27 日には人工呼吸器から，翌 8 月 28 日

にはカテコラミンから，おのおの離脱できた。以後，アンジオテンシン変換酵素阻害薬エナラプリル2.5 mgの内服加療を行った。

〔慢性期検査所見〕

10月7日心臓カテーテル検査を行った。心血行動態は，平均肺動脈楔入圧5 mmHg，平均右房圧1 mmHg，心拍出量係数4.5 l/min/m^{2}といずれも改善が認められた。

左室造影検査を図2に示す。後・側壁の狭い範囲に軽度の収縮性の低下を認めるのみで，左室駆出分画50%，左室拡張末期容積係数75 ml/m^{2}と左室全体の機能は十分保たれていた。冠動脈造影検査でも異常は認められなかった。

右室からの心筋生検の組織所見を図3に示す。間質の軽度の線維化と心筋細胞の配列の乱れは認めるものの，炎症性細胞の浸潤は明らかではなかった。また，得られた心筋標本を用いてポリメラーゼ連鎖反応(PCR)法を行った。心筋よりEpstein-Barrウイルスゲノムが検出され，感染源であった可能性が示唆された。経過良好につき，1997年10月27日に退院した。外来にて，1999年9月に行った心臓超音波検査でも，LVDd 47 mm, FS 32%と，1997年10月時のデータ(LVDd 50 mm, FS 30%)と比較して著変は認められなかった。

考察

劇症型心筋炎に対するPCPSの有用性

劇症型心筋炎に合併する重篤なポンプ失調に対しては，強心薬単独ではその効果は不十分で，機械的循環補助が必要となる場合が多い[3,4]。PCPSは，遠心ポンプを用いて右房脱血，大腿動脈送血を行い，回路内の人工肺にて血液の浄化を行う両心バイパスである。1.0～3.5 l/minの流量補助が

表1 当施設における劇症型心筋症に対するPCPS適応症例(1996年6月～2001年3月，提示症例#3を含む)

	年齢	性別	補助期間	IABP併用	転帰	合併症
1	67歳	女	1日	有	死亡	脳出血, DIC
2	59歳	男	6日	有	生存	なし
3*	22歳	女	7日	無	生存	なし
4	37歳	男	2日	有	生存	穿刺部出血
5	32歳	女	6日	無	生存	穿刺部出血
6	53歳	女	1日	無	死亡	消化管出血, DIC
7	24歳	男	2日	無	生存	なし
8	29歳	男	8日	無	生存	穿刺部・尿道出血
9	16歳	男	5日	有	死亡	肺・消化管出血, DIC
10	54歳	女	4日	無	生存	穿刺部出血
11*	48歳	女	13日	無	生存	消化管出血, DIC
12	22歳	女	5日	無	生存	下肢阻血

DIC：播種性血管内凝固症候群, *γグロブリン大量療法併用

可能であり，著明な低心拍出状態に陥った劇症型心筋炎においてはその有用性が高い[6]。また，穿刺による挿入が可能であるという簡便性もPCPSの利点の1つであり，ショック状態の症例にも迅速に対応することができる。表1に当施設における劇症型心筋炎に対するPCPS適応症例を呈示する。12症例のうち9症例(75%)で救命ができ，良好な治療成績を示した。残りの3症例は，心原性ショックを契機に播種性血管内凝固症候群(DIC)が進行し，そのコントロールが困難で，脳出血，消化管出血，肺出血のために死亡した。PCPS適応症例では，ヘパリンによる抗凝固療法が必要であるため穿刺部位などからの出血性合併症が高頻度で認められる。出血は，感染症や下肢阻血とともにPCPSの維持を困難にさせる要因であり，十分な管理が必要である。

原因治療としての
γグロブリン大量療法の可能性

 ウイルス性心筋炎における心筋細胞傷害の機序として，感染早期のウイルス増殖に伴う直接傷害や，感染によって惹起された細胞性免疫および液性免疫を介する機序が考えられている[5]。また，種々のサイトカインが発現し，NOの産生を介して，心筋炎の免疫機構や心筋傷害を修飾している[7,8]。NOは，cGMPを介して心筋興奮収縮連関の機能的傷害や，ONOO⁻(ペルオキシニトライト)を介して心筋壊死をもたらすことが知られており，心筋炎の病態生理上特に注目されている[9]。

 劇症型心筋炎に合併する重症ポンプ失調に対する治療(強心薬，機械的循環補助)は，基本的には臓器血流を維持するための対症療法であり，心筋での炎症性傷害を抑制しうる根本的な治療法が本来必要である。さらに慢性に経過する心筋炎が，拡張型心筋症へ移行・進展する可能性も示唆されており，原因に対する治療はこの点からも重要であると考えられる[5]。

 γグロブリン大量療法には，炎症性サイトカインの発現抑制やその効果を中和する作用があり，炎症性疾患の治療に応用されている[10]。心筋炎に対しても，動物実験モデルや[11]，少数例ながらも臨床において応用されている[12,13]。今回提示した症例では，図1に示したように，γグロブリン大量療法開始後多くの炎症性サイトカインや接着分子，NOの代謝産物(NO_x，cGMP)がほぼ一律に減少傾向を呈し，これらの変化と連動して心機能の改善が認められた。また，慢性期の心筋生検においても，炎症性細胞の浸潤は認められず，γグロブリン大量投与が免疫学的反応に何らかの修飾を加えた可能性が考えられた。

 さらに，筆者らはPCPS挿入後10日を経過しても改善が認められずγグロブリン大量療法を追加した別の症例(表1：症例11, 48歳女性)も経験している。今回提示した症例に比し比較的後期での投与となったが，その後心機能は改善し13日目にPCPSから離脱できた。この症例においても，γグロブリン投与が免疫学的炎症反応の悪循環を何らかの形で断ち，病状の進行に変化を及ぼした可能性が考えられ，今後は，多施設での大規模試験によりその有効性が評価されることが期待される。

 PCPS下にγグロブリン大量療法を併用し，炎症性免疫反応・心機能に改善が認められた興味深い劇症型心筋炎の1例を経験した。γグロブリン大量投与は，救命のために考慮してもよい治療法の1つと考えられた。

＜文献＞

1) Matsumori A : Molecular and immune mechanisms in the pathogenesis of cardiomyopathy : Role of viruses, cytokines, and nitric oxide. Jpn Circ J 1997 ; 61 : 275-291
2) Sasayama S, Matsumori A, Kihara Y : New insights into pathophysiological role of cytokines in heart failure. Cardiovasc Res 1999 ; 42 : 557-564
3) 和泉　徹，小川祐輔：重症心筋炎とショック―経皮的心肺補助装置(PCPS)の使用をめぐって．日本内科学会雑誌 1999 ; 85 : 66-72
4) Kato S, Morimoto S, Hiramatsu S, et al : Use of percutaneous cardiopulmonary support of patients with fulminant myocarditis and cardiogenic shock for improving prognosis. Am J Cardiol 1999 ; 83 : 623-625
5) Kawai C : From myocarditis to cardiomyopathy : mechanisms of inflammation and cell death. Learning for the past for the future. Circulation 1999 ; 99 : 1091-1100

6) 経皮的人工心肺補助装置(PCPS);国立循環器病センターレジデント編:CCUマニュアル.中外医学社,2000,63-70
7) Lange LG, Schreiner GF : Immune mechanisms of cardiac disease. N Eng J Med 1994 ; 330 : 1129-1135
8) Shioi T, Matsumori A, Sasayama S : Persistent expression of cytokine in the chronic stage of viral myocarditis in mice. Circulation 1996 ; 94 : 2930-2937
9) Kelly RA, Balligand JL, Smith TW : Nitric oxide and cardiac function. Circ Res 1996 ; 79 : 363-380
10) Mouthon L, Kaveri SV, Spalter SH, et al : Mechanism of action of intravenous immune globulin in immune-mediated diseases. Clin Exp Immunol 1996 ; 104 (suppl I) : 3-9
11) Takada H, Kishimoto C, Hiraoka Y : Therapy with immunoglobulin suppresses myocarditis in a murine coxsackievirus B 3 model : Antivirual and anti-inflammatory effects. Circulation 1994 ; 89 : 252-257
12) Drucker NA, Colan SD, Lewis AB, et al : γ-Globulin treatment of acute myocarditis in the pediatric population. Circulation 1994 ; 89 : 252-257
13) McNamara DM, Rosenblum WD, Jonosko KM, et al. : Intravenous immune globulin in the therapy of myocarditis and acute cardiomyopathy. Circulation 1997 ; 95 : 2476-2478

V 私の劇症型心筋炎経験例

E 劇症型心筋炎に対する機械的治療と臓器灌流

子島 潤

急性心筋炎は急性心筋梗塞とともに急性心不全の原因となる代表的疾患のひとつである。しかし急性心筋梗塞においては早期冠血行再建という原疾患治療法が既に確立されているのに対し，急性心筋炎に対しては現時点で普遍的に有効な原疾患治療法が存在しない点が大きく異なる。これが心原性ショックを伴う劇症型心筋炎の治療を困難にする一因をなす。

近年，簡便迅速に装着可能な経皮的心肺補助装置(percutaneous cardiopulmonary support；PCPS)の開発普及に伴い，これが大動脈内バルーンパンピング(intraaortic balloon pumping；IABP)不応の心筋炎による心原性ショック症例に応用されるようになった。その転帰を検討してみると，重度の心筋収縮不全や薬剤不応の致死性不整脈により心ポンプ機能が破綻した患者においても，PCPSなどの機械的補助により全身臓器灌流を保持できればその間に心筋の炎症が自然消褪し，漸次心筋収縮力が回復し軽快退院する症例があることがわかった[1]。しかし一方で，主として急性心筋梗塞による心原性ショックのためにPCPSを装着した症例において，肝・脳・腸管などの重要臓器に障害をきたし多臓器不全で死亡したり，後遺症を残すこともしばしば経験した(表1)[2]。臓器障害の原因は一様でないが，局所の虚血が要因のひとつと考えられる。そこでPCPS装着中の心原性ショック症例において臓器血流を評価することが重要と考えた。

本項では，まず筆者らの施設においてPCPSを装着した劇症型心筋炎による心原性ショック症例を例示した後に，その臓器血流評価法について述べる。

表1 PCPS使用例における多臓器不全の発生状況

	例数	呼吸器	脳	消化管	腎	肝	DIC
生存	5	3	2	0	1	2	2
離脱後死亡	7	7	2	0	7	5	4
非離脱死亡	10	8	3	2	7	7	3
計	22	18	7	2	15	14	9

文献2)より引用

症例(図1)

〔患者〕24歳，男性
〔主訴〕胸痛，呼吸困難
〔現病歴〕約1か月前に発熱，湿性咳嗽あり。肺炎と診断され近医入院。入院後心陰影拡大，完全房室ブロックが出現したため右室ペーシングを実施しつつ，日本医科大学附属病院集中治療室に搬送された。

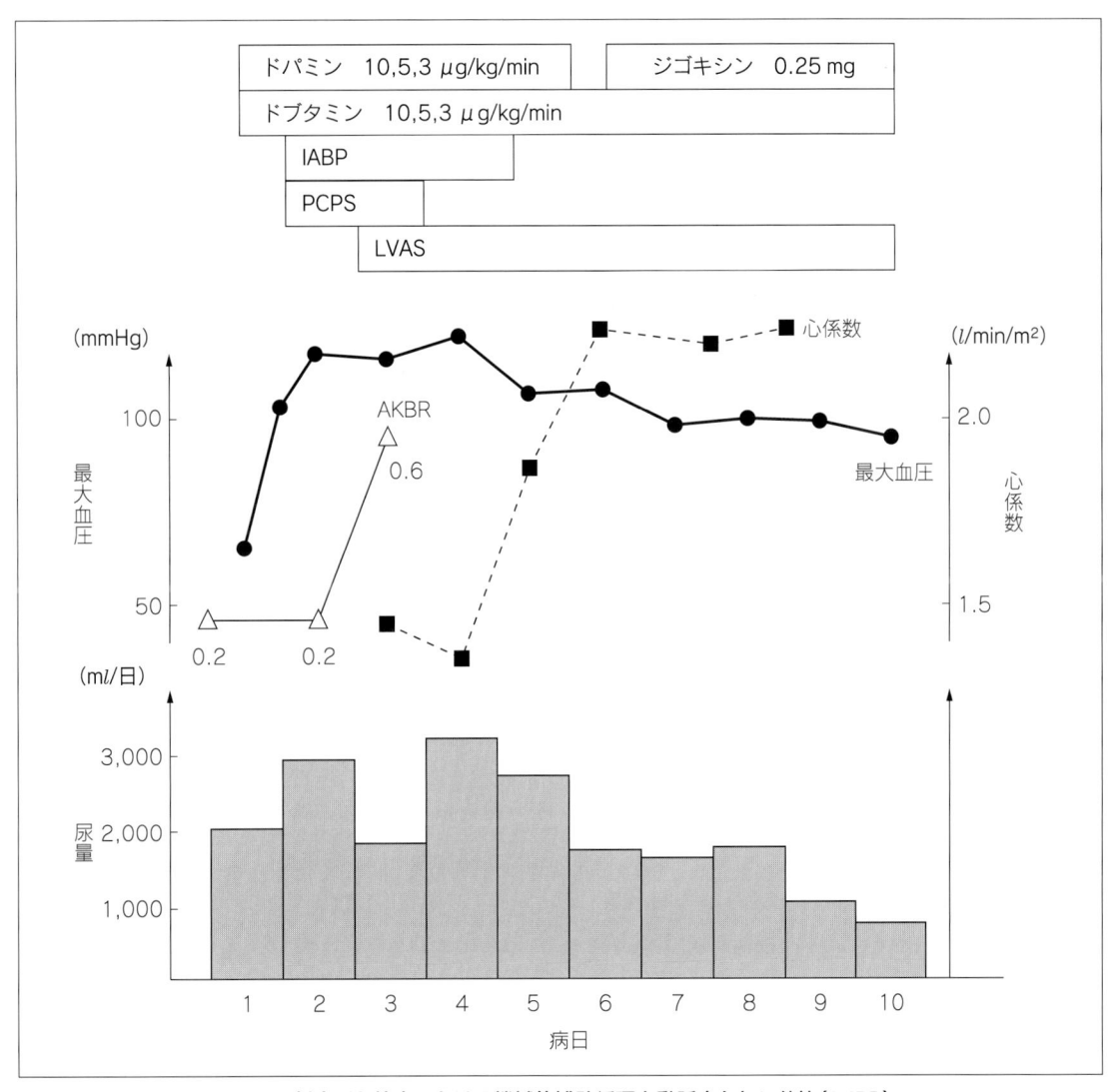

図 1 劇症型心筋炎における機械的補助循環と動脈血ケトン体比(AKBR)

[入院時現症] 身長 173 cm, 体重 55 kg, 意識混濁。血圧 66/40 mmHg, 脈拍 81/min, 整(ペーシングリズム)。両側肺野に湿性ラ音聴取。肝 3 横指触知。下腿浮腫あり。

[検査所見]
- 血液生化学検査：白血球数 12,600/μl, 赤血球 370×10^4/μl, ヘモグロビン 11.3 g/dl, ヘマトクリット 35.7%, 血小板数 22.2×10^4/μl。赤沈 30 mm/hr, CRP 2.1 mg/dl。GPT 2,943 IU/l, GOT 4,950 IU/l, LDH 9,129 IU/l, CK 875 IU/l, CK-MB 39 IU/l, 総ビリルビン 5.3 mg/dl, BUN 90 mg/dl, クレアチニン 1.3 mg/dl。
- 心電図：完全房室ブロック, 低電位。
- 胸部 X 線写真：心陰影拡大(心胸郭比 64%, 両

肺野のうっ血著明。
- 超音波心エコー検査：左室壁運動のびまん性低下，駆出分画31％，心嚢液貯留。
- 心筋組織病理検査：びまん性リンパ球浸潤と巣状の心筋線維脱落・壊死あり。

〔入院後治療と経過〕

先行する感冒様症状，心電図所見，血清CK値上昇などにより急性心筋炎による心原性ショックと診断，ドパミン，ドブタミン15μg/kg/minを静脈内持続投与したが血圧を維持できなかった。そのため，ただちにIABPを開始したが，十分な血圧を維持できなかったためPCPSを併用したところ，血圧は105/70 mmHgまで回復した。翌日になってもPCPS離脱不能のため長期の機械的心肺補助を予測し，左房脱血，大動脈送血による左心バイパス法を実施した。これにより最大血圧は96〜128 mmHgに維持され意識も回復，食物経口摂取や家族との会話が可能になった。しかしこれ以降も心機能は回復せず機械的補助から離脱不能であった。3週間後，感染症を併発したため左心バイパスの中止を余儀なくされ死亡した。

〔本症例における補助循環と動脈血ケトン体比〕

本症例では，心筋炎による心機能の低下が改善されず長期の機械的補助が予測されたことと，PCPS装着により血圧維持が可能になったにもかかわらず，意識状態の十分な改善が得られないなど臓器灌流不全が示唆されたため，入院2日目に左心バイパス法を実施した。この間の動脈血ケトン体比(arterial ketone body ratio；AKBR)の推移をみると，入院時0.2ときわめて低値であり，PCPS装着後最大血圧は105 mmHgになったものの，依然として0.2の低値のままであった（図1）。左心補助装置(left ventricular assist system；LVAS)装着後AKBRは0.6に回復し，心機能を除く全身状態も改善した。このことは治療により血圧が維持されても末梢臓器灌流不全は持続している可能性があることを示す。したがって分時尿量，意識状態など末梢臓器機能の回復が不十分なときには次の手だてを念頭に置かなければならない。この際，後述の臓器血流の指標が治療法選択の一助となる。

各臓器血流の指標

肝血流

PCPS装着を要する重症心不全に肝障害が頻発し，ときに致命的であることは表1に示したとおりである。その原因はさまざまであるが，心不全により直接的に惹起されるものとしてはうっ血肝と虚血性肝障害がある。後者は心原性ショックにしばしば合併し，他の因子と相まって致命的肝障害を引き起こす。AKBRは患者動脈血中のアセト酢酸とβヒドロキシ酪酸の比で，肝細胞におけるレドックスの状態を示す指標である。したがって単に肝組織灌流の指標というよりは肝細胞ミトコンドリア機能の指標ともいうべきものである。

Yamamotoらによれば，ラット肝動脈結紮15分後にはAKBRは最低値を示し，生存群では再灌流とともに約30〜60分で回復傾向を示したという[3]。筆者らは心原性ショック症例においてAKBRが低値を示し，PCPS駆動によりこれが改善することを示した[4,5]。前述の症例ではPCPSによって血圧が保たれてもAKBRは低値であり，この時点でPCPSは肝細胞機能を維持するうえで効果不十分だったと推察される。

消化管血流

急性循環不全においては，まず消化管などの血流が減少し，最重要臓器への血液灌流が優先され

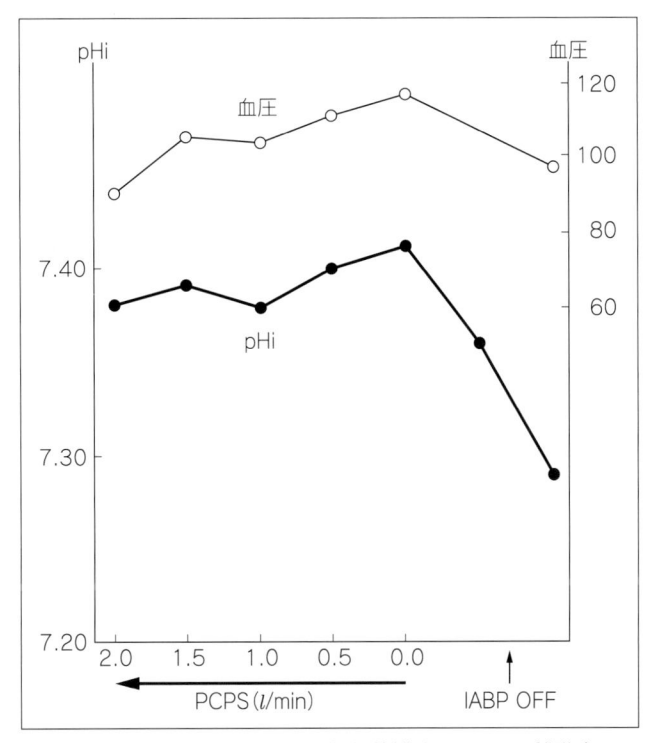

図2 心原性ショックにおける機械的補助循環からの離脱時の血圧と胃粘膜 pH(pHi)

る。しかし重症心筋炎が早期に終焉せず循環不全が遷延すれば，当然消化管機能は破綻し麻痺性イレウス・出血性潰瘍・壊死が生じ，致命的となる。したがってある程度血圧が保たれた時点で消化管の血流保持にも留意する必要がある。

消化管血流の指標としてはトノメトリ法による消化管粘膜内 pH(intramucosal pH；pHi)がある。これは胃やS状結腸腔内に挿入したシリコン性バルーン内の生理食塩水を消化管粘膜内の二酸化炭素分圧と平衡させることによりその pH を推測する方法で，正常値は 7.35 以上とされる。前述のように血流再配分の一環として消化管血流が比較的早期に低下することから末梢低灌流を鋭敏に反映するとされ，一般には，消化管局所よりも全身の予後判定の指標ととらえられている[6]。

図2は心原性ショック症例において PCPS および IABP からの離脱を試みた際の胃粘膜 pHi をモニターしたものである。PCPS による補助血流を漸減・停止した直後には最大血圧も pHi も維持されているが，その後の時間経過や IABP の停止に伴い，血圧は維持されていても pHi は著明に低下し，いまだ心ポンプ機能の回復が不十分であることを示唆する。

脳血流

PCPS は一般に右房脱血・大腿動脈送血によるため，送血部位より中枢側にある脳の灌流を本当に改善するのか疑問視する意見もあった。頸静脈酸素飽和度(SjO_2)は先端に酸素飽和度を感知するセンサーを有するカテーテルを頸静脈から中枢

側に進め,脳を灌流した血液の酸素飽和度を示すものであり,脳の代謝が急激に変化しなければほぼ脳血流を反映すると考えられる。筆者らは心原性ショック症例においてSjO_2を経時的にモニターし,PCPS駆動によってSjO_2が上昇することを示し脳血液灌流が改善すると結論した[4,5]。SjO_2は血流量のほかにも血液酸素化効率や組織酸素消費量などの影響を受けるため,その解釈には注意を要する。しかし脳血流の急激な変化に瞬時に連動し最重要臓器である脳の灌流・代謝を反映することから,PCPS装着時脳灌流不全の可能性があればモニタとして有用である。

おわりに

心原性ショックに対しPCPSを装着したが,末梢低灌流所見を示したため,LVASを装着した劇症型心筋炎の1例を示し,その症例における臓器灌流の指標とその意義について述べた。これらの指標が個々の臓器不全の防止に有用か否かは,さらに検討を要する。将来,劇症型心筋炎に対する根本的治療法が確立されれば,"一時しのぎ"の方法であるPCPSやLVASの有用性はさらに高くなると思われる。

＜文献＞

1) 野田勝生,光藤和明,土井 修,他:PCPSにて救命し得た劇症型心筋炎の1例.Jpn Circ J: 1994;58(Suppl II):712(Abstract)
2) 高野照夫:補助循環による心機能,臓器機能の回復からみた重症心筋梗塞例の治療.循環器病研究委託事業報告集 3指-2:人工循環法の開発と制御に関する研究.1995,105
3) Yamamoto Y, Ozawa K, Isselhard W, et al: Acetoacetate/βhydroxybutylate ratio in arterial blood and liver during and after liver ischemia; A due to detect the viability of ischemic liver. Arch Jpn Chir 1983;52:508-519
4) 子島 潤,保坂浩希,高野照夫,他:経皮的心肺補助法(PCPS)が心原性ショック時の脳血流と肝細胞機能に及ぼす効果.J Cardiol 1995;26(Suppl):249(Abstract)
5) 子島 潤,高野照夫,保坂浩希,他:心原性ショックに対する経皮的心肺補助法施行中の頸静脈酸素飽和度及び動脈血ケトン体比のモニターの有用性.日集中医誌1996;3(Suppl):S138(Abstract)
6) Gutierrez G, Palizas F, Doglio G, et al: Gastric intramucosal pH as a therapeutic index of tissue oxygenation in critically ill patients. Lancet 1992;339:195-199

V 私の劇症型心筋炎経験例

長期間の補助体外循環にもかかわらず心機能が全く回復しなかった劇症型心筋炎例

F

曽根孝仁

　劇症型心筋炎に伴う心筋不全の多くは一過性である。筆者らは，経皮的心肺補助装置(percutaneous cardiopulmonary support；PCPS)を要した劇症型心筋炎例における心機能の回復過程を断層心エコー図法を用いて報告してきた[1]。その結果，たとえ救命しえなかった例においてもその死因は心不全ではなく，敗血症あるいは多臓器不全であり，治療成績の向上のためには長期PCPS中の合併症予防が大切であると考えてきた。しかしながら最近，立て続けに，心機能が全く回復せず救命しえなかった3症例を経験した。うち2例は心室補助装置(VAS)を併用，他1例は2週間PCPS＋大動脈内バルーンパンピング(intraaortic balloon pumping；IABP)にて回復を待ったが補助

表1　入院時の一般生化学検査

血液検査		生化学検査	
白血球数	8,530/μl	ZTT	2.9(4〜12U)
赤血球数	481×10⁴/μl	GOT	184(5〜40IU/l)
ヘモグロビン	14.1g/dl	GPT	73(3〜35IU/l)
ヘマトクリット	41.4%	総ビリルビン	0.8(0.2〜1.2mg/dl)
血小板数	20.8×10⁴/μl	ALP	125(65〜260IU/l)
白血球分画		ALP	125(65〜260IU/l)
桿状核球	15%	LDH	1,377(130〜450IU/l)
分葉核球	60%	CK	785(35〜200IU/l)
リンパ球	15%	CK-MB	42(5〜22IU/l)
単球	10%	BUN	23.4(8〜23mg/dl)
		CRE	0.7(0.3〜1.7mg/dl)
		TP	6.6(6.5〜8.2g/dl)
		ALB	3.9(3.5〜5.0g/dl)
		Na	141(136〜148mEq/l)
		K	4.4(3.6〜5.0mEq/l)
		Cl	108(99〜113mEq/l)
		T-Cho	129(130〜220mEq/l)
		T-Amy	38(35〜160IU/l)
		GLU	141(70〜110mg/dl)
		CRP	16.84(0.25mg/dl ↓)

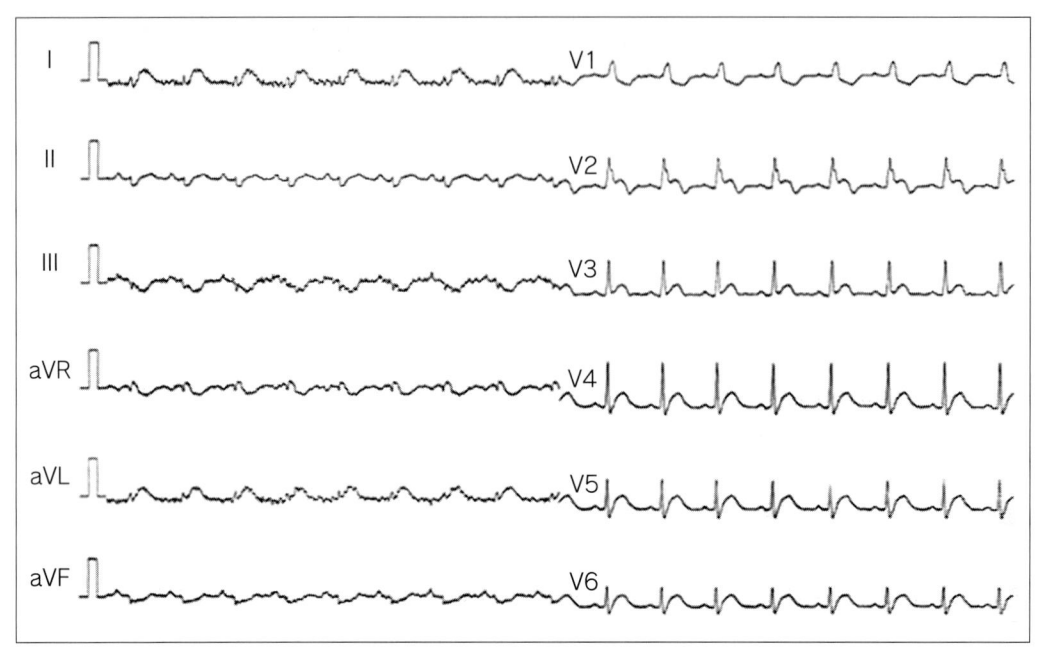

図1 入院時の標準12誘導心電図

流量を減らすことができず，多臓器不全により死亡した．ここでは，そのうちの1例につき紹介する．これら症例の存在は，心筋炎自体への特異的治療法の開発が必要であることを示唆している．

症例

〔患者〕 30歳，男性
〔主訴〕 熱発・下痢・悪心・息切れ
〔既往歴〕 特記すべきことなし．
〔現病歴〕 1999年2月27日より38℃の発熱あり．翌28日には下痢，悪心も加わり，軽快傾向にないため当院救急センターを受診した．一般生化学検査(表1)にて異常を認め，3月2日消化器科に入院となったが，諸検査の結果，急性心筋炎が疑われ，3月3日循環器科に転科となった．
〔現症〕 身長165 cm，体重65 kg，脈拍139/min，血圧93/69 mmHg，体温37.7℃，呼吸数24/min．

心雑音は認めなかったが，III音は亢進しギャロップを呈していた．腹部にて右季肋部に軽度の圧痛と肝を2横指触知した．四肢に浮腫は認めなかった．心電図(図1)では洞調律，四肢誘導の低電位，右脚ブロック，I，aVL，$V_{2\sim6}$にてST上昇，III，aVFにてST低下を認めた．心エコー検査にて両心室のびまん性壁運動低下を認め，劇症化が危惧されたためstand-by PCPSとして透視下に右大腿動静脈よりロングシースを留置した．臨床経過と年齢から冠動脈造影は割愛した．これは過去の経験より，造影をきっかけに心室内伝導障害，VT/Vfが発生しやすくなることを配慮しての判断でもあった．Swan-Ganzカテーテルよりの結果は肺動脈楔入圧34 mmHg，肺動脈圧43/25(30 mmHg)，右房20 mmHg，大動脈圧92/70(85) mmHg，心拍出量5.3 l/minであった．この時点では，心拍出量は比較的保たれてはいたが，肺動脈圧あるいは心エコー所見より左大腿動脈より

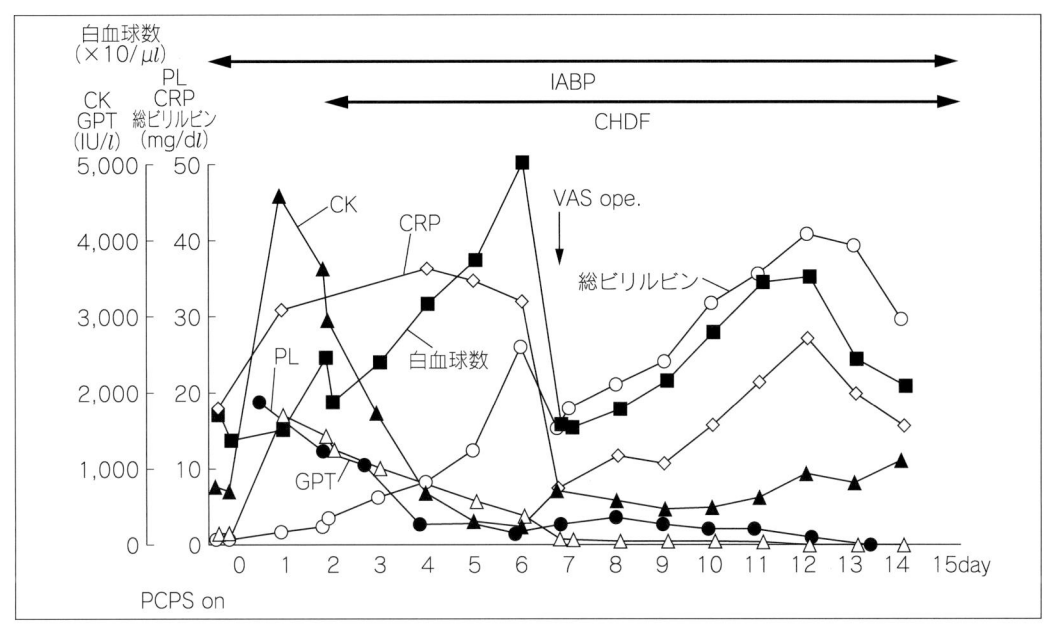

F 長期間の補助体外循環にもかかわらず心機能が全く回復しなかった劇症型心筋炎例

図2 PCPS導入後の血液検査値の経時的変化

IABPを挿入してCCU管理とした。このIABPは最後まで作動させた。

〔入院後経過〕(図2, 図3)

1. PCPSによる血行動態維持

CCU入室は3月3日23時30分。入室時の血圧は82/46 mmHg, 脈拍160 bpmの洞性頻脈を呈し, 50%O_2ベンチマスク吸入下にて動脈血ガス分析はpH 7.52, PaO_2 43.2 mmHg, $PaCO_2$ 29.8 mmHg, BE 2.3 mEq/lであった。IABP, カテコラミン投与, 人工呼吸管理にて経過観察をしたが血圧は徐々に下降し, 入室8時間後には頻回の心室頻拍が出現しはじめた。心エコー検査(図4)にても壁運動はさらに増悪を認め, 時間尿も10 ml以下となったためPCPSの導入に踏み切った。動静脈ルートは確保されており, PCPS導入は極めてスムーズに行われた。テルモEBSヘパリンコーティング回路を使用し, 送脱血管のサイズは17 F, 21 Fであった。ポンプ回転数2,400 rpmにて3.8～4.1 l/minの補助流量が得られ, 血圧(IABP作動下)120/60 mmHg, 脈拍115 bpmの洞調律へと安定した。Swan-Ganzカテーテル先端および右房血からのSVO_2はそれぞれ98%, 65.5%であり, 左橈骨動脈からの動脈血ガス分析はpH 7.37, $PaCO_2$ 46.3 mmHg, PaO_2 260.4 mmHg, BE 1.4 mEqであった。以降, 送脱血トラブル, 大出血, 下肢虚血などの大きな合併症は認めなかった。

抗凝固療法としては, メシル酸ナファモスタット40 mg/時と少量ヘパリン持続投与にて活性凝固時間(ACT)を170～200秒に維持した。カニューレ挿入部からの少量持続性出血と溶血, 血小板減少のため, 濃厚赤血球あるいは血小板輸血を適宜施行した。

心調律は心室性頻拍, 房室ブロックの散発を認めたが, 体血圧はおおむね安定し, 肺動脈圧(平均圧)10～15 mmHg, 中心静脈圧8 mmHg前後で

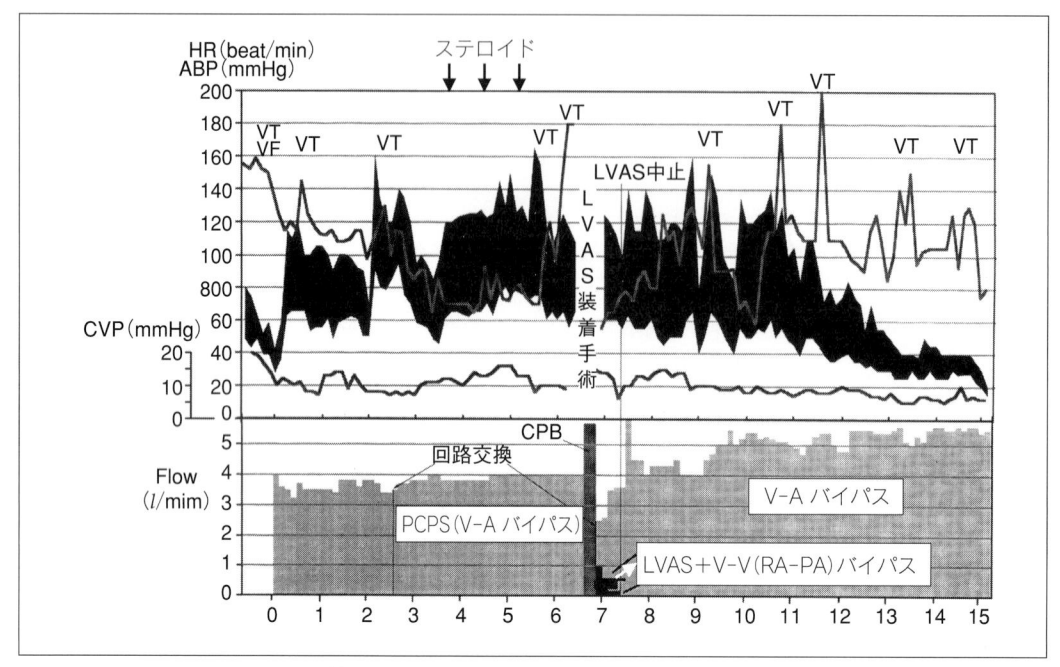

図3 補助体外循環中の補助流量と血行動態の経時的変化

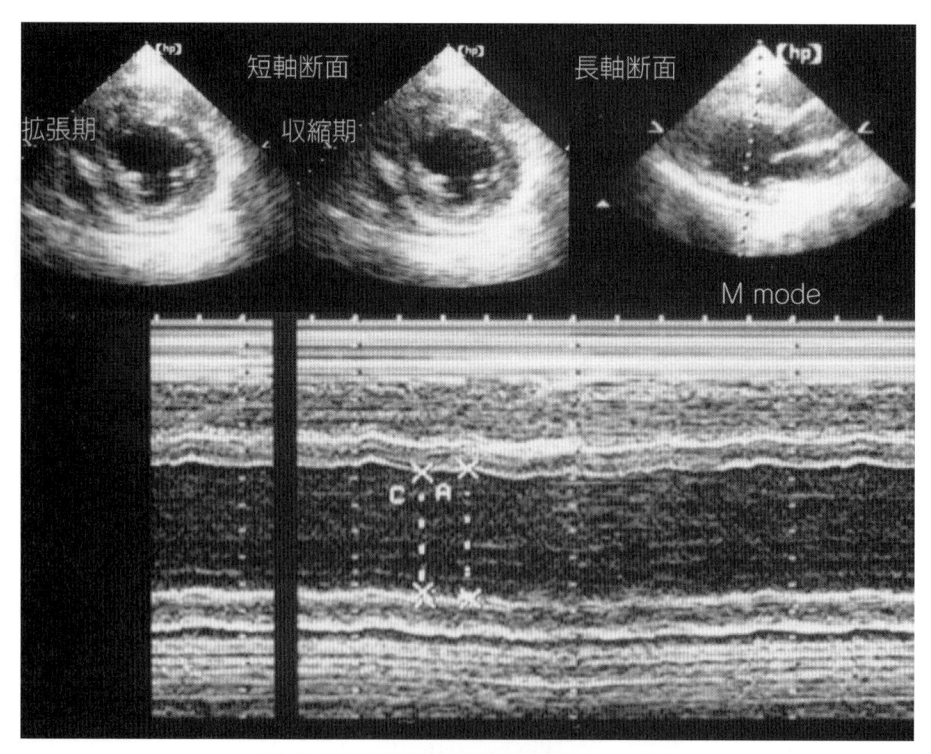

図4 PCPS導入時の超音波断層心エコー図

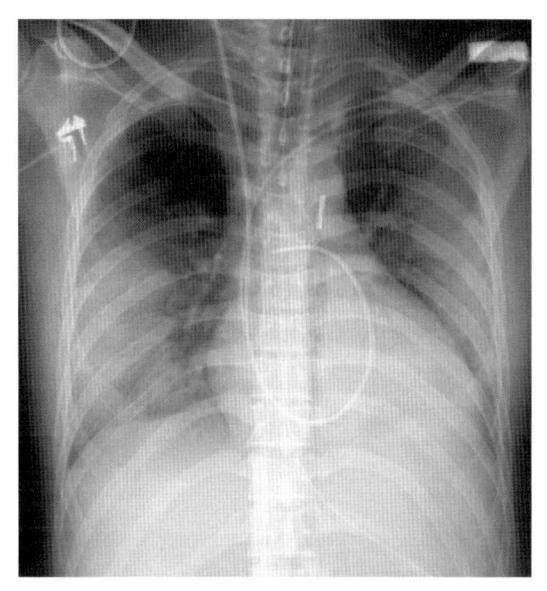

図5 PCPS導入3日後の胸部X線写真

あった．右房血からのSVO₂は62％から65％とやや低値であったが冠血流も保たれ，左室前負荷も軽減されており，心機能の回復を待つ環境は整えられた．意識も清明でありスタドール，ドルミカムにより良好な鎮静が維持された．

しかしながら，1週間が過ぎても，心エコー上にて壁運動の改善はほとんどなく，ポンプ回転数を落として離脱を試みると体血圧が極端に低下することより，高流量補助の継続を余儀なくされた．

血液生化学検査ではGPT，CKともPCPS開始24時間後におのおの1,719 IU/l，4,617 IU/lとピークを示し，以降漸減した．この変化は程度の差こそあれ，ほとんどの症例に認められるもので，全身の虚血再灌流に伴う洗い出し現象と考えられる．一方，総ビリルビン値は漸増しPCPS開始1日後に1.8 mg/dl，PCPS開始3日後に6.3 mg/dl，6日後に25.9 mg/dlとなった．

この間の治療としては，抗生物質やγグロブリンの投与に加え，PCPS開始3日後より劇症型心筋炎に対するステロイドパルス療法を，PCPS開始2日目より持続緩徐式血液濾過透析(CHDF)を行った．また人工肺からの血漿リーク，ガス交換能の低下よりPCPS開始3日目に回路を交換するとともに，長期補助に備え人工肺はMenox AL-6000に変更した．

胸部X線写真では，CCU入室時には右下肺野に軽度の浸潤影を認めるのみであったが，PCPS導入3日後には両側の中下肺野全体にARDS様陰影の出現を見(図5)，その後消失することなく持続した．

PCPS開始1日後の採血にてTNF-α，インターロイキン(IL)-6の値はおのおの26,356 pg/mlと増加を認めたが，6日後の採血ではおのおの17,110 pg/mgとやや減少しておりCHDFあるいはステロイドの効果がうかがわれたが，詳細は不明である．カテコラミン，血管拡張剤の投与下にも心機能の回復はほとんどなく，PCPSによる血液損傷も限度に達していると判断し，PCPS開始7日目に左心補助装置(LVAS)への切り替えを決断した．

2. LVASの併用

LVAS装着術はPCPSを作動させながら，手術用人工心肺下に施行された．しかしながら右心系の低拍出，高い肺血管抵抗のために左房脱血が不良であり，LVAS単独への切り替えはできなかった．また右心バイパスの装着も試みられたが，肺での酸素化が著しく悪く，結局右心系は人工肺を組み込んだ右房脱血の肺動脈送血となった．しかしそれでも十分なLVAS流量が得られず，右房脱血，人工肺を介しての肺動脈＋大腿動脈送血という変則V-Aバイパスの併用として手術は終了した．その後CCUにて経過をみたがLVAS流量はほとんど得られなくなり，これを抜去し最終的には右房＋左房＋肺動脈脱血，人工肺を介しての上

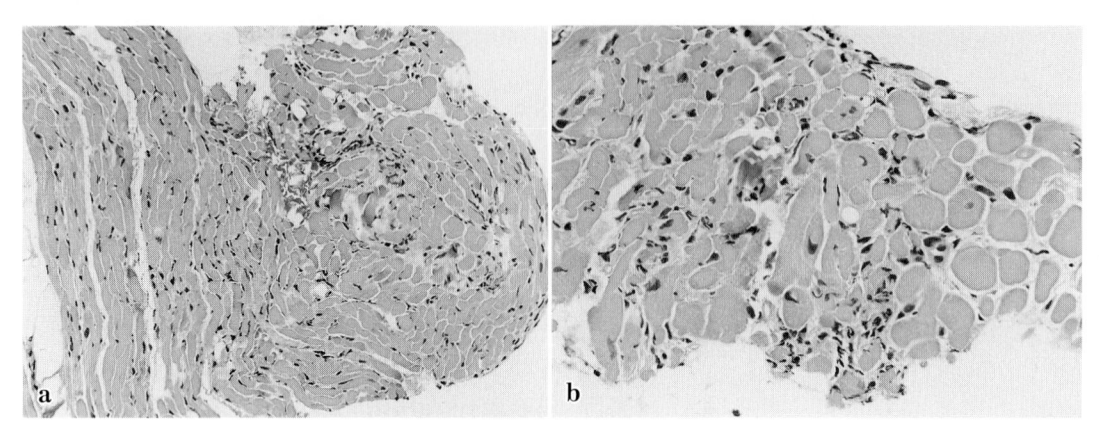

図6 PCPS導入後7日目の心筋バイオプシー像
HE染色，a：×25，b：×100

行大動脈＋大腿動脈送血V-Aバイパスの形となった。これにより2,000 rpm前後の低ポンプ回転数で5.5 l/minの高補助流量が得られ一応の成果は得られた。しかしながら手術による出血＋大量輸血によりいったんは減少した総ビリルビン値は再び急増し，最高41 mg/dlまで上昇した。この間にも，何度か補助循環からの離脱を試みたが，心エコーによる壁運動の回復は全くみられなかった。その後，血清ビリルビン値は減少に転じたが，時すでに遅く，敗血症の進行とともに次第に血圧が低下し，PCPS開始15日後，LVAS装着術9日後に死亡した。

3．組織像

LVAS装着時に採取された心筋バイオプシー(図6)では，心筋間に単核球(リンパ球主体)が浸潤しているがそれほど強いものではなく，好中球，好酸球の浸潤は認めなかった。部分的な心筋細胞の断裂はあるが心筋間の線維化は認めず，ダラス分類のactive myocarditis without fibrosisに相当していた。今までに救命しえた劇症型心筋炎と比較して大差のない組織像であった。すなわちこの時点では，少なくとも光顕上では，心筋炎に伴ういわゆる心筋不全の状態が遷延していたのであって，広範な不可逆的障害が起こっていたわけではなかった。

一方，家族の同意のもとに得られた死亡時の針バイオプシー像(図7)は，心筋の炎症，不可逆性障害の進行を示唆していた。心臓はいずれの部位にも心筋の巣状の変性，壊死がみられ，リンパ球やマクロファージを中心とした著しい細胞浸潤を伴っていた。かなり活動性の高い心筋炎であり，炎症所見は右室流出路で最も強く認められた。病理医の見解では，炎症の活動性および心筋変性の極めて強い劇症型心筋炎と報告された。

考察

本症例を救命しえなかった背景には，以下の3つの問題点が考えられる。すなわち

①高流量のPCPS補助が長期にわたり必要であり，潜在性合併症が顕在化したこと。

②高い肺血管抵抗，肺酸素化能の低下によりLVASが有効に機能しなかったこと。

③心筋炎の活動性が高く最終的には不可逆的障

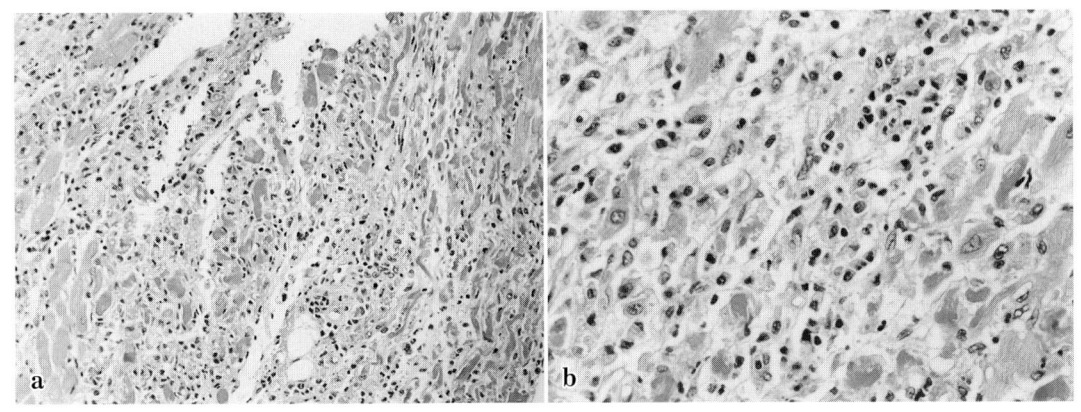

図7　PCPS導入後15日目（死亡時）の心筋バイオプシー像
HE染色，a：×25，b：×100

害が心臓全体に発生したことである。

　PCPSのとりわけ高流量かつ長期補助では，直接的には遠心ポンプあるいはポンプ揚程に起因する血球障害や幼弱化反応，人工肺に起因する血液-膜相互作用（接触反応）による補体系，凝固線溶系，血小板系の活性化（全身性炎症反応）が問題となる。しかし，実際の臨床においては重要臓器への血流シフト，組織灌流不全→虚血再灌流障害，免疫能低下→敗血症，腸内細菌のトランスロケーションなどの問題が複雑かつ増幅的に絡み合っているものと考えられる[2]。その対策をいかになすべきかは今後の検討課題であるが，本例の後半で得られたような，血行補助動態すなわち低ポンプ回転下での高流量補助法は血球障害には有利に働き，かつ酸素需要の高まった炎症下にも十分な血流量を供給しうる点で有望と推察される。しかしながら，高流量補助すなわち接触反応の増大につながる一面もあり，その総合的効果についての臨床的検討が必要である。

　VASは，生体適合性に優れた素材と血液駆出法により，長期かつ安全な血行動態補助を可能とするとされている。しかしながら心筋炎への応用にはいくつかの問題がある。すなわち，心筋炎は程度の差こそあれ両心不全であり左心補助のみならず同時に右心補助をも必要とする。また本症例で経験されたような肺血管抵抗の増大，酸素化能の低下に対し十分な対処が可能か否かについても疑問が残る。本症例に対してはVASへの切り換えが遅すぎたとの批判があるかもしれない。筆者らには最長2週間のPCPS補助により救命しえた経験がある[3]。本例と過去の救命例との差異は，心機能の回復が極めて悪く，補助流量を徐々に減らしていくことができなかった点にある。この反省からPCPS開始4日後にも改善傾向がなく高流量補助を必要とし，総ビリルビン値が$8\,mg/dl$まで上昇した症例において，早々にVASに切り換えてみた。しかしながら，本症例と同様，右心不全ならびに肺循環障害のため手術は困難を極め，救命に至らなかった。技術的な側面があるとは思われるが，少なくとも心筋炎の極期におけるVASの適応あるいは手術法には慎重な検討が必要である。

　それでは，VASを用いず従来の治療法のみで粘っていれば救命しえたのではないかとの疑問が

残る。前2症例の反省をもとに，次の症例ではVASを用いずPCPS+IABPのみで最後まで治療した。この症例も心機能の回復が極めて悪く，15日間の高流量補助が続けられた。しかしながら，予測されたように，総ビリルビン値は加速度的に増加し，最終的には多臓器不全で死亡した。ビリルビン代謝の詳細なメカニズムは不明であるが，PCPS時に上昇するビリルビンは直接型が優位である。血清LDH値も上昇するが，そのアイソザイムパターンは混合型であることが多く，ビリルビン同様，必ずしも溶血のみに起因する異常ではなさそうである。発症早期の血清LDH値と予後との間に有意な相関が認められる。PCPS中の病態生理を理解しその管理法を改善していくためにも，網内系を含めた全身的立場からの検討が必要である。PCPS治療の普及により，劇症型心筋炎の何％が自然治癒してゆくかの概要はわかってきた。回復を待つだけの治療の限界が明らかとなってきた現在，次のステップは心筋不全をもたらしている各種メディエータあるいは炎症そのものに対する特異的治療の開発である。

謝辞

項を終えるにあたり，組織標本の作製と読影にご助力いただいた名古屋大学医学部病理学教室の浅井昌美，岩下寿秀両医師ならびに当院臨床検査科の浅野敦技師に深謝いたします。

<文献>

1) 曽根孝仁：各種疾患におけるPCPSの実際—劇症型心筋炎；松田　暉監修：経皮的心肺補助法—PCPSの基礎から臨床まで．秀潤社，1998, 59-70
2) 曽根孝仁：PCPSの長期管理—合併症無く長期補助を続けるための基礎知識．集中治療 2000；12(9)：1015-1026
3) Morishima I, Sassa H, Sone T, et al : A case of fulminant myocarditis rescued by long-term percutaneous cardiopulmonary support. Jpn Circ J 1994 ; 58 : 433-438

VI 特異な病態を示した劇症型心筋炎例

A 拡張型心筋症類似病態に移行した劇症型心筋炎例

吉田 剛・小玉 誠

心筋炎では，一般に炎症の治癒に伴って左室機能が改善する。一方，一部の症例では心機能の改善が乏しく拡張型心筋症様病態へ進展することもある。

症例

症例は59歳の男性である。既往歴，家族歴に特記すべきことはない。

1995年2月17日ごろより熱発した。全身倦怠感が強く，失神症状が現れたため，翌日近医を受診し，完全房室ブロックを指摘され入院した。

入院時心エコーでは左室壁運動が全周性に低下していた。CK 779 IU/l，CK-MB 133 IU/lと高値を示し，臨床経過から急性心筋炎が強く疑われた。入院時から収縮期血圧80 mmHg未満とショック状態にあり，一時ペーシング，昇圧剤，大動脈内バルーンパンピング(intraaortic balloon pumping；IABP)を使用した。血行動態の改善がみられず，翌日当院へ転院となった。ただちに経皮的心肺補助装置(percutaneous cardiopulmonary support；PCPS)を導入し，循環管理を行った。入院第2病日から心拍出量は上昇傾向を示し，収縮期血圧100 mmHg以上を維持できるよ

うになったことから，PCPSは第5病日に離脱した。さらに第9病日にはIABPからも離脱することができた。

CK値は2月19日に最高値1,619 IU/lを記録し，その後漸減した。5月10日心臓カテーテル検査を施行した。冠動脈造影では有意狭窄を認めず，左室造影ではびまん性に壁運動低下を認めた(図1a, b)。肺動脈楔入圧19 mmHg，心拍出量3.7 l/min，左室拡張末期容量157 ml，拡張末期容量係数99 ml/m²，収縮末期容量116 ml，収縮末期容量係数73 ml/m²，駆出分画26%であった。さらに心筋生検では間質に単核球が多数浸潤し周囲心筋細胞の壊死所見を認めた(図2a)。

5月17日に恒久的ペースメーカーの植込みを行った。同年9月6日，2度目の心臓カテーテル検査および心筋生検を施行した。肺動脈楔入圧11 mmHg，左室拡張末期容量153 ml，収縮末期容量100 ml，駆出分画35%と前回より改善はみられたが低心機能は残存した。心筋組織は間質に少数の単核球浸潤が残る程度で多くは線維組織に置換されていた。

以後通院を継続し，NYHA II度ながら臨床症状の悪化を認めず経過した。1997年7月23日呼吸困難が現れ入院した。このときGaシンチグラ

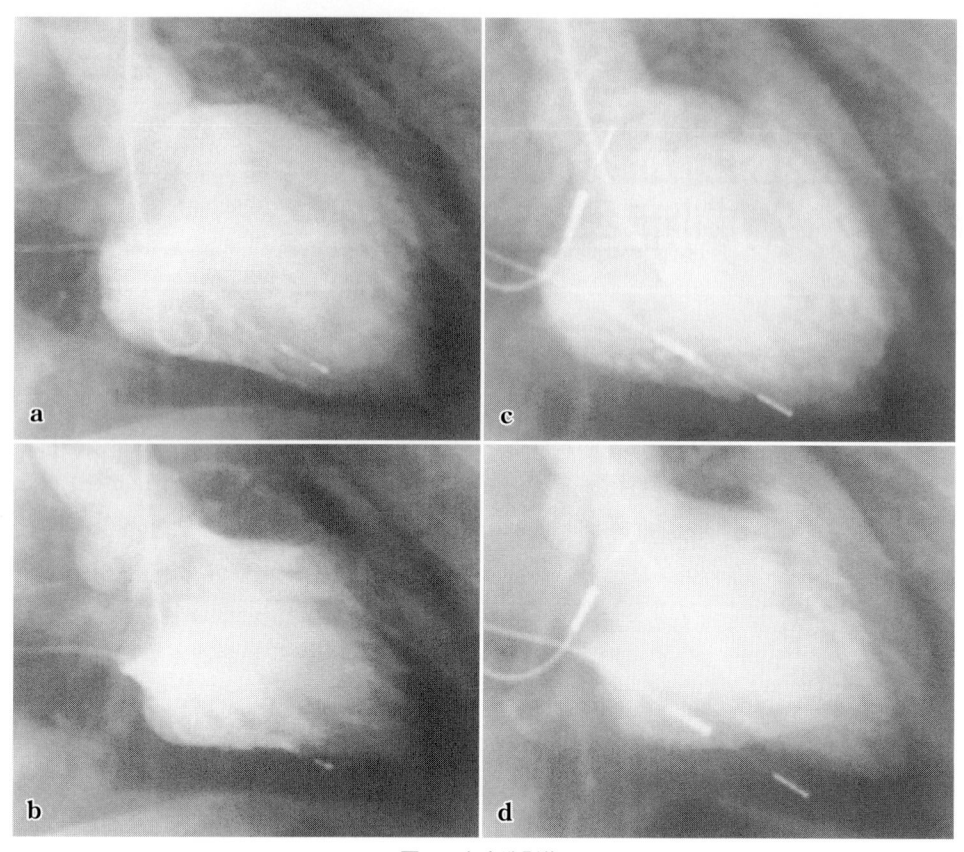

142　VI　特異な病態を示した劇症型心筋炎例

図1　左室造影像

1995年5月10日左室造影像(RAO)。
(a：拡張期，b：収縮期)。左室拡張末期容量157ml，収縮末期容量116ml，駆出分画26％。同日行った冠動脈造影では有意狭窄は認めなかった。
1997年8月27日左室造影像(RAO)。
(c：拡張期，d：収縮期)。左室拡張末期容量188ml，収縮末期容量122ml，駆出分画35％，壁運動はびまん性に低下していた。

ム，PYPシンチグラム，心筋生検では心筋炎の再燃はみられなかった(図2b)。左室造影では左室拡張末期容量188 ml，収縮末期容量122 ml，駆出分画35％であった(図1c, d)。心不全管理によりNYHA III度で安定した。

以後再び外来にて経過観察されたが，1999年7月ごろより徐々に全身倦怠感が増悪した。メトプロロール5 mgの内服を開始したが，強い血圧低下のため中止せざるを得なかった。その後も食欲低下，全身倦怠感が続くため，同年9月10日に3回目の入院となった。

入院後再度メトプロロール2.5 mgの内服を開始したが，低心拍出によると思われる全身倦怠感が依然強く，抑うつ状態の悪化をみたため，内服は中止された。しだいに尿量の減少をきたした。

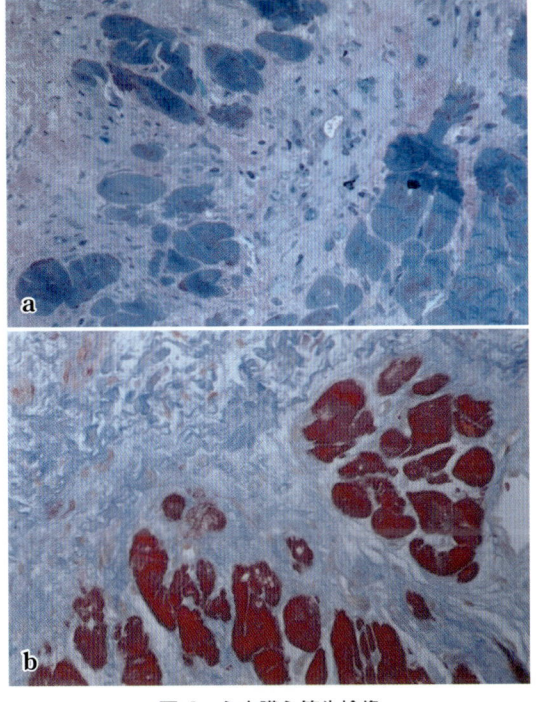

図2 心内膜心筋生検像
a：1995年5月10日。間質に単核球が多数浸潤し周囲心筋細胞の壊死所見を認めた。心内膜の肥厚が著明で平滑筋細胞の増殖を認める。
b：1997年9月5日。心筋細胞の大小不同あり、断裂像も認める。心筋組織への炎症細胞浸潤は明らかなものはなく間質の線維化を中等度認める。

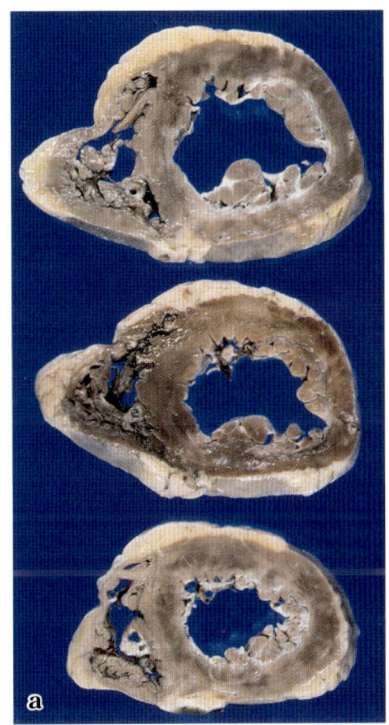

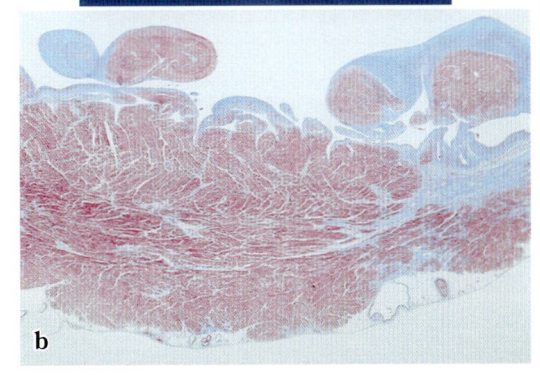

図3 剖検写真
a：肉眼像
b：組織標本(左心室後壁、写真上部が心内膜側)

カテコラミン，hANP，ミルリノンなどにより一時的な改善を認めるも，長期間の安定は得られず，11月22日から肺炎を併発し，11月29日に死亡した。

　剖検では筋層の心内膜側1/3までが線維組織に置換されており，その外側に健常心筋が残存していた(図3)。組織学的には，心内膜は硝子化を伴う線維組織により著明に肥厚していた。筋層の心内膜側1/3では心筋線維間の線維化，心筋細胞の大小不同・配列の乱れを高度に認め，軽度の巣状のリンパ球浸潤を認めた。外側筋層では，間質に軽度の疎な線維化を散在性に認め，一部に軽度の好酸球，単球浸潤を認めたが，心筋細胞の変性・壊

死はみられず，活動性心筋炎の所見は認めなかった。

おわりに

本症例は劇症型心筋炎として発症し，急性期をIABP，PCPSの循環補助装置により乗り切ることができた。しかし心筋炎治癒後も完全房室ブロックと左室機能障害が残り4年9か月後に慢性心不全のため死亡した。本症例が拡張型心筋症様病態に進展した要因として，発症から約80日後の心筋生検で活動性心筋炎所見を認めており，いわゆる遷延型慢性心筋炎として経過した可能性が考えられる。また本例ではβ遮断薬の導入が遅れ，その機会を失ってしまったが，心筋炎後の症例に対するβ遮断薬を含めた治療法の検討が必要と考えられる。

VI 特異な病態を示した劇症型心筋炎例

心筋細胞が消失した劇症型心筋炎例

B

猪又孝元

症例

〔患者〕33歳，女性

第3脳室コロイド嚢胞に対しての開頭下腫瘍摘出術後の1999年1月28日よりフェニトイン200 mg/日の内服を開始。同年2月下旬より発熱・頸部リンパ節腫脹・下痢・全身性皮疹が出現，血中好酸球数の増加を認めた。リンパ節生検所見などによりフェニトイン過敏症と診断され同剤を中止

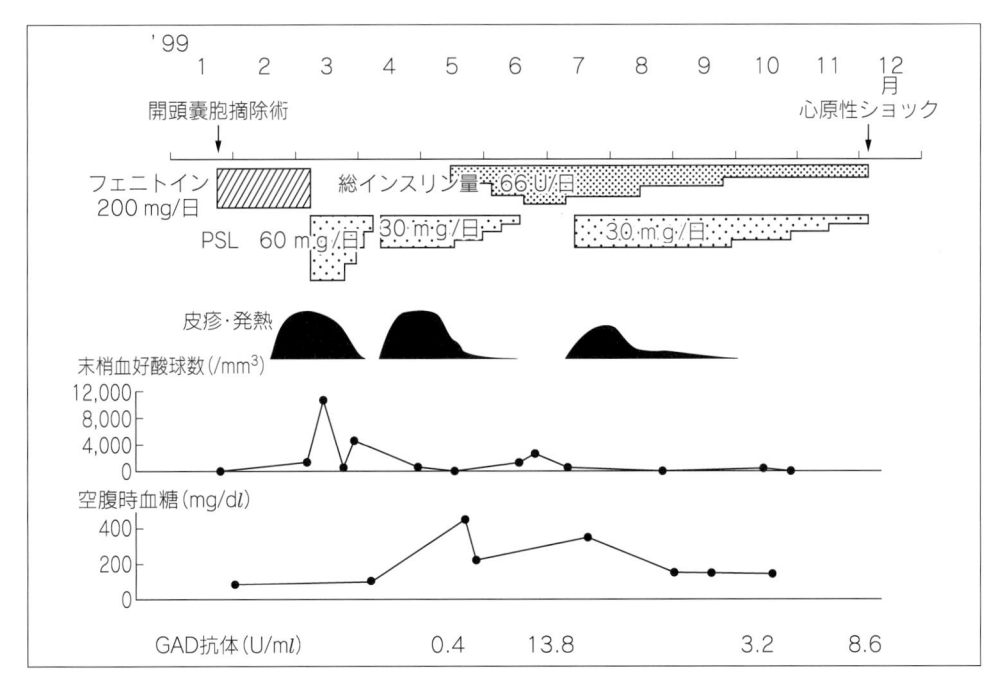

図1 臨床経過図
劇症型心筋炎の発症に至るまでの本例の特異な臨床経過を示す。フェニトイン過敏症として出現した発熱・皮疹・好酸球増多はステロイド投与後に軽快したが，その後アレルギー所見とは無関係にⅠ型糖尿病，さらに巨細胞性心筋炎が発症した。

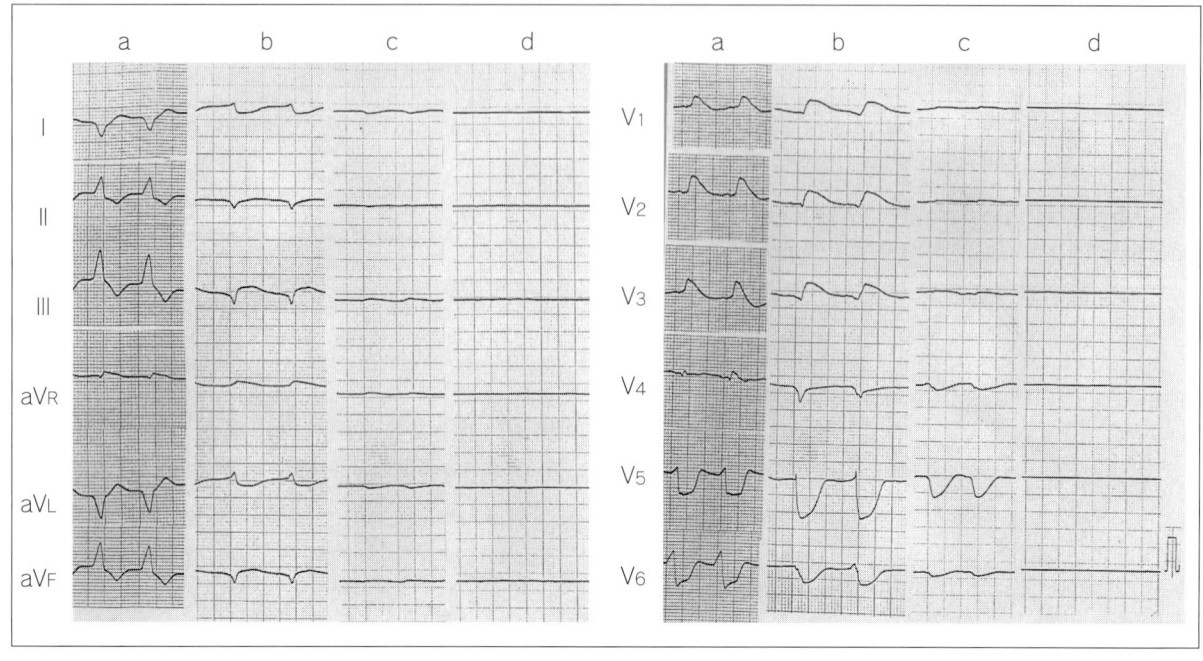

図 2 心電図経過
入院時(a)wide QRS 波形を伴う洞性頻拍で，入院後急速に電位低下が進行した(b：入院2日目，c：4日目)。入院5日目(d)には電位は平坦化し，右室ペーシングに無反応となった。

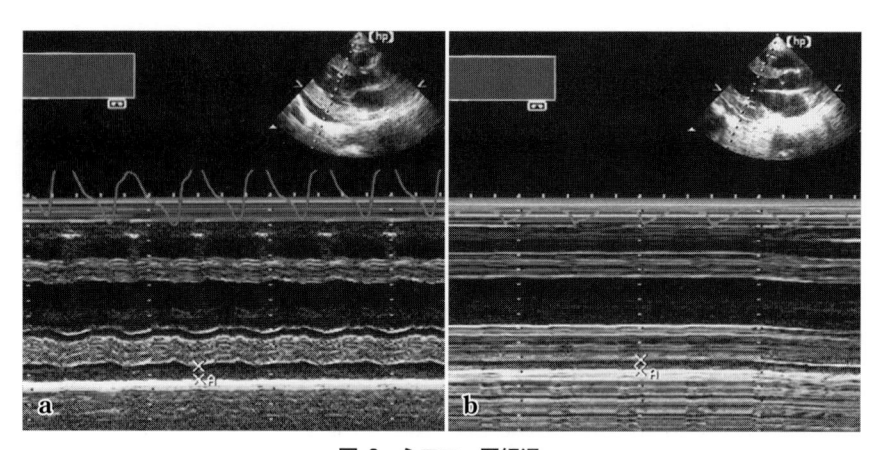

図 3 心エコー図経過
入院時(a)左室の求心性肥厚とびまん性高度壁運動低下，心嚢液貯留を認めた。入院4日目(b)には，ほぼ無収縮となった。

し，プレドニゾロン(PSL)60 mg/日が開始された。1回の再発の後，皮疹・発熱は軽減傾向にあったが，5月上旬より多飲・多尿が出現し，内因性イ ンスリン分泌著減を伴う高血糖と抗 GAD 抗体の上昇より I 型糖尿病と診断。インスリン投与と PSL の再開で自他覚所見は改善していた(図1)。

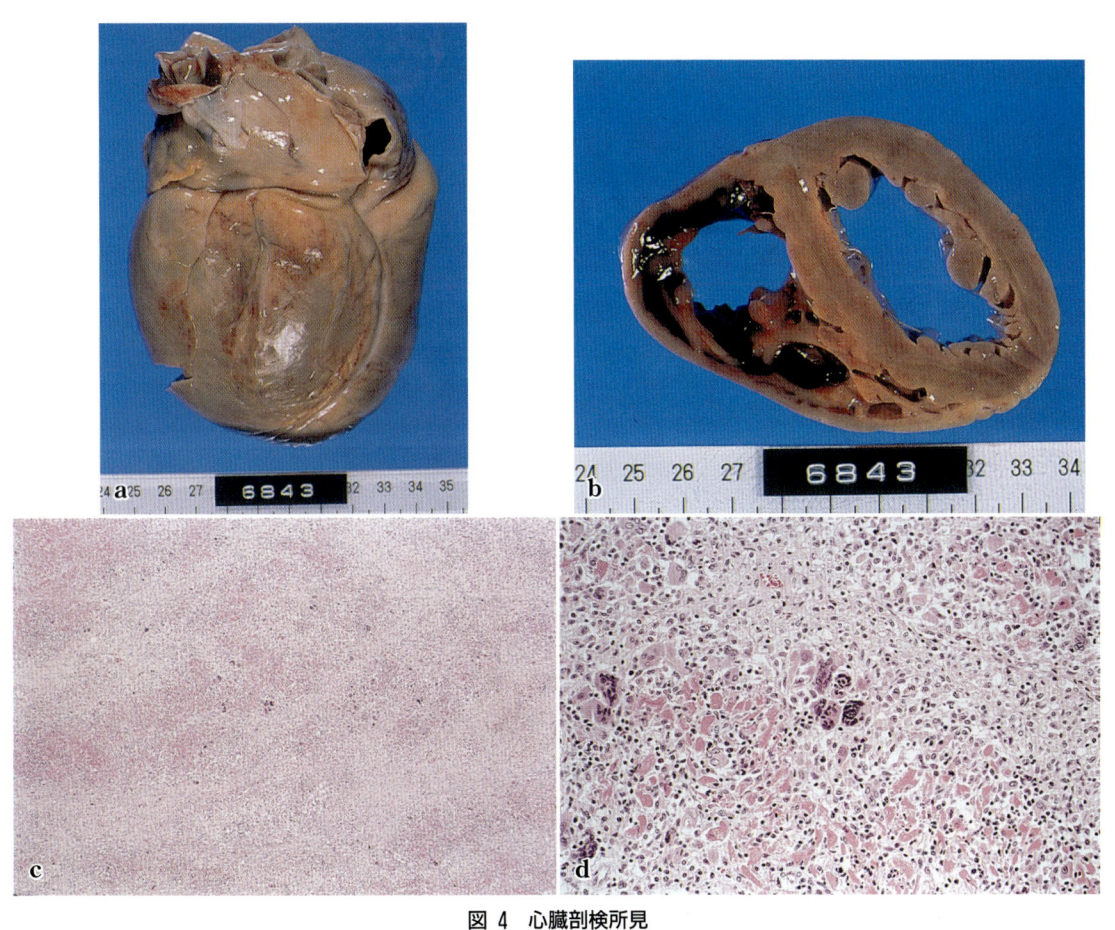

図 4 心臓剖検所見
肉眼的には心重量は 330 g で心拡大が著明であった(a, b)。HE 染色による顕微鏡学的所見では、ほとんどの心筋が壊死に陥り(c)、心筋間隙にはリンパ球や好酸球、さらに多核巨細胞の浸潤が著明であった(d)。

1999 年 12 月 7 日より発熱、嘔吐が出現、心原性ショックにて 12 月 10 日緊急入院。ただちに経皮的人工心肺補助装置(percutaneous cardiopulmonary support；PCPS)・大動脈内バルーンパンピング(intraaortic balloon pumping；IABP)・人工呼吸管理を開始。引き続き緊急心臓カテーテル検査を施行し劇症型心筋炎と診断。ステロイドパルス療法を併用したが、その後も急速に心機能は低下し続け、12 月 14 日には心電図上心停止(図2)、心エコー図上無収縮となり(図3)、12 月 18 日死亡(図4)。

本症例はフェニトイン過敏症を契機に、Ⅰ型糖尿病、巨細胞性心筋炎といった自己免疫機序を強く想定させる疾患が断続的に発症した。臨床経過を追ってみると、過敏症随伴症状と糖尿病・心筋炎の出現や病勢が一致していないことがわかる。したがって、フェニトイン過敏症というアレルギー反応が、一部オーバーラップする形で自己免疫反応を誘発し両疾患を発症させた、と推定している。

VI 特異な病態を示した劇症型心筋炎例

心筋が石灰化した心筋炎例　C

阿部　暁

　症例は47歳,女性。現病歴は4日前から発熱,嘔吐,全身倦怠感が出現し,近医を受診。心電図(図1)にてST上昇($V_{2,3}$),完全房室ブロックを認め,また血清CK,1730 IU/lと高値を認め,急性心筋炎と診断され,緊急入院となった。

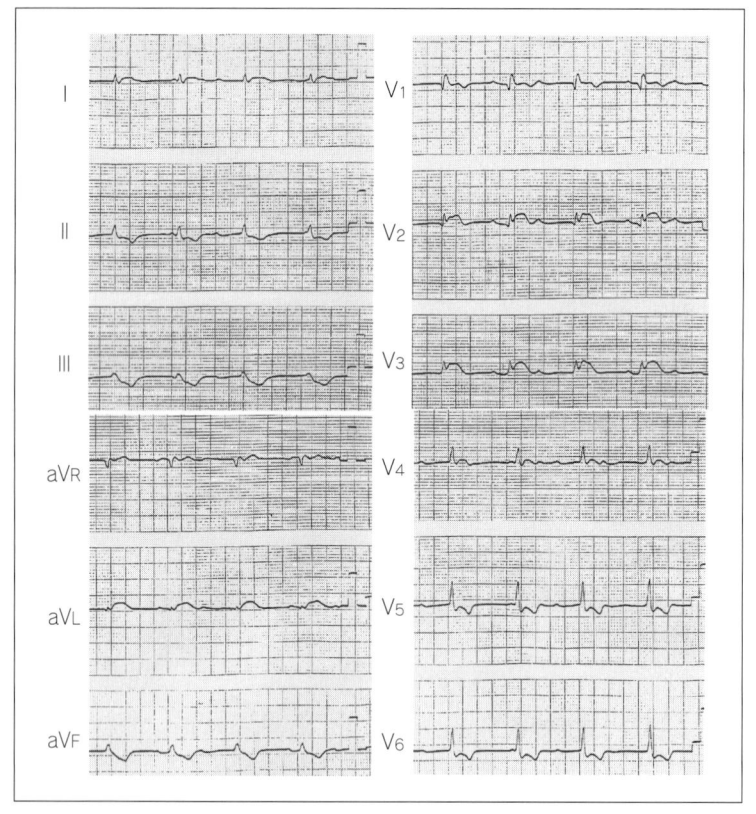

図1　受診時の12誘導心電図
心房レート96/min,心室レート65/minの完全房室ブロックで,全誘導の低電位と,I,aVL,V_2,V_3誘導のST上昇を認める。

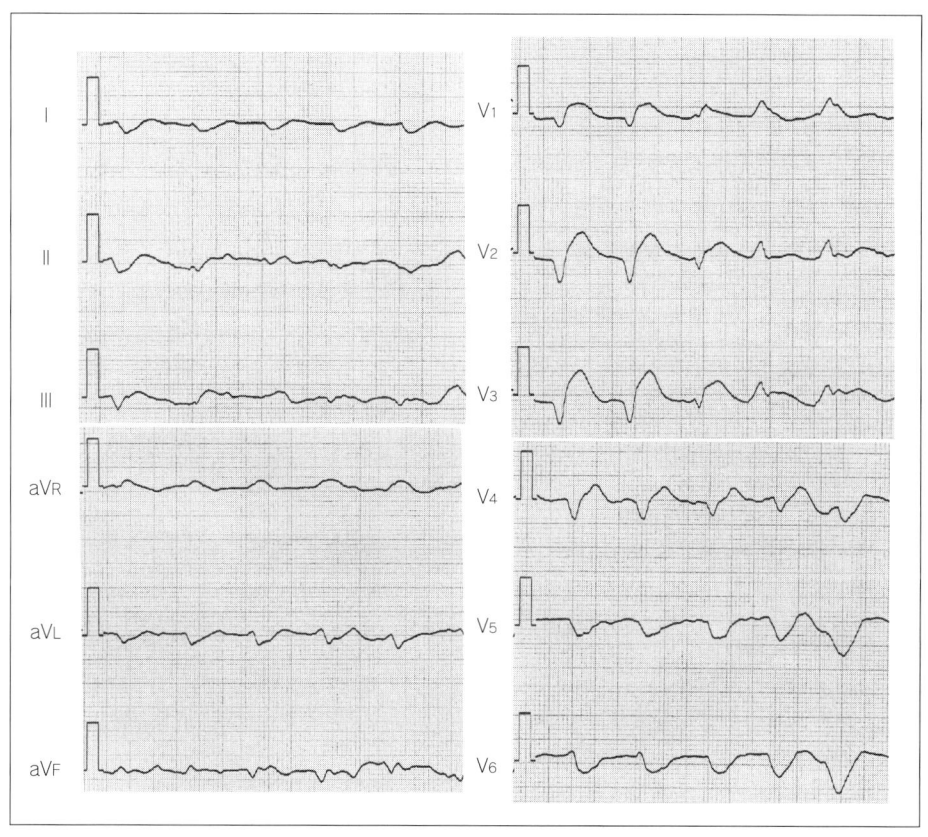

図2 入院3日目の12誘導心電図
心室レート100/min。幅広いQRS波を認め，肢誘導は著明に低電位，正弦波様であった。

入院2日目の心臓カテーテル検査において，冠動脈造影所見は正常であったが，びまん性の壁運動低下（駆出分画41％）および心拍出量の低下（心係数2.21/min/m²）を認めた。

そのためカテコラミン投与と一時ペーシングが導入されたが，ペーシング不全や心室頻拍を繰り返し，それに伴う血行動態の悪化に対して大動脈内バルーンパンピング（intraaortic balloon pumping；IABP）および経皮的心肺補助装置（percutaneous cardiopulmonary support；PCPS）が行われた。

入院3日目の心電図を図2に示す。

入院4日目には左室収縮がほとんど認められず（図3），メチルプレドニゾロン1,000 mg静注投与によるステロイドパルス療法が施行された。

その後，左室壁運動はわずかに改善がみられたが，肺炎・肝不全・敗血症を併発し，入院17日目に死亡した（図4）。

謝辞
本症例の報告にご協力をいただきました新潟市民病院小田弘隆先生および県立新発田病院伊藤英一先生に深謝いたします．

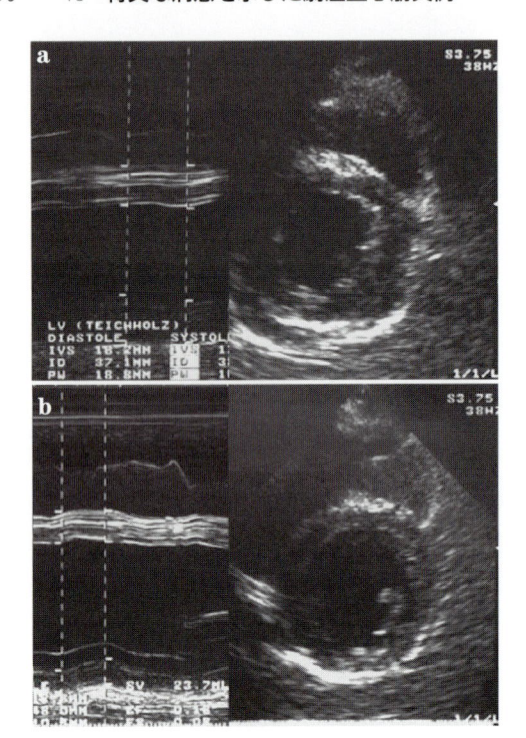

図 3 経胸壁心エコー像
a：入院 4 日目
壁厚は肥厚し，壁運動はほとんど認められない。
b：入院 14 日目
壁厚は正常範囲内に復し，後壁および側壁の壁運動はわずかに改善がみられる。

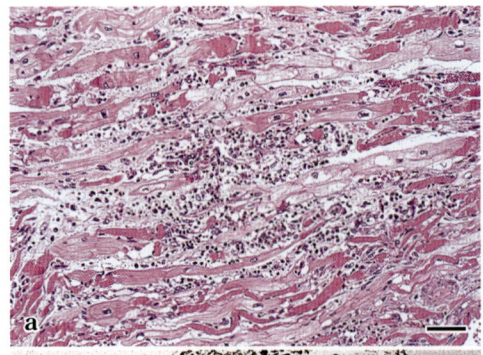

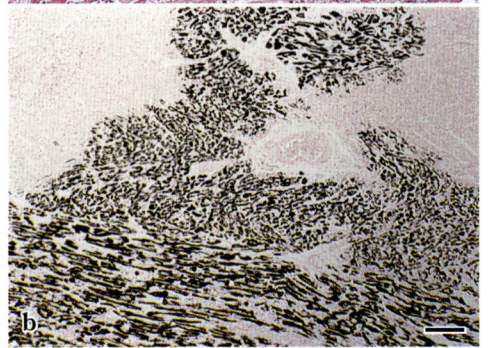

図 4 左室後壁
a：HE 染色
リンパ球を主体とする炎症性細胞の強度の浸潤がみられ，心筋線維の変性・壊死が認められる。
b：von Kossa 染色
壊死心筋線維内の石灰化が認められる。石灰化は炎症の強い部位に一致してみられ，特に左室後側壁に強く認められた。Bar：100μm

VI 特異な病態を示した劇症型心筋炎

巨細胞性心筋炎の劇症化症例

D

林　学

　症例は44歳，女性。現病歴は2か月ほど前より労作時息切れが出現し，某病院を受診。胸部X線上，CTR 59％と心拡大，心電図で完全房室ブロックを認め入院した(図1)。1か月経過後も心所見変わらず当科へ紹介入院した。入院時検査では，心エコー図でびまん性に左室壁運動低下がみられ，左室駆出分画は28％であった(図2a)。原因検索のため心臓カテーテルを施行し，冠動脈造影では異常を認めず，心筋生検で心筋細胞の変性，軽度の単核球の浸潤が認められた。^{67}Ga心筋シンチグラムでは左室壁全体に著明な集積を認め，プレドニゾロン(PSL)の内服治療を40 mgより開始し

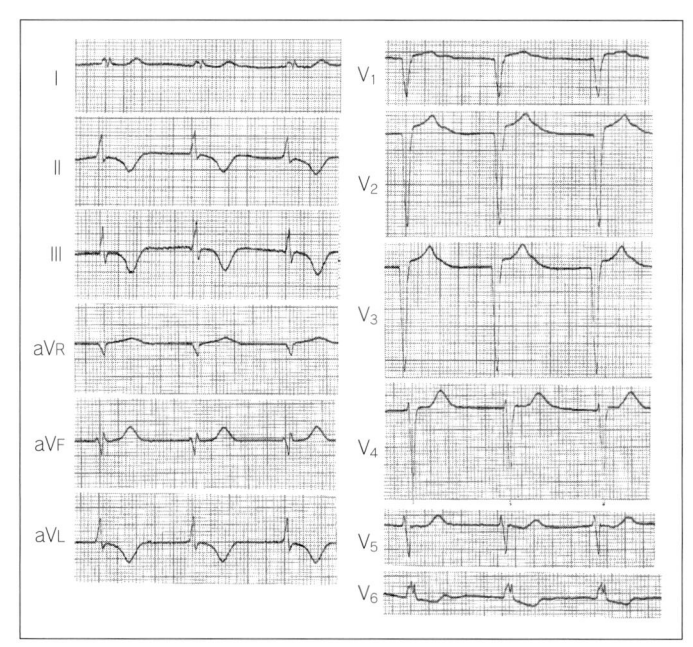

図1　第1回入院時の12誘導心電図
完全房室ブロック，心室レート54/min。左脚ブロック様に幅広いQRS波形(QRS時間160msec)でV$_{1～3}$はQSを呈し，II，III，aVFで深い陰性T波を認める。

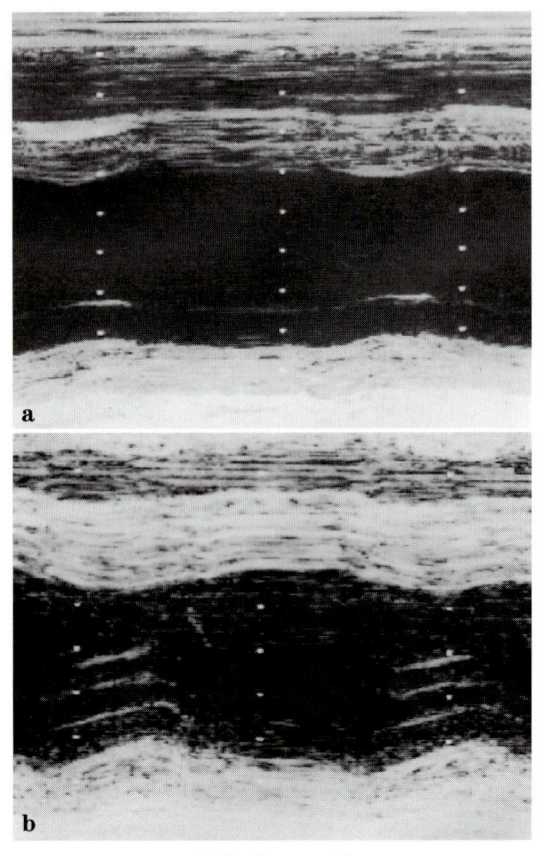

図2 心エコー図
a：第1回入院時。壁運動は著しく低下。左室駆出分画 28％。
b：PSL治療に反応時。壁運動の改善が認められる。左室駆出分画 58％。

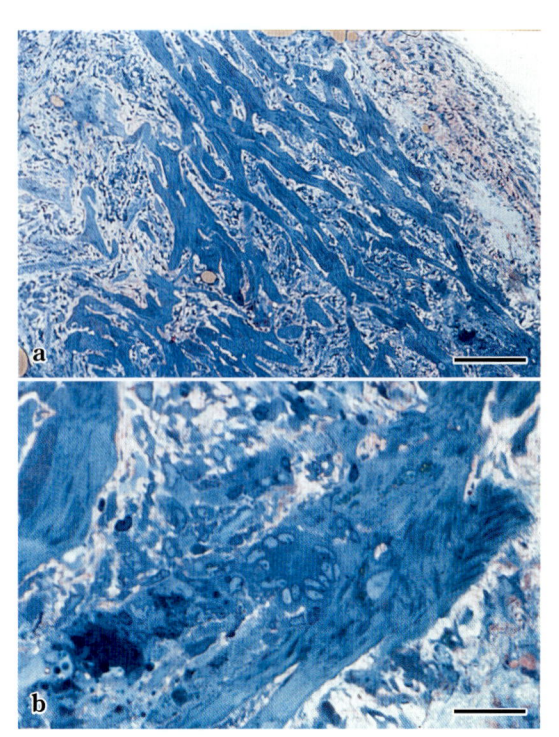

図4 黒滝の三重染色
a：第2回入院時の心筋生検図（弱拡大）。高度の線維化と炎症細胞浸潤を認める。Bar＝100μm
b：心筋生検図（強拡大）。中心に巨細胞が認められる。Bar＝50μm

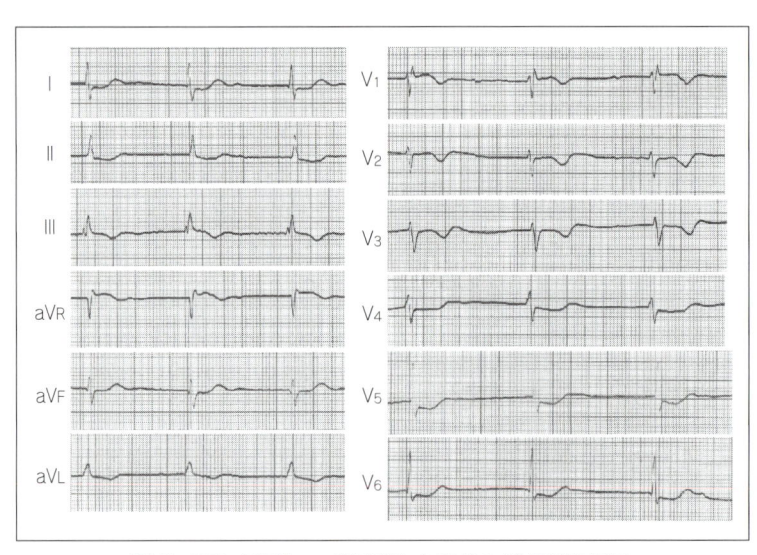

図3 PSL内服後，一時改善した時点の12誘導心電図
いぜんとして完全房室ブロックであるが，不完全右脚ブロック様の波形を呈し，QRS時間は120msecと入院時に比して短縮している。

たところ，心エコー図で壁運動改善を認め(図2 b)，^{67}Ga心筋シンチグラムでも集積改善を認めた。心電図は完全房室ブロックは不変であるが，不完全右脚ブロック様の波形を呈し，ORS時間の短縮を認めた(図3)。PSLを漸減し，7か月後一時退院したが，その1か月後に再発し再入院した。心エコー図上，壁運動低下を認め^{67}Ga心筋シンチグラムでは両室に著明な集積を認めた。心筋生検では心筋細胞の変性壊死，単核球の著明な細胞浸潤，一部に巨細胞の出現が認められた(図4)。PSL 60 mgと増量し，アザチオプリン100 mgの併用にて心エコー図での壁運動改善がみられたが，突然呼吸困難が出現し，カリニ肺炎のため再入院2か月後，死亡した。

VI 特異な病態を示した劇症型心筋炎経験例

左室壁肥厚と心嚢液貯留により心原性ショックに陥った好酸球性心筋炎の1例

平光伸也・森本紳一郎

症例は39歳,女性。鼻水,咳,倦怠感などの感冒様症状に引き続き,前胸部痛,心窩部痛が出現して某病院に入院となった。入院2日後に心原性ショックに陥り当院へ搬送された。来院時意識混濁状態で,血圧60/30 mmHg,脈拍数130/min,整,体温36.6℃。四肢に著明な冷感を認め,ショック状態であった。白血球数15,300/μl,GOT 84 IU/l,GPT 111 IU/l,LDH 540 IU/l,CK 421 IU/l(正常値〜52 IU/l)。

入院後経過

入院時の心エコー検査では,著明な左室壁肥厚と少量の心嚢液が観察された(図1a)。カテコラミン製剤の点滴と大動脈内バルーンパンピング(intraaortic balloon pumping;IABP)を開始したが,収縮期血圧は50〜60/mmHgとショック状態であったため,経皮的心肺補助装置(percutaneous cardiopulmonary support;PCPS)を導入した。PCPS導入後,収縮期血圧は100 mmHgまで上昇したが,末梢の冷感,尿量の低下は改善しなかった。心嚢液は少量であったが,心タンポナーデの状態にあると判断し,心嚢穿刺ドレナージを施行した。240 mlの淡黄色の心嚢液がドレナージされると血圧は140/70 mmHgへと上昇し血行動態の改善が得られ,第2病日にはPCPSから離脱した。心筋生検では,著明な好酸球の浸潤と脱顆粒に加え,心筋細胞の融解・消失化と間質の著明な浮腫が認められ,好酸球性心筋炎と診断した(図2a,b)。プレドニゾロンを30 mg/日から投与したところ,末梢血の好酸球数の低下,左室壁肥厚の改善,左室駆出分画の増大が認められ,心機能は正常化した(図1b)。1か月後に施行された心筋生検では,心筋細胞の配列の乱れと間質の線維化が観察されたが,好酸球の浸潤は認められず,炎症所見は改善していた(図2c)。

心筋の著明な浮腫,心嚢液貯留は拘束性障害を招く

好酸球性心筋炎は,通常何らかのアレルギー性疾患,薬物アレルギー,あるいは特発性に好酸球が増加することにより発症する。心筋細胞の間質に好酸球が浸潤し脱顆粒すると,顆粒内に含まれているcationic proteinやmajor basic proteinなどの細胞毒性を有する物質が遊離し,心筋細胞を破壊することにより心筋炎を生じる。本症では急性期に間質の浮腫が生じ,一過性に左室壁の著しい肥厚(腫大)がもたらされる[1]。本例のように高度の左室壁肥厚に加え心嚢液が貯留すると,拘

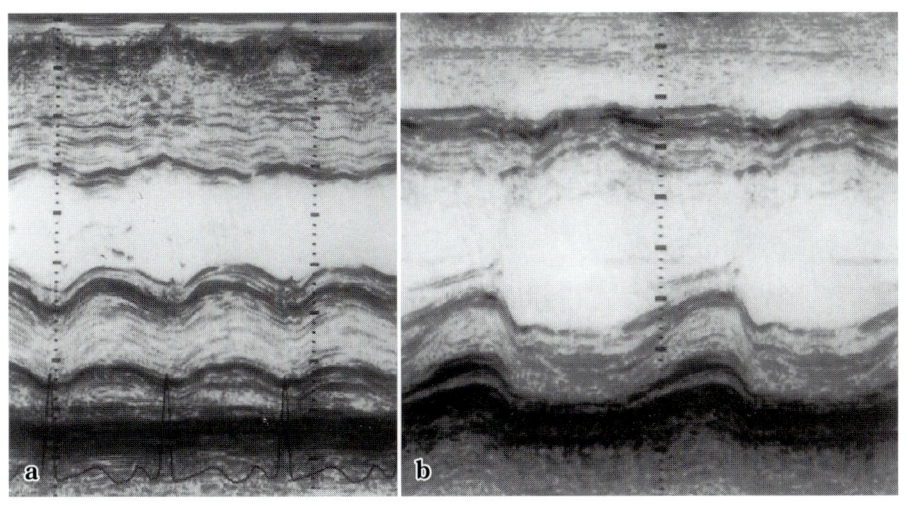

E 左室壁肥厚と心囊液貯留により心原性ショックに陥った好酸球性心筋炎の1例

図 1　心エコー図所見
　a：第1病日
　心室中隔 20 mm，左室後壁 14 mm と著明な左室壁肥厚が認められ，求心性肥大を呈している。左室駆出分画は 60.3％と良好であるが，1回拍出量は 16.3 ml と著明に低下している。
　b：発症1か月後
　心室中隔 9 mm，左室後壁 10 mm と左室壁肥厚は改善し，左室駆出分画は 73.3％，1回拍出量は 54.3 ml と正常化している。

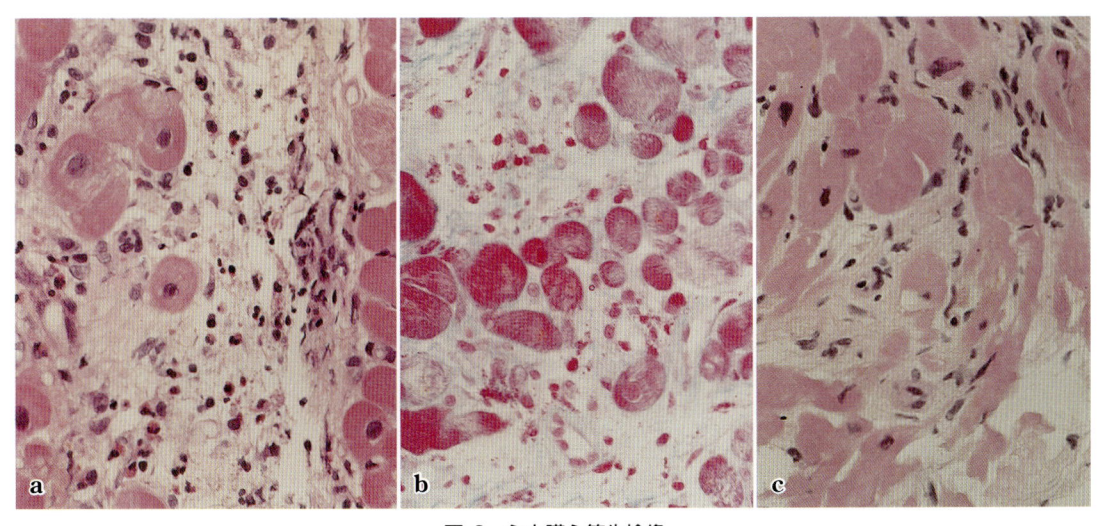

図 2　心内膜心筋生検像
　a：第2病日（HE 染色×66）
　多数の小円形細胞および好酸球の浸潤に伴い，心筋細胞の高度の融解・消失化が観察される。
　b：第2病日（Azan Mallory 染色×66）
　間質の著明な浮腫が観察される。
　c：発症1か月後（HE 染色×66）
　心筋細胞の融解・消失化と配列の乱れ，ならびに間質の線維化が観察される。大単核細胞の増生が認められるものの，好酸球およびリンパ球の浸潤は認められない。

束性障害が著明となり心タンポナーデに陥る可能性があるため注意が必要である。また，本症にはステロイドが著効するため，できうる限り早期に心筋生検を施行して確定診断を下す必要がある。

<文献>

1) Hiramitsu S, Morimoto S, Kato S, et al : Transient ventricular wall thickening in acute myocarditis : A serial echocardiographic and histopathologic study. Jpn Circ J 2001 ; 65 : 863-866

VI 特異な病像を示した劇症型心筋炎例

ウイルス性心筋炎の劇症化例

F

河野 健・竹端 均

　急性ウイルス性心筋炎の多くは通常一過性の炎症経過をたどり，改善に向かう疾患である。本項では急性心筋炎が軽快した後に劇症型化したまれな症例を紹介する。

症例

　症例は75歳，男性，無職。高血圧症および糖尿病の既往歴があった。2000年8月中旬より食欲低

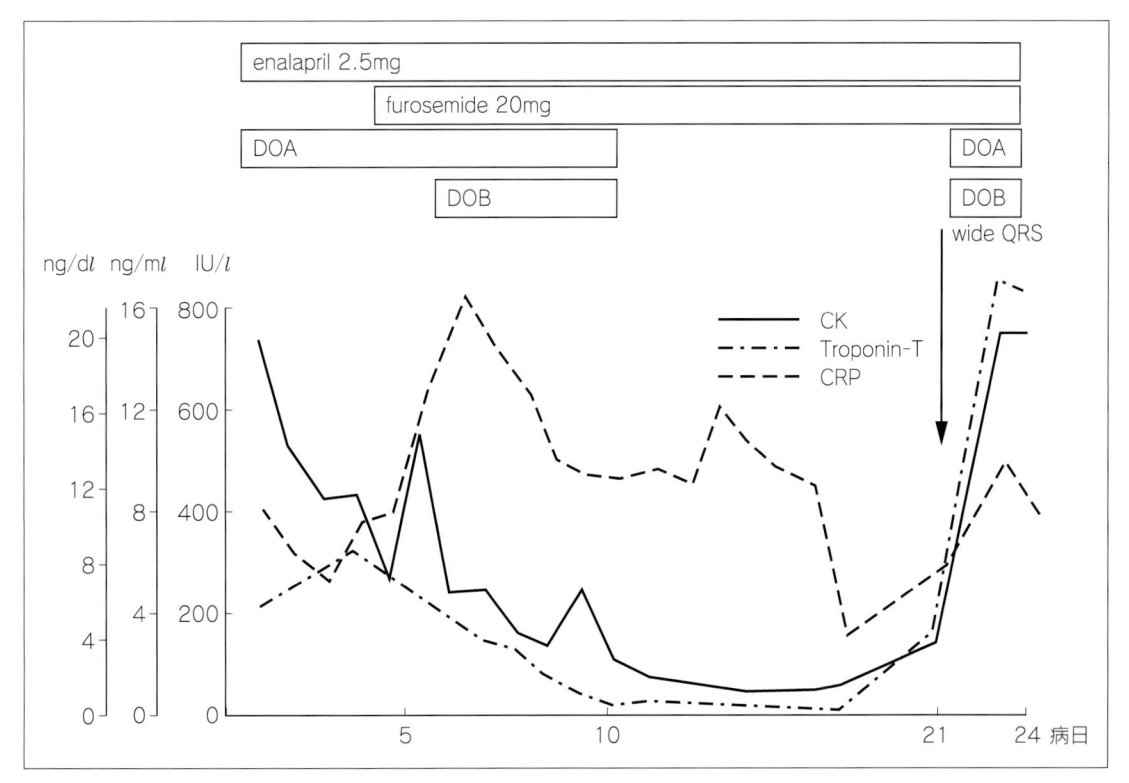

図1 臨床経過

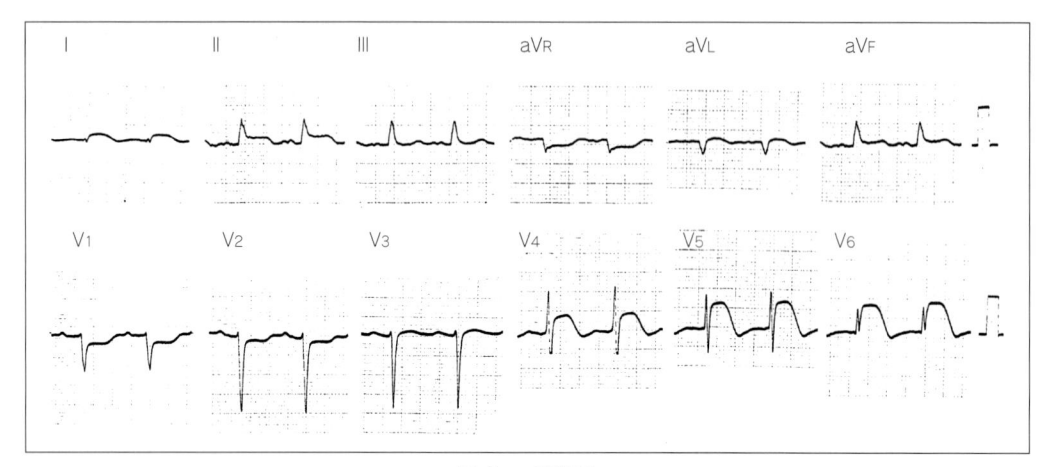

158   VI 特異な病像を示した劇症型心筋炎例

図2a 来院時

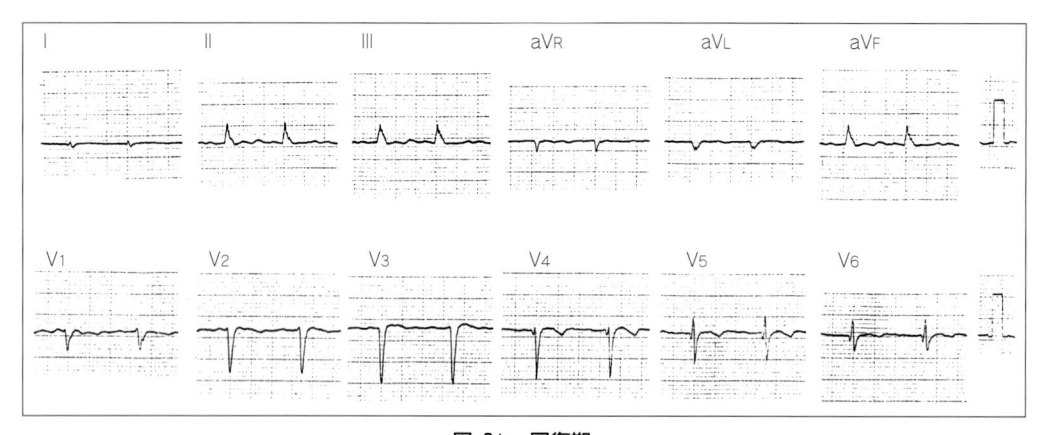

図2b 回復期

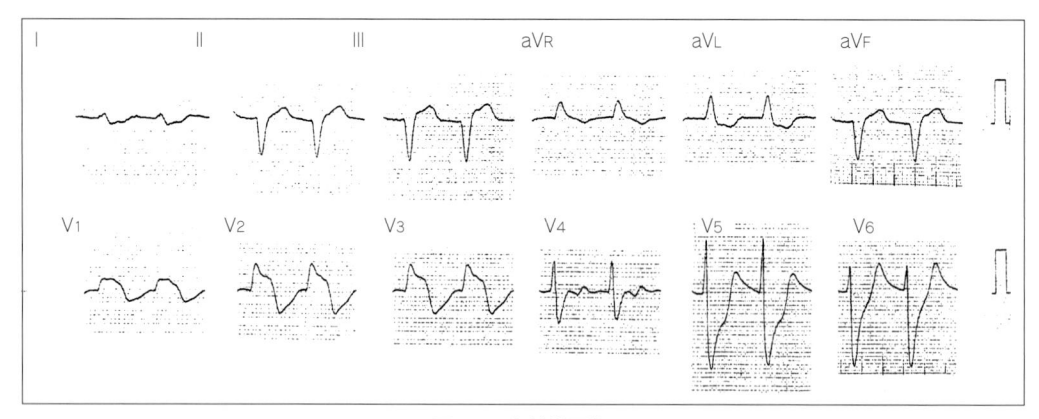

図2c 急性増悪期

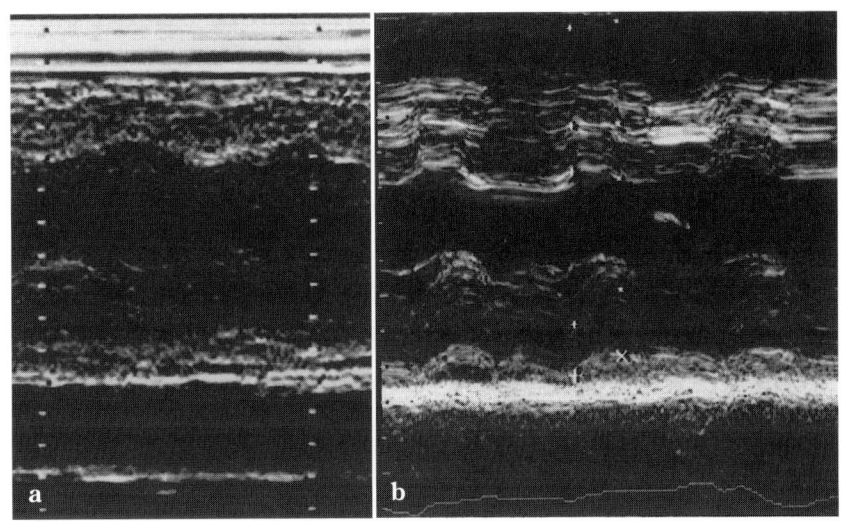

図3 心臓超音波検査
a：来院時　b：第21病日

下を認め，同月21日近医を受診した際，心電図異常と心筋逸脱酵素の上昇を認め当院へ搬送となった。来院時現症としては軽度の発熱を認めていたが，心不全徴候は認めなかった。また，胸部X線は軽度の心拡大を認めるのみで，うっ血所見は認めなかった。検査所見では，心筋逸脱酵素とトロポニンTの上昇および強炎症反応を認めた。急性心筋梗塞を鑑別するため緊急心臓カテーテル検査を施行したが，冠動脈造影で有意狭窄は認めなかった。ウイルス抗体価は来院時と2週間後のペア血清にてインフルエンザAウイルスが4倍以上の有意な上昇を示していた。以上の臨床経過，心電図所見および心エコー所見よりインフルエンザAウイルス感染による急性ウイルス性心筋炎と診断した。図1に臨床経過の概略を示す。入院後，ACE阻害薬，利尿剤，カテコラミン製剤を投与した。第10病日には来院時より高値を認めたCKやトロポニンTは正常化した。同時期には心機能も改善してきたが，第21病日に心電図上wide QRS頻脈を呈し，再びCKおよびトロポニンTは再上昇を認め，急激に心原性ショックに陥り死亡した。

図2に心電図経過を示す。来院時所見はI，II，aVL, aVF, $V_{4〜6}$でST上昇とaVR, $V_{1〜2}$でST低下（図2a）を認めた。第12病日にはST上昇は改善し胸部誘導での陰性Tを認め，心筋炎の回復期に矛盾しない所見であった（図2b）。血行動態が悪化した第21病日所見ではII, III, aVF, $V_{1〜3}$でST上昇，I, aVL, $V_{4〜6}$でST低下を認めている（図2c）。

図3に心エコー図での経過を示す。来院時（図3a）は壁厚が中等度であり，浮腫状に肥厚していた。回復期には壁が薄くなり，内腔の拡大を認め，心機能も改善傾向を認めた。ところがCKやトロポニンTが再上昇した第21病日には著明な壁の肥厚を再び認め，びまん性壁運動低下を伴っていた（図3b）。計測値は来院時と再燃時でおのおの，駆出分画43・31（％），左室拡張期径41・35（mm），

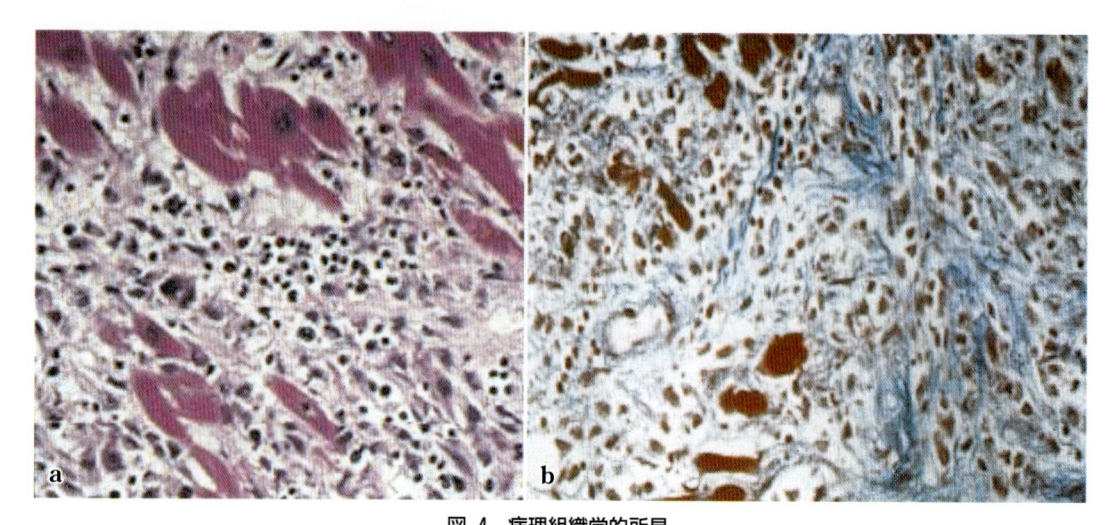

図 4 病理組織学的所見
a：HE染色×100　b：Masson染色×40

左室収縮期径 31・29(mm)，中隔壁 14・19(mm) 後壁 15・15(mm)であった．

剖検時の病理組織像を図 4 に示す．HE 染色(図 4 a)では，心筋細胞の脱落とリンパ球に一部好酸球，多核巨細胞を含む著明な炎症細胞浸潤を認めた．Masson 染色(図 4 b)では，新旧の線維化の混在を認め，さらに心筋細胞の脱落も認めた．また，本症例では免疫染色にて浸潤炎症細胞のサブセット解析を行った．CD 4 陽性 T 細胞に比し，CD 8 陽性 T 細胞が著明に認められウイルス性心筋炎の再燃が裏づけられた．また，B 細胞のマーカーである CD 79 a はほとんど染まらず，ナチュラルキラー(NK)細胞のマーカーである CD 57 では若干であるが染色性が認められた．

おわりに

現在まで組織学的に証明し得た心筋炎再発例は 5 報告例ある．うち初発心筋炎はコクサッキーB 4 ウイルスが 2 例，産褥性心筋炎が 1 例，不明が 2 例である．いずれも，初発から再発までは半年以上の経過を呈している．本症例ほど短期間に心筋炎を再発した症例は認められず，きわめて珍しい症例と考えられる．

索引

和文索引

あ

アセト酢酸　130
圧補助法　100
アポトーシス　31,34
アンジオテンシン変換酵素阻害薬　113

い

意識消失　21
Ⅰ型糖尿病　147
一過性の左室壁肥厚　15
一酸化窒素　40,72
胃粘膜pHi　131
インターフェロン　28
インフルエンザウイルス　113

う

ウイルス性心筋炎　32,46,47
ウイルスの直接侵襲　30
右脚ブロック　76
うっ血肝　130

え

液性免疫機構　47,48
炎症　21
炎症性サイトカイン　81,82,123,126
遠心ポンプ　100

エンテロウイルス　32,46,48

か

ガイドラインの有用性　63
カウンタパルゼイション　100
拡張型心筋炎類似病態　141
下肢血行障害　62
下肢阻血　103
活動性心筋炎　22
可溶性Fas抗原　9
可溶性Fasリガンド　9
肝血流　130
肝細胞機能　130
肝細胞のレドックス状態　130
肝細胞ミトコンドリア機能　130
間質の浮腫　154
感染　62
完全房室ブロック　13,37,73,76,112
冠動脈造影　103

き

機械的心肺補助　130
機能的障害　48
急死　27
求心性肥大　119
急性ウイルス性心筋炎　157
急性心筋炎　79,148
　——後の遷延化例　68

　——における予後指標　10
急性脊髄損傷　72
急性非特異性心筋炎　21
虚血性肝障害　130
巨細胞性心筋炎　27,46,48,104,147,151
接近効果　25

く，け

クレアチンキナーゼ(CK)　15
頸動脈酸素飽和度　131
経皮的心肺補助装置　7,12,33,41,57,100,112,117,128,133,149,154
劇症型心筋炎　7,12,37,48,81,82,86,112
　——患者の転帰，心肺補助循環を用いた　5
　——患者の予後　57
　——患者の救命率　57
　——の主症状　2,57
　——の初回心電図所見　9
　——の初発症状　1,7,57
　——の生命予後　65
　——の早期心エコー所見　9
　——の早期診断　12
　——の長期予後　32
劇症化のメカニズム　45
血液酸素化効率　132
血液濾過法　61

索引

ケモカイン受容体 47

こ

抗ウイルス療法 121
抗炎症作用 82
高K血症 62
抗凝固療法 61,100
好酸球性心筋炎 154
拘束性障害 154,156
コクサッキーウイルス 32,46,94
コハク酸メチルプレドニゾロンナトリウム 73

さ

サイトカイン 28,29,31,37,38,40,47,72
──の産生抑制 72
細胞傷害性T細胞 28,47,95
細胞性免疫 31,47
細胞接着因子 30
左脚後枝ブロック 76
左室脱血方式 101
左心バイパス法 130
左心壁肥厚 154
左心補助装置 41,130
左房脱血方式 101
三枝ブロック 21,76
酸素飽和度 131,132

し

刺激伝導系の障害 78
自己抗体 40
自己免疫 46,48,68
自己免疫心筋炎モデル 33
自然歴 22
持続的血液浄化療法 62
重症糸球体腎炎 72
終末呼気炭酸ガス分圧(ETCO$_2$) 60
出血 62
腫瘍壊死因子 47
主要組織適合抗原 30

循環不全の指標 60
小円形細胞湿潤 25
小円形細胞の集簇 119
消化管機能 130
消化管血流 130,131
消化管粘膜内pH 131
心臓移植 42,49
腎移植 72
心機能の指標 62
心筋炎 81,82
──,劇症化 45,157
心筋炎後の心室リモデリング 66
心筋炎に随伴する不整脈 67
心筋細胞 39
心筋細胞傷害 30,94
心筋生検 13,120,156
心筋組織の器質的傷害 48
心筋の浮腫 77
心筋バイオプシー 103
心筋ミオシン 49
心原性ショック 7,12,112,117,128
人工呼吸器 60
人工心肺装置 100
心室機能 28
心室細動 112
心室静止 107
心室内伝導障害 15
心室頻拍 13,112
心室壁の肥厚 118
心静止 59
心タンポナーデ 156
心内膜心筋生検 59
心囊液 154
心囊穿刺ドレナージ 154
心肺停止症例 59
心肺補助循環法 57
心拍出量 23
心不全 115

す

スーパーオキサイド 72
ステロイド 72,156

ステロイドパルスの予後 79
ステロイドパルス療法 71,72,76,77,78
ステロイドホルモン 114

せ,そ

青少年急死症候群 27
遷延化 115
臓器灌流不全 130
臓器血流の指標 130
臓器血流評価法 128
臓器障害 101
組織酸素消費量 132

た

体外式ペースメーカー 73
体外装置空気圧駆動システム 101
体外限界濾過法 61
大動脈内バルーンパンピング 8,12,41,57,73,100,112,118,128,149,154
体内収納型 101
多核巨細胞 49
多臓器不全 21,61,103,128
脱顆粒 154
単純ヘルペスウイルス 119

ち

致死性不整脈 59
致死的心筋炎 21
長期体外補助循環 133

て

低心拍出症候群 60
低心拍出状態(LOS) 39
電気的除細動 59

と

動脈血液ガス分析 59
動脈血ケトン体比 130
トノメトリ法 131
トロポニンT 9,15

な行

ナチュラルキラー細胞　38, 47, 95
二枝ブロック　76
脳血液灌流　132
脳血流　131, 132
脳心筋炎ウイルス心筋炎モデル　88

は, ひ, ふ

敗血症性ショック　73
バイタルサイン　57
パーフォリン　30
播種性血管内凝固症候群　113, 119
日和見感染症　85
フェニトイン過敏症　147
浮腫　154
プロスタグランジン　71
プロテアーゼ産生抑制　72
分子相同性　31

へ, ほ

ペースメーカー植込み術　26
房室ブロック　28
補助血流　131
補助循環　12, 130
補助人工心臓　57, 100
補助流量　61
ポックリ病　27
ポンプ失調　37, 39

ま

膜型人工肺　100
マクロファージ　25
末梢臓器灌流不全　130
末梢低灌流　60, 131
慢性心筋炎　117

め

免疫　122
免疫学的修飾作用　82
免疫寛容の破綻　31
免疫吸着療法　85
免疫調節療法　121
免疫反応　126
免疫抑制療法　81

や行

薬物療法　61
誘導型一酸化窒素合成酵素　33, 47, 49
溶血　62
抑制性サイトカイン　88

ら行

リモデリング　29
流量補助法　100
両心補助　102
リンパ球性心筋炎　48
ループス腎炎　72
ロイコトリエン　71

欧文索引

β遮断薬 113
βヒドロキシ酪酸 131
γグロブリン 81,82,85,86,
γグロブリン大量療法 81,82,85, 86,121,122,126

A

ACT 61
acute inflammatory cardiomyopathy 81
arterial ketone body ratio (AKBR) 130

B

biventricular assist system (BVAS) 102
Braunwald 22
bridge to recovery 103
bridge to transplant 103

C

C型肝炎ウイルス 46
C反応性蛋白(CRP) 15
cationic protein 154
cGMP 123,126
CK 15
CTL 47

D, E

Dallas基準 17,22
disseminated intravascular coagulation(DIC) 113,120
ECMO 102
encephalomyocarditis(EMCV) 88

F

Fas抗原 31
Fasリガンド(FasL) 31
——, 可溶性 34
Fas-FasLシステム 34
Fcレセプター 81
Fiedler型心筋炎 27
F-PAB 95
fulminant myocarditis 22,81

G, I

Goodpasture症候群 72
ICAM-1 30
IFN-γ 33,47,49
IL-1 39
IL-1β 33
IL-2 33,49
IL-10 88
IL-12 47
iNOS 33,47,49
intraaoric balloon pumping (IABP) 8,12,41,57,73,100, 112,118,128,130,131,149,154
——の適応 59
intramucosal pH(PHi) 131
in vivo 電気穿孔法 90

L, M

left ventricular assist system (LVAS) 41,130
——の併用 133
major basic protein 154
McCarthy 29
MHC-I分子 47

MHC-II分子 47
MHC抗原 30
MnSOD 72
molecular mimicry 31
MPSL 73

N

NK細胞 38,47,95
NO 40,72
No_x 123,126

P

PCR法 84
PD-1 49
percutaneous cardiopulmonary support(PCPS) 7,12,33,41, 57,76,100,112,117,128,130,131, 133,149,154
—— 運用ガイドライン 58
—— 装着時脳灌流不全 132
——の適応 59
—— 離脱基準 62

S, T

SjO_2 131,132
T細胞 30,78
T細胞受容体(TCR) 30
TNF-α 33,47,49
tumor necrosis factor(TNF) 39

V, W

VAS(ventricular assist system) 57,100,133
viral IL-10 89
wide QRS波 73,78